中国疾病预防控制中心妇幼保健中心
快乐孕育健康教育系列教程

孕妇学校高级教程

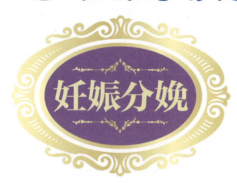

妊娠分娩

学员用书

主编

的快乐孕育之旅

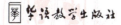

华语教学出版社

图书在版编目（CIP）数据

孕妇学校高级教程：妊娠分娩.学员用书/金曦，王山米主编.--北京：华语教学出版社，2013

（快乐孕育健康教育系列教程）

ISBN 978-7-5138-0147-8

Ⅰ.①孕… Ⅱ.①金… ②王… Ⅲ.①妊娠期－妇幼保健－教材②婴幼儿－哺育－教材 Ⅳ.① R715.3 ② TS976.31

中国版本图书馆 CIP 数据核字 (2011) 第 195798 号

孕妇学校高级教程——妊娠分娩（学员用书）

出 版 人	王君校
主　　编	金　曦　王山米
策　　划	徐　林
责任编辑	陈相君　王　丽　魏璟璐
排版制作	大恒设计工作室
出　　版	华语教学出版社
社　　址	北京百万庄大街 24 号
邮政编码	100037
电　　话	（010）85900308
传　　真	（010）85900302
网　　址	www.kuaileyunyu.com
电子信箱	kuaileyunyu@vip.sina.com
印　　刷	北京中科印刷有限公司
经　　销	全国新华书店
开　　本	16 开（787×1092）
字　　数	568（千）21.25 印张
版　　次	2013 年 6 月第 1 版 2015 年 1 月第 3 次印刷
标准书号	ISBN 978-7-5138-0147-8
定　　价	98.00 元

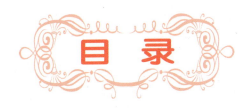

目 录

第一章 常见问题

孕期常见问题…………………… 2
分娩常见问题…………………… 12
产后康复常见问题……………… 14

第二章 疾病与异常

孕前疾病与异常………………… 17
孕期疾病与异常………………… 28
分娩时异常……………………… 38
产后疾病与异常………………… 40

第三章 用药指南

孕前用药………………………… 48
孕期用药………………………… 49
产后用药………………………… 51

第四章 孕期运动

颈肩部练习……………………… 54
腿部练习………………………… 55
开髋练习………………………… 56

扭转练习………………………… 57
平衡练习………………………… 58
提肛 kegel 练习………………… 59
增加侧腰弹性的练习…………… 60
缓解腰骶部压力、疼痛的练习… 61
缓解腰椎压力的练习…………… 62
颈肩部练习……………………… 63
手臂练习………………………… 64
侧腰练习………………………… 65
腿部练习………………………… 66
开髋练习………………………… 67
扩胸扭转练习…………………… 68
缓解腰部疼痛的练习…………… **69**

第五章 产后运动

产后第一天……………………… 71
产后第二天……………………… 73
产后第三天……………………… 74
产后第四天……………………… 75
其他练习………………………… **76**

第一章 常见问题

十个月的怀孕历程再加上分娩的艰辛，即使是孕前身体很棒的妈妈也不见得可以完全一帆风顺。你的身体会因为孕育一个鲜活的小生命而发生很大的变化。在怀孕期间，除了要适应逐渐增大的子宫、胎宝宝，还要应付孕吐、尿频、妊娠纹、蝴蝶斑、下肢水肿、静脉曲张等等身体的变化，还要克服因怀孕后体内激素水平的变化而引起的烦躁、焦虑、担忧等心理的变化。分娩之后的你，还要面对排汗、恶露等产后康复的系列问题。

很多初次怀孕分娩的妈妈在遇到问题时会不知所措，有的妈妈感到一点小的不舒服就常常跑医院，搞得自己和家人疲惫不堪；还有的妈妈把严重的情况当作是正常的孕产期反应，甚至延误了治疗。所以，了解孕产期的常见问题是所有孕妈妈必需学习的功课，有了这些知识和技能的储备，你才能够真正做到"遇事不慌"。

孕期常见问题

孕期疲劳

怀胎十月，孕妈妈的身体就像一个"24小时生产车间"，不仅需要不断地工作，维持自身的营养需要，同时还得为胎宝宝输送养分。这期间，孕妈妈的激素水平发生变化，身体各器官的负荷也不断加重，所以，绝大多数的孕妈妈都曾有过懒散、浑身无力等孕期疲劳的感受。

应对方法：

面对孕期疲劳，孕妈妈首先需要做的是劳逸结合，尽量多休息。想睡的时候，就眯一会，还可以增加午睡时间，保证充足的夜间睡眠，不要熬夜；其次，适量运动也是缓解疲劳，改善懒散状态的好方法。轻松、舒缓的孕妇体操、瑜伽、游泳等都是适合孕妈妈的运动项目。通过运动，孕妈妈不仅可以加强身体的肌肉锻炼，还有助于保持良好的精神状态；还有一点就是放松心情，欣赏音乐、与好朋友聊天，都有助于驱赶懒怠，全方位地缓解孕期疲劳。

流产的先兆

孕早期出现下腹阵发性疼痛、阴道流血等情况时，一般为流产的先兆，很多孕妈妈会因为保胎或是顺其自然而纠结。

应对方法：

如有上述症状出现，孕妈妈要及时去医院就诊，如实地告知医生在出现这些症状之前，是否有剧烈运动、同房、腹泻等诱发因素。如果仅是因为劳累原因，一般对胎宝宝的影响不大，可以选择保胎。如果是由于身体自身的病变或辐射等原因引起，医生一般会向孕妈妈和准爸爸阐明观点，经夫妻商议后做出决定。

对于出现习惯性流产和先兆流产迹象的孕妈妈，医生会根据具体情况建议绝对卧床休息或对症下药。如黄体功能不足的孕妈妈可以通过肌肉注射或口服黄体酮或口服维生素E进行保胎治疗。目前，临床常用的保胎药物的副作用较小，在安全剂量内使用，对孕妈妈和胎宝宝的不良影响甚微，可不必过于担心。但是，保胎药物不可滥用，必须严格遵照医嘱进行。

早孕反应

在停经6周左右出现畏寒、头晕、流涎、乏力、嗜睡、食欲缺乏、喜食酸物、厌恶油腻、恶心、晨起呕吐等症状，称为早孕反应。多在停经12周左右自行消失。一般孕妈妈能够耐受，对生活和工作的影响不太明显，不需要特殊的治疗。

应对方法：

孕妈妈早孕反应较明显时，导致摄食量减少，可能引起叶酸、锌、碘等微量营养素缺乏，进而增加胎儿畸形的风险。所以，这时孕妈妈可以不用强调饮食规律性，不用强制进食，而采取少吃多餐的办法，保证进食量，忌油腻的食物；并在医生的指导下服用B族维生素，以缓解症状；多摄入富含碳水化合物的谷类或水果等。另外，多注意合理安排自己的生活习惯，多休息，多到户外呼吸新鲜空气，保持心情舒畅、精神愉悦，不必焦虑过甚。

但早孕反应中有一种特殊的情况称之为妊娠剧吐，常表现为频繁恶心、呕吐，不能进食，体液失衡、新陈代谢障碍等，如不及时治疗，甚至可危及生命。当出现这种情况时，准爸爸及家人应及时把孕妈妈送往医院，而不要被愚昧的"仅仅是害喜，没事儿"的观念延误了治疗。

牙龈出血、牙痛

常言道：牙痛不是病，痛起来要人命。常人牙痛时，可以采取吃药、拔牙等治疗方法，但是孕妈妈牙痛则不可以同样处置。怀孕后，由于激素水平的变化和孕期饮食习惯的改变，孕妈妈常会出现牙龈充血、水肿、炎症等口腔问题，发生剧烈疼痛时，不仅会影响孕妈妈生活质量，还会间接影响到胎宝宝的健康。所以，通常会建议准备怀孕的女性在孕前做好口腔护理和保健。

应对方法：

孕早期是胎宝宝神经系统和全身器官发育的关键时期，这一阶段胚胎着床尚不稳定，拔牙以及治疗口腔疾病时所出现的疼痛可能会引起子宫收缩，甚至引发流产。相对其他孕期而言，怀孕4~6个月进行口腔保健的风险较小，但也建议最好先进行保守治疗和控制，待产后再进行彻底治疗。

孕妈妈的日常生活中要注意口腔清洁，除了早晚两次正确刷牙外，还要养成餐后漱口的习惯，尤其在吃完甜点后更应注意。当孕妈妈出现口腔问题时，一定要到正规医疗机构的口腔科就诊，就诊时说明自己正处于怀孕状态，请专业的医生给予及时的检查和处理。

鼻出血

鼻出血可由鼻局部原因造成也可作为全身性疾病的局部表现发生，可由挖鼻、干燥、鼻息肉、血管壁损害、尿毒症等引起。有的孕妈妈会发生流鼻血的情况，不必过于担心。这是因为孕妈妈体内雌激素和黄体酮水平升高，使血流量增加，毛细血管扩张、充血，当鼻腔中充血的毛细血管破裂时，就发生了流鼻血的现象。孕妈妈体位发生变化或擦鼻涕的时候，容易发生鼻出血。环境过于干燥，也是发生鼻出血的诱因。

应对方法：

孕妈妈外出时可随身携带一些纸巾，流鼻血的时候，首先不要着急，应停止走动，抬起头，把出血一侧的鼻翼按压住，或者塞一小块药棉、卫生纸止血。遇到两侧鼻腔同时出血的情况时，保持抬头姿势，捏紧两侧鼻翼，如果有条件，可以冷敷额头，可起到止血的效果。另外，对于经常流鼻血的孕妈妈，多吃蔬菜、水果等富含维生素C、维生素E的食物，保护血管壁，增加血管弹性，从而减少流鼻血的发生。必要时，到耳鼻喉科就诊，进一步查清楚出血原因。

心慌气短

随着怀孕的进展，胎盘循环的建立，孕妈妈代谢增高，内分泌系统也

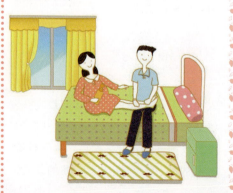

发生许多变化，总血容量较非孕期增加，一般于怀孕第6周开始，32~34周达高峰。此后维持在较高水平，产后2~6周逐渐恢复正常。血容量的增加会引起心率加快，有时稍稍运动后，常会出现心慌气短的症状。

应对方法：

为了避免这种情况的发生，孕妈妈可以在日常生活中，把节奏放慢一些，活动或运动的时候，不要太勉强自己。坐着或站着的时候尽量保持上身挺直，肩向后展开，让肺部尽量得到扩展，最大可能地保持呼吸通畅。如果孕妈妈之前没有心脏方面的问题，出现心慌气短的情况之后，只需稍微休息一下，通常可以缓解，且不会有什么不良后果。如果这种情况持续存在或者越来越严重，则应尽早就医，排除孕妈妈心脏异常的可能。

肠胃不适

怀孕早期，很多孕妈妈会出现恶心、呕吐等症状，这多属于早孕反应。还有少部分孕妈妈随着怀孕周数的增加，子宫的上移，使胃部上移，胃内的食物反流至食管下端，加之食管下端的括约肌松弛，会引起胃灼热等肠胃不适。

应对方法：

由于早孕反应引起的肠胃不适，一般孕妈妈通过少食、多餐、忌油腻的方式来调整饮食，或按医嘱补充维生素B_6，症状会有好转；子宫增大使胃部上移这种情况，应当避免饭后弯腰和平躺，可缓解症状，或者在医生的指导下服用对胎宝宝无影响或影响小的抑酸剂或氢氧化铝进行治疗。

腹痛

怀孕期间，腹痛应该是孕妈妈最为担心，也最为害怕的症状。因为胎宝宝还在肚子里生长发育，腹部疼痛很有可能是宝宝健康受到影响后而发出的危险信号，孕妈妈需要格外注意。

孕期腹痛包括上腹痛或是下腹痛，腹痛的原因也有很多。上腹痛时往往与胃肠道有关，而下腹痛对于孕妈妈来说则要警惕。有一些是因为怀孕后子宫增大，周围脏器受压所致；还有一些是非妊娠原因的腹痛，如急性阑尾、肠梗阻等疾病引起，还有一些异常妊娠如宫外孕、葡萄胎引发的腹痛。

应对方法：

鉴于腹痛的原因比较复杂，且病症腹痛和因妊娠引起的腹痛难以区别，所以，如果孕期出现腹痛时，建议孕妈妈及时就诊，待明确病因后，根据医生的指导及时治疗。

腹泻

怀孕通常不会引起腹泻。当孕妈妈饮食不卫生或者腹部着凉时，则很容易出现腹泻等不适症状。如果是一过性的腹泻发生,通常不会对胎宝宝造成伤害。

应对方法:

虽然一过性腹泻对胎宝宝不会造成伤害,但一旦发生腹泻,孕妈妈一定要记得及时喝水以补充身体丢失的液体,还要通过清淡饮食来及时补充能量。如果腹泻严重且不见好转,孕妈妈可以到医院就诊,通过化验大便,确诊是否属于感染性腹泻。就诊时,孕妈妈应及时向医生说明自己处于怀孕状况,并遵照医生的指导用药。

需要注意的是,个别的孕期腹泻,是提示流产或早产的信号,孕妈妈应予以警惕。

便秘

孕妈妈出现便秘情况的原因,通常与胃肠运动减弱和骨盆底肌肉群张力减弱有关。

应对方法:

孕妈妈改善日常生活方式可有效预防便秘的发生:

(1)生活有规律,清晨起床后喝一杯温开水或蜂蜜水有利于排便;

(2)每天三餐合理搭配,早餐很重要;

(3)每天喝足量的水(1500毫升左右);

(4)多吃富含纤维素的食物,如芹菜、油菜等蔬菜,香蕉、梨、苹果等;

(5)适当补充富含乳酸菌、双歧杆菌的食物或软化大便的药物;

(6)适量运动,散步、孕妇操等都可以起到增强肠道蠕动,促进排便的作用;

(7)养成每日定时排便的习惯;

(8)忌辛辣食物;

(9)如是补钙出现的便秘,可在体检时与医生说明,尝试其他钙剂;

(10)及时就诊,并在医生指导下口服缓泻药物。

腰痛

怀孕期间,孕妈妈的关节韧带松弛,增大的腹部使得身体重心后移,腰椎向前突,因此背部一直处于持续紧张的状态。

应对方法:

如果孕妈妈觉得腰背疼痛,可尝试通过以下方法进行缓解:

坐姿:尽量不弯腰或长久站立,坐下时臀部要在座位中心,腰部可以放一个小靠垫;

卧姿:采取侧卧位,双腿屈曲,可缓解腰背部的压力,使腰背部肌肉得到有效放松;

下床:不要平躺起身,应在手的支撑下侧身起床;

按摩:轻轻柔压式的按摩或者局部热敷,有助于缓解腰背疼痛症状;

保暖:避免腰、背部以及腿、脚

部位着凉，保暖也是缓解疼痛的好方法。

另外，休息时在腰背部垫上枕头，也可以适度缓解疼痛。如果孕妈妈觉得腰部过于疼痛，应该及时查找原因，必要时应该卧床休息，局部热敷或在医生指导下服止痛药物。

尿频

尿频是孕期常见的问题之一。尤其是在孕早期和孕晚期，随着子宫大小改变以及位置调整，孕妈妈的膀胱会受到挤压，因此会出现尿频的现象。

应对方法：

孕晚期时，由于体重增加，尿频让孕妈妈觉得非常辛苦。但是有的孕妈妈采取不喝水或者少喝水的方法应对，则是不可取的。

水虽然不为身体提供能量，但是参与人体的代谢，调节身体的生理机能，对于孕妈妈来说，每天更是必不可少的。孕妈妈可以每隔2小时喝一杯水，每天8杯水，大约1500毫升。如果担心夜间起床小便，建议孕妈妈在睡前2小时内不要喝水。但也提醒孕妈妈，一定不能憋尿，否则会诱发一些泌尿系统的问题。

白带增多

怀孕期间，孕妈妈身体受激素水平变化的影响，会出现白带（阴道分泌物）增多、色淡黄的现象，这是女性在孕期的一种正常生理改变，孕妈妈无需紧张。

应对方法：

日常生活中，建议孕妈妈尽量穿着宽松的纯棉内裤，注意个人卫生，每天用清水清洗外阴后更换内裤，保持外阴的干燥清洁；不要洗坐浴，更不可以阴道冲洗。

如果阴道分泌物增多的同时，还伴有外阴瘙痒、腥臭味、白带呈黄（绿）色或带血、豆渣或泡沫样，均是说明有感染的迹象，要及时去医院就诊，应通过化验检查并在医生指导下治疗。

色素沉着

女性体内分泌的雌、孕激素有黑色素细胞刺激效应，当怀孕后，增多的雌、孕激素刺激黑色素细胞，会使孕妈妈体内的黑色素增加，导致乳头、乳晕、以肚脐为中点的腹白线、外阴等部位出现色素沉着。有些孕妈妈的前额、鼻子和脸颊的部位还出现了黄褐斑，不过，不用担心，这些黄褐斑也是孕妈妈的标志，一般会在分娩后会逐渐变浅或者消失的。

应对方法：

尽管黄褐斑可能会在分娩后变淡或者自动消失，但孕妈妈还是可以采取一些措施，进行预防。建议孕妈妈尽量避免强烈的紫外线直接照射，比如：在上午11点到下午3点之间，可减少户外活动；室外活动时，可采用撑遮阳伞、带遮阳帽等方式进行防护。

妊娠纹

怀孕后，随着孕周的增加，孕妈妈子宫逐渐增大，腹壁皮肤张力加大，使得皮肤出现过度的伸张，会造成皮肤变性的弹力纤维断裂，使腹部出现一些紫色或淡红色、不规律平行、略凹陷的条纹，也称为妊娠纹。妊娠纹一般多见于初产妇。随着时间的推移，旧的妊娠纹会慢慢变得呈银色而且有光亮。

应对方法：

妊娠纹与黄褐斑一样，都是孕妈妈的标志，大部分的孕妈妈都会有妊娠纹，所以，不必过于紧张。孕妈妈日常生活中可采取均衡饮食，避免体重过快增长；孕晚期使用托腹带，承担腹部重力负担；积极锻炼身体等措施，以减少妊娠纹的增长。

皮肤瘙痒

一部分孕妈妈在孕晚期会出现皮肤瘙痒的情况，大多在腹部妊娠纹位置，也有些人出现在腿部、手臂部位，有些孕妈妈出现红色米粒至绿豆大的丘疹，有时形成风团、水疱，剧烈瘙痒甚至影响正常的睡眠，情绪紧张激动时瘙痒还会加重。

孕期发生皮肤瘙痒的情况很多与过敏有关，致敏原可以是食物，也可以是物品，如衣服、洗涤用品，此外也有可能由于虫咬等原因造成。

如果出现皮肤瘙痒，但无异常皮肤表现，别忽视，仍应就医，待除外妊娠肝内胆汁淤积症。

应对方法：

养成良好的生活规律有助于预防皮肤瘙痒。首先，要避免因皮肤干燥而引起的瘙痒，可在沐浴后及时涂抹护肤霜以保持皮肤清洁湿润；其次，要避免过敏引起的皮肤瘙痒，少吃辛辣刺激的食物；最后，出现瘙痒时，尽量不要随意抓挠。孕妈妈可以外用芦荟叶子涂抹或是用炉甘石洗剂缓解症状。

如果孕妈妈皮肤瘙痒的同时还伴有皮肤黄疸，则应及时就诊，以排除其他疾病的可能。

小腿抽筋

下肢肌肉痉挛就是俗称的"腿脚抽筋"，指下肢成群骨骼肌非自主的抽动或强烈收缩，常常会引起关节运动和强直。孕妈妈出现下肢肌肉痉挛常为缺钙的表现，肌肉痉挛多发生在小腿腓肠肌，孕晚期发生较多。此外，白天运动量大、下肢静脉曲张，血液循环不良或寒冷等原因也可导致小腿抽筋，常在夜间发作，多能迅速缓解。

应对方法：

腿脚抽筋时，孕妈妈可屈膝放松，自己或家人帮忙轻揉痉挛肌肉以缓解不适症状。此外，平时还应注意合理膳食，增加乳制品、虾皮、紫菜、鱼虾等富含钙的食物并适度地晒太阳，预防因缺钙而导致的腿脚抽筋。

水肿

孕中期以后，子宫增大，使骨盆内压力增高，下肢静脉血流受到影响，加之体内水钠潴留，约有半数以上的孕妈妈开始出现双足浮肿，这属于正常的生理现象。

因为有的孕妈妈常常在清晨感觉手指或是手腕肿胀，甚至感觉手指发麻或是疼痛、活动不便，所以，建议孕妈妈最好在孕早期时，就取下戒指、手镯，以免影响血液循环。

应对方法：

为了避免加重水肿的情况，孕妈妈还要注意饮食清淡，每日吃盐量不超过 6 克；还可吃一些含钾且具利尿作用的瓜果，如西瓜等。此外，还要保证充足的休息和睡眠，不要过于紧张和劳累。休息时可取侧卧位，适当垫高下肢。为促进下肢静脉回流，还可穿医用弹力袜。

如果孕妈妈水肿情况明显，经休息后不消退，或体重增加过快、过多，应高度警惕妊娠期特有的妊娠高血压等疾病，及时就医，查明原因并采取相应的治疗。

臀位

胎位简单说就是胎宝宝在子宫里的位置和姿势，常见的胎位包括：头位、臀位、横位。其中自然分娩的正常胎位为头位，最常见的异常胎位为臀位。

应对方法：

当孕妈妈知道自己是臀位时，也不必过于紧张，在怀孕30周之前，很多臀位都能自行转为头位的。臀位并非完全不能自然分娩，37周时根据医生的建议确定分娩方式。

手腕痛

孕期，尤其孕晚期，由于水钠潴留，引起全身水肿，使孕妈妈常常会出现手腕、拇指、食指、中指指端感觉麻木或者手指疼痛等异常情况，这种疼痛往往在夜间更加明显，还常伴有向肘、肩部放射等症状，这个症状在医学上被称为腕管综合征。

应对方法：

孕产期妈妈要注意手腕的保护，经常活动和按摩手腕，尽量不要单手持重物，以减少因提拿重物而加重手腕和手臂的负担。如果疼痛严重时，可以采取热敷、按摩、十指交叉手腕活动等方法缓解疼痛。另外，孕妈妈日常生活中还要注意不戴戒指、手镯；饮食上尽量清淡、低盐；不过于紧张和劳累，以减少因水肿而加重手腕疼痛。

耻骨痛

怀孕后，在激素水平的改变下，孕妈妈韧带松弛，骨盆的伸缩性变大，为利于分娩，耻骨联合可出现轻度的分离，这几乎是所有孕妈妈都会发生的正常情况。如果耻骨之间的距离超过了限度，耻骨联合过度分离，则会引起较严重的疼痛。

应对方法：

此时，孕妈妈坐、立、卧床、翻身都会更加困难，甚至走路都步履蹒跚。如有上述症状的孕妈妈应尽量卧床休息，避免跨坐，避免提重物，走路时需要放慢速度，以免加重耻骨损伤。另外，孕妈妈还可以经常做腰背部按摩，睡觉时在两腿之间放一个软垫或枕头，如果孕期游泳的妈妈可以继续坚持，因为游泳有助于减轻关节的压力。

随着激素作用的减退，产后妈妈的韧带松弛情况会逐步好转，大部分妈妈的耻骨联合面可以恢复到正常位置，耻骨痛也会逐渐消失。

脐带绕颈

顾名思义，脐带绕颈即脐带缠绕在胎宝宝的脖子上，这种现象经常发生。孕妈妈定期去医院做产前检查时，可以通过B超及时发现。

脐带绕颈可能是一圈，也可能是两圈或三圈，只要不过分拉扯脐带，一般情况下，不致于影响脐带的血流，绝大多数胎宝宝也不会因为脐带绕颈而出现异常，所以，当孕妈妈产前检查遇到脐带绕颈时，不必惊慌。但是，如果脐带绕颈过紧则可能会使脐带血管受压，导致血循环受阻或胎宝宝颈静脉受压，而产生脑缺血、缺氧等危险，应引起警惕。

应对方法：

如果孕晚期发现胎宝宝有脐带绕颈现象，孕妈妈应减少活动，保证睡眠，学会数胎动，多注意胎动情况，当胎动过多或过少时，应及时去医院就诊。脐带绕颈一圈或两圈不是剖宫产的绝对指征，因为脐带长度超声是无法测量的，孕妈妈不必过分紧张，要在产检时多与医生沟通，以将分娩的风险降到最低。

立即就医的指征

孕妈妈经常会听到一句话：如遇紧急情况，请及时就医。当你的身体发出以下这些警示信号时，意味着妈妈或者宝宝的健康处境危急，应及时到医院就诊。

剧烈呕吐：会影响孕妈妈的营养吸收，如果长期不进食又会因饥饿而引起血压下降、尿量减少、失水、电解质紊乱等不良反应，严重时会损害肝肾功能；

高热：当孕妈妈的体温在 38.5 摄氏度以下时，可以多喝水，采用物理降温处理；但如果体温持续高于 38.5 摄氏度时，可能会对胎宝宝产生不良影响；

腹痛并阴道流血：孕妈妈腹部突然发生疼痛，并伴有阴道出血的情况，则很有可能是胎盘与子宫剥离的迹象；

阴道出血：孕晚期，如果出现无痛性的阴道出血很可能是前置胎盘等严重的情况；

瘙痒、黄疸：全身瘙痒可能是妊娠期特有的以瘙痒和黄疸为特征的一种并发症；

先兆子痫：忽然出现剧烈的头痛，同时有呕吐、胸闷症状，睁眼视物不清，闭眼感觉眩晕，或者手和脸出现肿胀，可能是"妊娠期子痫"的先兆；

胎动异常：胎动特别频繁、剧烈，或者在 1 小时以内胎动少于 3 次，或 12 小时胎动少于 10 次，都属于胎动异常；

阴道流水：如果孕妈妈突然出现下体液体流出，很可能是胎膜破裂的症状，这是自然分娩的信号。

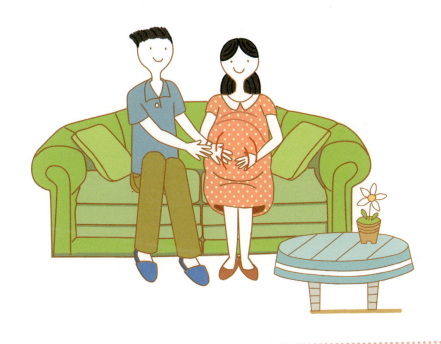

分娩常见问题

产程中的尿潴留

孕妈妈临产后，由于子宫收缩将子宫颈口逐渐拉开，胎头压在膀胱及尿道的后壁，膀胱及尿道可能产生不同程度的水肿及淤血，长时间的压迫会影响尿路通畅，而造成尿潴留。分娩过程中，因为子宫收缩痛，麻痹膀胱括约肌，同样也会造成尿潴留。

应对方法：

尿潴留是可以预防的。首先，孕妈妈要注意在分娩过程中及时排尿，以免膀胱过度充盈，导致神经肌肉麻痹，影响正常排尿。其次，要控制孕期体重增长，学习分娩时的呼吸技巧，避免产程过长而使胎头压迫膀胱过久，妨碍排尿顺畅。

排尿困难时，孕妈妈可以听流水声来刺激膀胱发生排尿反射；若仍无尿意时，可以用温水冲洗阴部，刺激膀胱收缩，达到促进排尿的目的。如果必要，医护人员会留置导尿管，使膀胱得到充分休息，缓解尿潴留的情况。

产后妈妈腹壁松弛，会对膀胱的充盈不敏感而缺少尿意，所以，产后也要积极排尿以预防尿潴留。因为惧怕会阴伤口疼痛，而不敢排尿的做法不利于妈妈的产后康复。

子宫收缩乏力

子宫收缩乏力主要由胎位异常、多胎妊娠、巨大儿、羊水过多等原因造成，孕妈妈精神过于紧张、内分泌失调或是药物影响也会导致宫缩乏力的发生。孕妈妈要正确认识，积极预防。

应对方法：

（1）了解分娩过程，克服恐惧心理，保持良好精神状态；

（2）均衡饮食，控制体重合理增长；

（3）定期产前检查；

（4）坚持孕期运动，为自然分娩创造条件；

（5）临产时要按时吃饭、喝水，休息，保持良好的体力；

（6）产程中与医护人员密切配合，不要大喊大叫，以避免体力过度消耗。

巨大儿

在中国人的传统观念中，宝宝大且胖是福相，以至于大家用"大胖小子"来夸赞新生儿。而实际情况却并不完全如此。新生儿出生体重大于等于4000克时,也就是8斤,则称为巨大儿。其实,巨大儿分娩时对母子都没有好处。

怀有巨大胎宝宝的孕妈妈在分娩的时候,手术助产的概率可能增加,这样引起胎儿臂丛神经损伤、锁骨骨折、颅内出血、新生儿窒息等的风险也会增加。而对于孕妈妈自身来说,头盆不称的发生率明显增加,此刻再经阴道分娩时的主要危险则为肩难产,当肩难产处理不当时,还可能发生严重的阴道损伤和会阴裂伤,甚至子宫破裂等风险;另外,巨大的胎宝宝使孕妈妈的子宫过度扩张、产程中子宫收缩乏力、产程延长,极易导致产后出血。最后,由于胎先露长时间压迫产道,发生尿瘘和粪瘘的几率也增加。

应对方法:

孕妈妈在孕期应均衡饮食,适量运动,控制体重增长过多,减少巨大儿的发生几率,为孕妈妈和胎宝宝的健康做一个有力保障。

自然分娩的信号

预产期临近的几天,孕妈妈满心期待,但又会比较着急,因为不知道什么时候自己的身体才会发出分娩的信号。如果在产检时医生已经告诉孕妈妈具备自然分娩的条件,那么在出现以下的任一信号时,孕妈妈就应该考虑到自己是"快要生了"!

(1)见红: 一般出血量远少于月经量,是分娩即将开始比较可靠的征象,通常发生在临产前24~48小时内。此时,离家较近的孕妈妈可以在家观察,待出现宫缩后再去医院。但是,如果阴道流血超过平时月经量,则应即刻到医院;

(2)子宫收缩: 子宫收缩就是俗称的"阵痛"。一般是从间歇时间长且不规律开始,逐渐发展为间歇时间短且规律、越来越频繁的宫缩,当宫缩的强度不断增加且间隔时间逐渐缩短时,孕妈妈应及时入院;

(3)破水: 临产前胎膜破裂,阴道流出大量水样液体,就是俗称的"破水"。破水后应避免站立,采取平卧,头低臀高位,即刻就医。

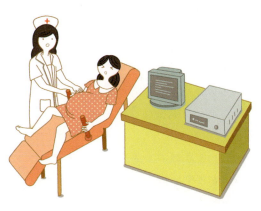

产后康复常见问题

产后小便不畅

由于产后妈妈的膀胱肌张力降低、对膀胱内压的敏感性降低、外阴切口疼痛、不习惯卧床排尿等原因，加上有的产后妈妈做了侧切和区域阻滞麻醉等，产后24小时内最容易发生小便不畅。

应对方法：

新妈妈可通过以下方式有效预防产后尿潴留的发生：

（1）产程中适当喝水、及时排尿；

（2）无论是否有尿意，新妈妈应在产后4个小时内主动排尿；

（3）切勿因害怕疼痛而不主动排尿或故意憋尿，可在家人的帮助下坐起或者下床排尿；

（4）排不出尿时，可听流水的声音，刺激排尿条件反射，或者用温开水冲洗外阴，刺激尿道口周围，促进排尿；

（5）产后多喝汤水，促进膀胱充盈，引起尿意；

（6）家人可以给新妈妈按摩或者热敷下腹部来刺激膀胱肌收缩，引发尿意；

（7）排尿时不必着急紧张，尽可能每次都排净尿液。

如果产后妈妈感觉憋尿但排不出来，或者产后6个小时以后还没有排尿，应及时告诉医生，采取措施以防止膀胱过度充盈。

恶露

产后随着子宫蜕膜脱落，含有血液、坏死蜕膜等组织经阴道排出，称为恶露。一般分为血性恶露：含大量血液，色鲜红、量多，持续约3~4天；浆液性恶露：含少量血液、较多坏死蜕膜、黏液和细菌，色淡红，持续10天；白色恶露：含大量白细胞、坏死蜕膜、细菌等，色白、粘稠，一般持续3周。恶露总量250~500毫升，共持续4~6周干净。恶露的量、色和气味的变化是产后子宫恢复情况的晴雨表，所以要仔细观察。

出现恶露异常的主要原因可能有：子宫残留部分胎膜或胎盘，宫腔感染或者子宫位置不好（如子宫严重后倾状态）、恶露引流不畅等，一旦出现这些情况不仅会延长恶露的时间，影响子宫的恢复，严重的还可以引起晚期产后出血、产褥感染。

应对方法：

新妈妈千万不能掉以轻心，首先要了解正常的恶露形态，并仔细观察自己的恶露情况。一旦发现恶露异常，应当及时就医。

子宫复旧不良

极少数产后妈妈会出现子宫复旧不良的的现象，发生这种情况的原因通常比较复杂。部分胎盘、胎膜残留；子宫内膜炎或盆腔感染；恶露排出不畅；多胎妊娠、羊水过多、胎盘过大等等原因，都可能使子宫复旧受到障碍。

应对方法：

子宫复旧不良是完全可以避免的。产后妈妈要积极做好以下几个方面：

（1）产后应尽早地下地活动，尤其是未经试产的部宫产；

（2）尽早开始母乳喂养，早吸吮、早开奶，促进子宫收缩；

（3）产后6小时内主动排尿，避免尿潴留；

（4）经常更换卧位姿势，也可采取半卧位，以利于恶露排出；

（5）产后根据身体情况进行适当的运动；

（6）观察恶露的量、色和气味，如有异常，及时就医。

产褥汗

产后多汗又称为褥汗，刚入睡和初醒过来的时候更明显，产后妈妈经常满身是汗、浑身湿透。褥汗的主要原因是产后7天内皮肤排泄功能旺盛，通过皮肤排出孕期体内潴留的水分，属于正常的生理现象，不属于病态的虚弱，一般在产后2周左右能恢复至未孕状态。

应对方法：

面对褥汗，产后妈妈不要紧张更不必担心。产后妈妈只需需要注意保持个人卫生，勤洗澡或擦身，勤换衣物，避免受凉，多喝汤水，以补充身体丢失的水分。因为褥汗不必进行其他的特殊处理。

副乳

有些产后妈妈会发现腋下有肿块，甚至感觉疼痛难受，有的肿块有如鸡蛋大小，而这些肿块在分娩之前并没有出现，是分娩后随着乳房胀大和乳汁丰盈而出现的。这些肿块并不是正常的乳房组织，通常是先天发育不良的乳房组织，也就是人们常说的副乳。

副乳在哺乳期之前没有任何感觉，通常不会被发现。而产后随着乳汁分泌旺盛，副乳也分泌大量的乳汁，有时还淤积成硬块，产生了胀痛感觉，这才引起了产后妈妈的注意。

应对方法：

如果副乳胀痛难受时，可以采取局部热敷或按摩肿块的方法来缓解疼痛。如果副乳较大且疼痛难忍，影响了产后妈妈的正常生活，则需要进行手术治疗。但是哺乳期间要考虑到手术及用药对乳汁的影响，建议可以等到宝宝断奶后再进行。

产褥期便秘

无论产前还是产后，便秘都是困扰妈妈的日常问题。"坐月子"期间卧床时间长，活动量减少，肠蠕动能力减弱，排便不规律是造成产后便秘的主要原因。另外，有会阴伤口或者痔疮的产后妈妈排便时会因为剧烈疼痛，而不敢用力排便，甚至产生了排便恐惧，都容易使产后妈妈的便秘情况加重。

应对方法：

（1）尽早下地活动或做产后健身操；

（2）多饮水、多吃蔬菜、水果以及富含纤维素的食物；

（3）少吃辛辣等刺激性食物；

（4）养成按时排便的习惯；

（5）一旦便秘，可在医生指导下口服缓泻剂，或外用开塞露等，切勿使用强泻剂。

产后头发脱落

由于产后妈妈激素水平变化、精神因素、头发护理不及时等诸多因素，在生完宝宝的数月时间里，会发现自己的头发脱落得比较严重，这种现象被称为"分娩性脱发"，属于正常的生理现象，不必太过担心。

应对方法：

应对产后脱发，产后妈妈首先要保证充足的睡眠，保持心情舒畅，避免因紧张焦虑情绪加重头发脱落；其次，还应注意营养补充，改掉挑食、偏食等不良饮食习惯，多吃肉、蛋、奶类富含蛋白质和钙的食物，以利于头发新陈代谢和生长的需要；最后一点，就是要注意个人卫生，不要因在家修养，就忽视头发的清洗和护理，可以经常通过梳头、手指按摩、刺激头皮的方法，以促进头皮的血液循环，利于新发的生长。

产后妈妈头发脱落只是暂时现象，随着身体的逐步恢复，大约半年时间这一现象会慢慢得到缓解，一头秀发又会回到身边。

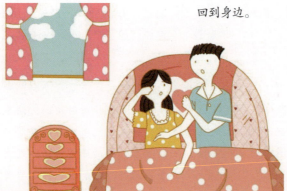

第二章 疾病与异常

孕产期妈妈承担着孕育生命的重任，平日里生活小心翼翼，最怕的事情就是生病了。孕产期的异常或是疾病情况，就犹如马路上交通信号的"黄灯"和"红灯"，随时提醒孕期和产后妈妈注意严密观察或是危险正在发生。

应对孕产期疾病与异常情况，最重要的就是早发现、早诊断、早治疗。定期到医院检查、及时与医生沟通自己的不适，是孕产期妈妈做到异常情况早发现的良好方式。此外，还应该了解孕产期各个阶段可能出现的异常情况或是疾病的警示信号，一旦发生阴道出血、视物不清、腹痛、恶露不尽等危险情况，需要立即就医。

此外，在孕妈妈出现异常情况时，家里人往往因为着急或是出于好意，会你一言、我一语地前来指导，那些建议听来好像还都挺有道理，但是，孕产期妈妈一定要拿准主意，治疗和用药必须在医生指导下进行。

有些孕产期妈妈则会担心用药影响宝宝的健康，在身体重病的情况下仍然避讳就医、拒绝用药，这种做法可能会因妈妈延误治疗而殃及宝宝。

孕前疾病与异常

10种情况下不宜立即受孕：

受孕环境也需要"天时、地利、人和"，这样能减少不良因素对胎儿造成的影响。当女性身在以下10种情况时，不宜马上受孕：

（1）新婚或蜜月阶段；新婚夫妇刚办完婚礼，并不能彻底放松下来，即使在蜜月或长途旅行期间，也一直处于奔波劳累的状态，不宜于马上怀孕；

（2）过度饮酒后，大量的酒精可造成胎儿宫内发育迟缓，不宜马上怀孕；

（3）精神紧张、高强度工作压力的情况下，暂时不要怀孕；

（4）受到严重的精神创伤或过度悲伤、抑郁情况下，不宜马上怀孕；

（5）刚做了X线，本周期不宜怀孕，CT检查后3个月内暂不宜怀孕；

（6）患有生殖器官疾病或泌尿系统感染疾病，在未治疗前或初愈后暂不宜怀孕；

（7）患有慢性疾病如肝炎、甲状腺疾病等，应在治疗后病情稳定了再考虑怀孕；

（8）长期服药期间应咨询医生妊娠时机及药物的调整；

（9）使用长效避孕药物的女性，停药后不宜立即怀孕，因为避孕药中的雌、孕激素会影响胎儿的性器官发育，建议停药半年后再孕；

（10）早产和流产后至少应间隔3~6个月再尝试怀孕，因为早产或流产后子宫至少需要3个月的恢复期，而剖宫产的女性需要在两年以后再怀孕。

女性不孕的常见情况

近年来，随着环境、生活方式以及社会竞争压力的改变，女性不孕的比例逐渐增高。引起女性不孕的因素很多，生殖系统疾病是主要原因之一。

（1）妇科疾病症：备孕女性如果患有盆腔炎、附件炎、子宫内膜炎、宫颈糜烂、阴道炎或其他性传播疾病、子宫内膜息肉、肌瘤等，就会不同程度地影响受孕；

（2）输卵管粘连或闭塞：如果输卵管不通，精子和卵子不能顺利相遇，也不能受孕；

（3）排卵障碍或不排卵：出现先天卵巢发育不全、卵巢囊肿、多囊卵巢综合征或卵巢早衰情况，甚至节食造成的体重明显下降，都会导致女性卵巢功能障碍，影响排卵，导致不孕；

（4）抗精子抗体：个别女性子宫颈粘液或血清存在抗精子抗体，也不容易怀孕。

男性不育的常见情况

引起男性不育的情况，通常有以下几种：

（1）生殖系统疾病：先天性睾丸发育不全综合征、外生殖器损伤或畸形可造成不育，前列腺炎、精索静脉曲张、结核、梅毒、淋病等都影响精子的生成、发育及活动能力而导致不育；

（2）性功能障碍：如心理因素或内分泌及药物引起的阳痿、早泄、逆行射精或不射精等性交障碍会引起不育；

（3）精液异常：弱精、少精、畸形精子、无精子等。

高危妊娠

高危妊娠是指怀孕期间发生的一些不利孕妇和胎儿的因素或合并症，对分娩或母婴安全方面存在较大的危险。具有高危因素的孕妇，也称高危孕妇。高危妊娠的情况通常指：年龄小于18岁、大于35岁的孕妇；有异常孕产史者，如流产、早产、死胎、死产、各种难产等；孕期出血，如前置胎盘、胎盘早剥；妊娠期高血压疾病、妊娠期糖尿病；妊娠合并内科疾病，如心脏病、肾炎、病毒性肝炎、重度贫血、病毒感染（巨细胞病毒、疱疹病毒、风疹病毒）等；产道异常；羊水过多或过少；曾患或现有生殖器官肿瘤者等情况，都属于高危妊娠。

遗传和遗传咨询

由于遗传的缘故，宝宝的面孔像妈妈像爸爸，或者性格、脾气、行为举止等特征都会与父母相像。父母通过遗传基因将自己的形态特征传递给子女的同时，有些遗传病也随着基因传递给了宝宝。

通常具备"产前诊断"和"产前筛查"的医院都有"遗传咨询门诊"，可以帮助年轻夫妇发现和解决生育问题中存在的不利因素并得到优生的指导。存在以下几种情况之一的夫妇应进行遗传咨询：

（1）遗传病或先天畸形的家族史或生育史；

（2）子女有不明原因智力低下；

（3）不明原因的反复流产、死胎、死产或新生儿死亡；

（4）孕期接触不良环境因素及患有某些慢性病；

（5）常规检查或常见遗传病筛查发现异常；

（6）其他需要咨询情况，如婚后多年不育，或高龄孕妇（大于35岁）。

"亲上加亲"殃及后代

近亲结婚是指结婚的男女双方是直系血亲和三代以内的旁系血亲结婚，在我国一些偏远地区仍存在有近亲结婚的旧俗。

近亲结婚的主要危害表现在增加了下一代遗传性疾病发生的机会。有的人可能是携带某些遗传病基因，但并不表现出来的"隐性遗传病携带者"，如果他与有相同血缘且带有遗传病基因的近亲结合，那么他们的下一代就可能会将父母的隐性遗传病显性地表现出来。

资料表明，近亲结婚所生后代痴呆儿的发生率比非近亲结婚高150倍，新生儿死亡率和畸形率也比非近亲结婚高10余倍。这是因为血缘关系越近，体内相同基因就越多，致病基因相遇的机会以及患遗传病的几率更会随之增加。

"同病相恋"不可取

如果夫妻双方都患有同样的疾病，特别是遗传性疾病，其后代患同样疾病的几率就大大增加。研究表明，夫妻双方均为先天性聋哑患者，其子女100%发病；夫妻双方均为高血压患者，则子女得高血压疾病的可能性高达75%；此外，如唇腭裂、先天愚型、糖尿病、精神分裂症等，如果只是一方有上述疾病，子女有患病几率但不会太高；若夫妻双方同时都患上述某种疾病，子女也往往容易得病。因此，建议男女双方进行婚前及孕前检查，了解对方以及双方父母的健康状况，以避免"同病相恋"而发生悲剧。如果准备怀孕时发现双方或双方家族都有同样的遗传病史，则须谨慎考虑怀孕及疾病对下一代的健康风险。

生育过遗传病患儿的妈妈再次生育

已生育过遗传病患儿的妈妈再次生育时应了解以下几个方面的信息，以减少遗传因素给宝宝带来的健康风险。

如果父母之一是遗传病患者，再生育时每胎有50%的发病率；如果父母都是致病基因携带者，再次生育时每胎有25%机会发病；这些再发遗传病风险高的父母，再次怀孕后都应进行产前诊断，不能进行产前诊断的疾病最好放弃生育第2胎。

如果父母正常，家族调查也无遗传病发生史的情况下，其子女突发遗传病的几率较低，可以考虑生育第2胎，但需要在孕期进行产前诊断。

生育过唇腭裂患儿的妈妈再次怀孕

民间俗称的"兔唇"在医学上叫作唇腭裂，是最常见的先天畸形之一，发病率约为0.1%。唇腭裂一般是在怀孕第4周到第10周期间，由于某些致病因素导致胎儿面部发育障碍，其发生几率有20%和遗传相关，另外还受环境因素和药物的影响，有过一次生育唇裂和腭裂的妈妈如果再次怀孕时，也可能再发畸形。

要想知道胎儿是否患有唇腭裂，可在怀孕后第20~24周做彩超检查，但是能否确诊，与B超检查时，胎儿的姿势尤其是面部的朝向有关。

为什么男性比较容易出现红绿色盲？

不能分辨出红和绿这两种颜色，称为红绿色盲，是一种X连锁隐性遗传造成的先天性色觉障碍疾病。因红绿色盲致病基因定位于X染色体上，Y染色体没有，故通常由女性遗传给儿子，而造成发病；而女性虽带有致病基因，但不表现症状，也就是常说的隐性遗传。

红绿色盲基因在男性体内没有显性和隐性之分，只要存在就意味着是红绿色盲。而女性有两条X染色体，正常的X染色体上的等位基因可起到保护和覆盖作用，使女性不表现出病态，仅成为致病基因携带者，所以男性红绿色盲者远多于女性患者。

近视眼

近视眼大多是后天形成的，度数加深与用眼习惯及年龄增长有关。近视600度以上时称为高度近视。而高度近视是常染色体隐性遗传疾病，也就是说高度近视的夫妻相结合时，他们的后代会因一对基因都是致病基因而成为遗传性近视眼。如果只是其中一方是基因致病，另一方的是正常的，则后代不发病，只是可能成为致病基因携带者。例如：一名高度近视男与一名高度近视女结合，其子女发生近视眼的几率达90%以上；如果这名高度近视男与携带近视眼基因的女性结合，其子女可能有半数为高度近视，而同正常视力或中低度近视的女性结合，其子女不会出现高度近视，但有可能是致病基因携带者。

苯丙酮尿症

苯丙酮尿症（简称PKU），主要表现为大脑出现智力障碍和癫痫，并且有皮肤白化、头发变黄、鼠臭味尿液等症状。苯丙酮尿症是隐性遗传病，如果看似正常的父母生出苯丙酮尿症患儿，说明这对父母双方都是致病基因携带者。

通常，携带致病基因的父母虽表现为正常人，但他们所生的孩子有1/4的可能性会因为得到父母双方的致病基因而成为苯丙酮尿症患者；有1/2的可能性只得到来自父亲或母亲的一个致病基因而成为表现正常的致病基因携带者；还有1/4的幸运儿因为得到来自父母的正常基因而发育完全正常。

白化病

白化病是一种单基因隐性遗传病，属于家族遗传性疾病，近亲结婚的子女患白化病的几率比一般人要高很多。白化病主要因黑色素缺乏而引起，其主要特点是：皮肤因无黑色素保护，呈白色或粉红色，全身毛发也是白色，日光一晒皮肤即发红；眼睛呈红色，怕光，日光下不敢睁眼睛，白天视力较差，夜间视力相对好一些。严重者还会有发育不良、身体矮小、智力较差等生长发育障碍，有时还会伴有先天性聋哑症。

因为白化病是隐性遗传病，所以如果任一方为致病基因携带者或双方均为携带者的夫妻在孕前及怀孕过程中，需积极进行孕前检查、遗传咨询和产前诊断。

精神分裂症

精神分裂症患者应谨慎对待怀孕，因为该病具有明显的遗传倾向，患病人群所生子女被遗传的几率明显高于健康人群。患有精神分裂症的女性怀孕后，情绪更易因激素水平变化而波动，病情容易反复，而抗精神病药物会严重影响胎儿的生长发育，甚至导致流产。

如果是在孕早期发现患有精神分裂症，孕妇应及时终止妊娠；怀孕3个月以后，胎儿逐渐发育成熟，抗精神病药物对胎儿的影响就逐渐减少，如果进行引产终止妊娠，对孕妇来说危险增多，这种情况下可继续妊娠，直待分娩。但分娩时，应请产科和精神科医生共同监护，以确保母婴安全。

孕前贫血

女性血红蛋白低于110克/升时，则属于贫血。铁或叶酸的缺乏、人体的造血机能降低等都是引起贫血的原因，地中海贫血则是一种隐性遗传疾病，夫妻双方可以通过婚检和孕期检查做好预防。

怀孕后血液稀释、胎儿不断增大，需氧量随之增加，孕前铁储备不足的情况下容易发生早产、孕妇体重增长不足以及新生儿低出生体重等问题。

建议孕前女性多摄入动物肝脏、瘦肉、黑木耳、红枣、银耳、海带等含铁丰富的食物；缺铁或贫血的女性可以适量摄入铁强化食物或在医生指导下补充小剂量的铁剂，同时注意多摄入富含维生素C的蔬菜、水果，或在补充铁剂的同时补充维生素C，以促进铁的吸收和利用。

甲状腺疾病

为了排除甲状腺功能亢进（甲亢）或甲状腺功能减退（甲减）的疾病，计划怀孕的女性，尤其是有甲状腺疾病家族史的女性更需要做甲状腺的检查。

患有甲状腺疾病的女性怀孕，不仅会增加自身健康风险，还会影响到胎儿的生长及智力发育。患有甲亢的孕妈妈在怀孕过程中的多个器官功能可能会受到影响，分娩时有引起甲亢性心脏病甚至生命危险的可能；患有甲减的孕妈妈，除了影响婴儿的智力水平外，在孕期还容易发生流产、早产等异常情况。坚持服药，监测甲功，还是有望怀孕成功。

肺结核

结核病是由细菌引起、可以侵犯全身多个脏器的慢性传染病，其中肺结核最为常见。结核病处于活动期的女性不宜受孕，否则，可能加重自身病情，甚至连累胎儿，使其也受到感染而导致畸形，故建议待病情稳定并治疗结束后，停药1年再考虑生育。如果结核病处于活动期的女性怀孕，则应尽早停止妊娠，以免产生不良后果。

结核病病情稳定且无并发症，肺功能已基本恢复正常的女性怀孕时，通常对胎儿的发育不会产生明显影响，但怀孕过程中需要定期到医疗机构密切监测，直至分娩。

高血压

成人正常血压应低于140/90mmHg。高血压是以动脉压升高为特征，会造成心脏、血管、脑和肾脏等器官不良影响的全身性疾病。患有高血压的女性准备怀孕时，应向医生咨询是否适宜怀孕；正在使用药物控制血压的女性，可由医生根据病情判断是否需要更换药物，以尽可能减少对胎儿的不利影响。

另外，患有高血压的女性准备怀孕时还应格外注意饮食及日常生活细节，饮食上补充充足的蛋白质并适量限制盐的摄入，无论孕前还是孕期，维持血压的基本稳定非常重要。

孕前患有高血压的女性怀孕后，因为血容量的增加，以及激素刺激等多种因素影响，可能会病情加重，建议及时到医院进行围产保健，确定基础血压值，定期检查，发现异常及时处理。

糖尿病

糖尿病由于体内胰岛素分泌不足，引起糖、脂肪、蛋白质等代谢紊乱的一种代谢性疾病，分为Ⅰ型（胰岛素依赖型）、Ⅱ型（胰岛素非依赖型）。

糖尿病是具有家族性的多基因遗传病，凡父母中有一方患糖尿病的，子女都会成为糖尿病的易感人群。糖尿病对男女的生育能力都有不良影响。如果女性患者怀孕，发生流产、胎儿先天性畸形等风险的比例要比正常人高2~3倍。

糖尿病母亲所怀的胎儿容易为巨大儿，造成分娩困难；还容易发生妊娠期高血压疾病、酮症酸中毒、羊水过多、感染、产后出血等疾病。

因此，患有糖尿病的女性计划怀孕时，不仅需要咨询妇产科医生更要听从内科医生的指导，经过检查并制定适合的治疗方案，待病情稳定后方可怀孕。

心脏病

患有先天性心脏病的女性，心脏功能本来就不强，怀孕后容易因加重的心脏负担而出现心悸、气急、唇色发紫等症状，甚至发生心力衰竭，给孕妇和胎儿带来生命危险。尤其是孕晚期的准妈妈，由于血容量的增加，心脏负荷会明显加重。所以患有先天性心脏病的女性怀孕前应咨询医生，根据心脏功能等情况进行风险评估，谨慎对待怀孕。

"风湿性心脏病"简称"风心病"，是一种自身免疫性疾病。患有风湿性心脏病的妇女能否怀孕，也取决于心脏病变的轻重程度、心功能的代偿状态以及有无并发症等。若患者病变较轻，心功能在Ⅱ级以下，无心力衰竭史和并发症，可以在医生指导下怀孕；如病情较重，则不宜怀孕。

做过心脏手术的妇女，备孕时应由心外、内科全面评估后，决定妊娠问题。

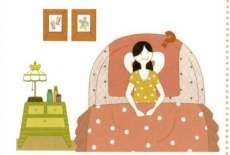

消化道溃疡

怀孕后,体内大量的孕激素可以引起胃肠道肌张力下降,胃肠蠕动缓慢,胃肠内食物停留时间延长而增加对胃黏膜的刺激,加重溃疡面损伤。

怀孕初期发生的恶心、呕吐等早孕反应,容易使得原有的消化道溃疡病情加重,甚至出现呕血、便血症状;怀孕后期,随着子宫逐渐增大,腹内空间有限,胃受到子宫的"挤压",胃内的食物容易返流到食管,造成食管炎或胃炎,进而加重了消化道溃疡。

所以,患有消化道溃疡的女性准备怀孕时,应积极加强治疗,征询医生意见后怀孕,以尽量减少疾病给身体带来的损伤。

慢性肾病

怀孕前患有慢性肾炎的女性不可盲目怀孕,以免加重肾脏负担,造成不良后果。慢性肾盂肾炎患者,如果肾功能检查正常,即可怀孕,但应做好孕期保健,定期复查尿常规和肾功能。怀孕后随着子宫的不断增大压迫膀胱、尿道,也容易诱发感染,所以要加强营养,多喝水,多排尿以减少细菌在泌尿道的停留。

患有慢性肾病的女性计划怀孕时,应遵循医生指导;怀孕后,密切监测并积极配合治疗。当出现肾功能不全时,应听从医生建议,决定妊娠进程,避免引起不良后果。

双子宫

正常情况下,女性只有一个子宫,而双子宫是生殖器发育异常所致。一般来说,双子宫的女性在其他内分泌生殖系统正常的情况下,可以承担怀孕的任务,但由于双子宫一分为二或以一侧为主,所以单个宫腔较小,怀孕几率较低,不容易受孕。

双子宫的准妈妈生育要比正常的准妈妈更辛苦、更危险。因为双子宫会出现一个子宫怀孕或两个子宫同时怀孕的情况,当一个子宫怀孕期间,另一个子宫通常不会对另一侧造成影响,但分娩的时候,由于另一侧子宫的存在会阻碍胎儿从阴道娩出,医生会建议进行剖宫产;而当两个子宫同时怀孕时,由于子宫空间狭小,又会影响胎儿的生长发育,容易发生流产。

双子宫准妈妈怀孕时,第一件事情就是要请医生进行相关检查并判断受精卵着床在哪侧子宫,接下来的怀孕全程也都需要在医疗机构进行密切的监测。

子宫肌瘤

对于女性来说,子宫肌瘤是最多发、最常见的良性肿瘤,也是容易引起不孕或流产的重要原因之一。许多女性是在体检时发现子宫肌瘤的,只是因肌瘤小,无症状,也不影响性生活,所以没有引起注意。

子宫肌瘤对女性生育的影响,还

要看其位置、大小以及病变程度。子宫肌瘤不仅会影响着受精卵的着床和发育，还可能在孕期引起流产、胎位异常和早产，在产后引起出血或感染。但面对一些较小的且生长部位并没有影响受精卵着床的子宫肌瘤，大可不必紧张，一般情况下，可以怀孕并自然分娩。

如果有子宫肌瘤的女性怀孕前，要向医生表明自己的情况并咨询医生意见。怀孕期间对于较大的子宫肌瘤，建议咨询妇产科医生，根据对肌瘤的生长位置以及未来对胎儿影响的评估，再决定治疗方式。多数孕妇可继续妊娠，并且孕晚期若肌瘤不影响产道，仍可阴道分娩。

卵巢肿瘤

卵巢肿瘤是指发生于卵巢上的肿瘤，是女性生殖器常见肿瘤之一。卵巢良性肿瘤一般发展较缓慢，早期大多没有症状，一般孕前查体时B超才得以发现。孕前检查出卵巢肿瘤的女性，可以请医生进行相应的检查，依据肿瘤的大小、是否恶变、对婚育可能产生的影响等情况来决定是否采取手术或其他治疗方案。

如果是很小的良性肿瘤，对排卵功能没有影响，那么可以定期观察，不会影响怀孕；怀孕后定期监测卵巢肿瘤的生长情况，防止出现并发症影响正常妊娠；如果肿瘤较大，占据整个卵巢位置，影响了卵巢的排卵功能和发育，那么会对生育产生影响，这时就需要手术切除肿瘤，待身体完全康复后再可以怀孕。

宫颈糜烂

宫颈糜烂即为"宫颈柱状上皮异位"，为女性常见的生理现象，分为轻、中、重三度。当女性出现轻、中度的宫颈糜烂，但无不良症状时则无需治疗；但重度宫颈糜烂会改变阴道的正常环境，影响精子与卵子结合，从而影响受孕机会，所以，建议重度宫颈糜烂的女性计划怀孕时，需要到正规医院接受专业医生的诊断和治疗。

宫颈糜烂时对胎儿没有太大影响，只是在孕期有可能发生少量阴道出血或白带内有血丝，特别是在性生活后容易发生。临产时，子宫口开大，宫颈糜烂面出血的可能性增大。宫颈糜烂的孕妈妈，孕期一般不需特殊处理。不过，孕早期初次产检时发现糜烂较严重的，应做宫颈的防癌涂片，排除肿瘤病变可能。

上次怀孕是葡萄胎

葡萄胎这个名称听起来似乎很可怕，但其实不然，患有葡萄胎的女性不必过于惊慌，早期通过血HCG（人绒毛促性腺激素）及B超检查是可以诊断的。患者应遵从医生治疗方案，尽快地清除葡萄胎。通常情况下清除葡萄胎的手术与人工流产差不多，即用负压吸引器将葡萄胎吸出宫外。

葡萄胎手术后，应定期做尿妊娠试验或查血 HCG，直至检查结果呈阴性或达正常水平为止；之后，每月或每两个月进行一次复查；半年后，每 6 个月测定一次，共随诊两年。随诊期间应严格避孕，避孕方法以男性避孕套最佳，至少术后两年方可再怀孕。

上次怀孕是宫外孕

异位妊娠是指受精卵在宫腔以外的地方着床发育，俗称宫外孕。宫外孕着床部位有所不同，其中最常见的是输卵管妊娠，约占宫外孕的 95% 左右。宫外孕未被及时发现时，有可能会造成腹腔内大出血、晕厥等危及生命的风险。

宫外孕一般通过手术治疗，可能造成患病一侧输卵管无法保留，在另一侧输卵管又有病变的情况下，再次怀孕的几率就大大降低。如果双侧输卵管缺失或阻塞，可以借助辅助生殖技术再次怀孕。对于如卵巢妊娠、腹腔妊娠、宫角妊娠等类型的宫外孕情况，则手术后完全可以再怀孕。

宫外孕术后，至少半年内要采取避孕措施，待身体逐渐恢复后，才能正常怀孕。如在身体虚弱的情况下再次怀孕，对妈妈和宝宝都会带来危险。

习惯性流产

习惯性流产是指连续两次及两次以上的自然流产，每次流产多发生于同一妊娠月份。导致习惯性流产的因素有很多，如染色体异常、免疫功能异常、黄体功能不足、甲状腺疾病、子宫畸形或发育不良、宫颈内口松弛等。

如果是不明原因的反复流产，夫妻双方均应到医院做全面体检，向医生提供尽可能详尽的家族史以及生活、工作环境等情况，找出流产的原因以对症治疗。一旦查出习惯性流产的原因，应严格遵照医嘱，以防再次流产。对于流产病因不明的女性，应敏感对待月经延期、基础体温不降等疑似怀孕的情况，及时到医院就诊。同时，采取卧床休息，补充维生素，停止性生活等利于胎儿存活的措施。

甲肝

甲肝是由甲型肝炎病毒（HAV）引起的传染病，主要通过粪－口途径传播，潜伏期为 14~45 天，主要表现为发热、厌食、腹泻、乏力、肝功能

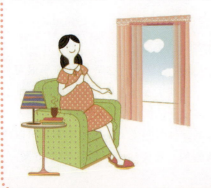

异常等,伴有黄疸,小便呈茶色等表现。

甲肝一般不会发展为慢性肝炎,治愈后肝功能能够恢复正常,所以不但不影响女性怀孕,也不会影响护理新生儿及母乳喂养。

女性在甲肝急性发作期最好不要怀孕,以免加重肝炎病情,使肝脏损害更为严重,或者因用药以及其它因素影响胎儿健康。如果孕早期患有甲肝,建议在孕3个月内做人工流产;孕晚期合并甲肝时,需加强对肝脏保护,密切观察肝功能变化。

乙肝

乙肝表面抗原HBsAg(又称澳抗)阳性,是确诊感染乙肝病毒的标志。如果澳抗单项阳性,肝功检查正常,又无肝炎症状及体征,即为乙肝病毒携带者;如果澳抗阳性,伴有肝功能异常,可确诊为乙肝。乙肝分为"大三阳"和"小三阳"。"大三阳"传染性极强,需要及时进行抗病毒治疗。"小三阳"为慢性无症状乙肝病毒携带者,传播性相对较弱,对他人威胁也较小。如果丈夫或者家庭成员患有乙肝的女性,孕前一定要查乙肝抗原抗体状态,对无抗体者可注射乙肝疫苗,以免自身感染乙肝病毒,继而传染给胎儿。

肝功能不正常的女性不宜怀孕,如果在肝功能正常的情况下,"大三阳"和"小三阳"也可以怀孕。但在怀孕期间要定期进行肝功能检查并在医生指导监护下度过孕期和分娩,还要特别注意饮食与营养均衡,忌食刺激性食物,严禁饮酒,以免对孕妇自身肝脏造成损害,殃及胎儿发育。

表面抗原(HBsAg)	表面抗体(抗-HBs)	e抗原(HBeAg)	e抗体(抗-HBe)	核心抗体(抗-HBc)	
+	—	+	—	+	有较强传染性(大三阳)
+	—	—	+	+	有传染性(小三阳)
+	—	—	—	+	有传染性,较弱
—	+	—	—	+	既往有感染,现好转
—	+	—	—	—	既往有感染,已获得免疫或注射乙肝疫苗后免疫成功

("+"表示为阳性,"—"表示为阴性)

孕期疾病与异常

孕期感冒

进入孕期的妈妈们，免疫力相比之下会降低，被病毒入侵的几率也会增加，包括流感病毒，如果孕妈妈在这一时期感冒，病毒可能直接透过胎盘进入胎儿体内，影响胎宝宝的正常发育。而如果感冒病情严重需要用药，还有可能增加用药对胎宝宝产生不良影响的风险。所以，孕期要预防感冒的发生。

孕妈妈应当注意天气变化，穿适宜的衣服，夏天也不要过于贪凉，冬天注意保暖；

如果孕妈妈患了感冒后，若仅仅是轻度感冒，打喷嚏、流涕及轻度咳嗽，可不用药，注意休息，多喝开水，经历过感冒病程后就能自行痊愈。

孕妈妈如果感冒病情严重，且伴有发热，则应当及时到医院就诊，在医生的指导下对症治疗。千万不能自行服药，以免用药不对症或药物对胎宝宝的生长发育有影响。

贫血

由于怀孕期间血容量的增加，且血浆增加多于红细胞增加，血液呈稀释的状态，又称为"生理性贫血"。贫血在怀孕期间对孕妈妈、胎宝宝均可以造成一定的危害，而缺铁性贫血是最常见的。

缺铁性贫血往往是因为怀孕期间对铁的需要量增加而造成的。出现贫血的孕妈妈要补充铁剂和去除导致缺铁性贫血的原因。轻度贫血的孕妈妈一般无明显症状，或只有皮肤、口唇黏膜和睑结膜稍苍白，孕妈妈可以通过吃含铁丰富的食物进行补铁治疗。重者可出现乏力、头晕、心悸、气短、皮肤黏膜苍白、口腔炎等症状，此时孕妈妈需要在医生指导下口服补铁药物，硫酸亚铁0.3克，同时口服维生素C 0.1克，每日3次。如果贫血严重，还可考虑通过输血等来补充血色素，纠正贫血。

特发性血小板减少性紫癜

特发性血小板减少性紫癜是一种常见的自身免疫性血小板减少性疾病。主要表现为皮肤黏膜出血、月经过多，严重者可致内脏出血，甚至颅内出血而引起生命危险。还可能引起胎宝宝、新生儿的血小板减少。

特发性血小板减少性紫癜的孕妈妈不必终止妊娠，可以继续怀孕，只有当严重血小板减少未获缓解者，在怀孕初期就需要用肾上腺皮质激素治疗者，可考虑终止妊娠。怀孕期间的治疗原则是孕妈妈要在医生指导下规律用药，用药时会尽可能地减少对胎宝宝的不利影响。患此病的孕妈妈在分娩时原则上以阴道分娩为主，而在血小板 $< 50 \times 10^9/L$，有出血倾向时，则需要行剖宫产术结束分娩。

妊娠期高血压疾病

妊娠期高血压疾病是妊娠期特有的疾病。多数患妊娠期高血压疾病的孕妈妈在孕期出现一过性高血压、蛋白尿症状，分娩以后即随之消失。当孕妈妈为初产妇、年龄过小或大于35岁、多胎妊娠、合并慢性高血压、肾炎、糖尿病、妊娠期高血压病史及家族史等情况时，均易出现此病。其可能引起胎盘功能下降、胎儿生长受限、胎儿窘迫，严重时可能危及孕妈妈和胎宝宝的生命。

妊娠期高血压疾病常表现为血压增高（$\geq 140/90mmHg$），体重异常增加，水肿等。严重时可能出现头痛、视力改变、上腹不适等，24小时尿蛋白 ≥ 0.3 克，则表示已为子痫前期。如为单纯性的血压增高，孕妈妈可以休息、间断吸氧、高蛋白、热量饮食等调整。若已为子痫前期，孕妈妈必须住院进行镇静、解痉、降压等治疗，密切监测孕妈妈和胎宝宝的状态，适时终止妊娠。

妊娠期高血压病妈妈在产后24小时至10日内仍然应该严密关注血压情况。怀孕前就患有慢性高血压病的妈妈，应根据产后血压情况，在医生的建议下，继续服用降血压药。对于怀孕前没有高血压，而只是在妊娠20周以后发生高血压的妈妈，一般产后血压会很快恢复正常，不需要药物维持。但是，这些新妈妈一定要随访至产后3个月。

妊娠剧吐

大多数孕妈妈在停经6周左右出现畏寒、头晕、流涎、乏力、嗜睡、食欲缺乏、喜食酸物、厌恶油腻、恶心、晨起呕吐等症状，称为早孕反应，多在停经12周左右自行消失。而少数孕妈妈早孕反应严重，频繁恶心呕吐，不能进食，以致发生体液失衡及新陈代谢障碍，甚至危及孕妈妈生命，称为妊娠剧吐。可能与孕妈妈怀孕后精神过度紧张、焦急、忧虑及生活环境和经济状况较差等有关。

妊娠剧吐的孕妈妈可能会因为营养的缺乏，影响胎宝宝的正常发育，严重时危及孕妈妈和胎宝宝生命。所以，出现妊娠剧吐的孕妈妈千万不要以为只是"害喜"，过几天就会好了而小看此病，如果出现频繁恶心呕吐不能进食，应及时去医院进行止吐、纠正电解质紊乱、补液等治疗。另外，如果经治疗后病情不见好转，则需要考虑终止妊娠，以免危及孕妈妈生命。

反流性食道炎

反流性食管炎是由胃、十二指肠内容物反流入食管引起的食管炎症性病变。这种疾病比较顽固,但病情轻的时候仅仅表现为上腹疼痛、不适等消化不良的症状。如果症状明显,则会出现反酸、烧心、反流物质直接到咽部或嘴里。

由于胎宝宝不断长大,孕妈妈腹腔内压力逐渐增加,胃部受到挤压后胃内压力也随之增加,胃肠蠕动减慢,食物在胃内停留时间延长,当超过食管内压时就容易出现反流。所以,孕妈妈应该从生活习惯上适当改变,以适应胎宝宝增长带来的消化道功能的变化。

(1)饮食上少食多餐,每次不要吃得太饱;

(2)避免吃高脂肪、巧克力、咖啡、刺激性食品等;

(3)饭后不要立即躺下,饭后散步是最佳的活动方式,同时还可增加胃动力。至少稍微活动30分钟后才可以卧床休息;

(4)睡觉前不宜进食,睡觉时适当抬高床头。夜间反流严重影响病人睡眠。

总之,反流性食管炎虽然是一种良性疾病,但孕妈妈出现反酸、烧心等症状,经改变生活习惯不能缓解时,需要去医院就诊,并向医生表明你有孕在身,积极配合医生给予的治疗方案,缓解不适引起的进食减少、睡眠不佳等情况,以免影响胎宝宝的生长发育。

急性阑尾炎

急性阑尾炎是孕妈妈最常见的外科疾病。怀孕各期均有可能发生,但在怀孕前6个月最为常见。分娩期及产褥期较少见。

孕早期时,孕妈妈出现急性阑尾炎,常常有转移性的右下腹痛及消化道症状,包括恶心、呕吐、食欲缺乏、便秘和腹泻,还可伴有体温增高。孕中晚期时,则没有明显的转移性右下腹痛,腹痛和压痛的位置逐渐上升。当阑尾穿孔,致体温明显增高时,对孕妈妈和胎宝宝的健康造成一定的威胁,因此,如果孕妈妈出现以上症状,尤其孕前有慢性阑尾炎的孕妈妈一定要及时到医院就诊,尽快明确诊治。

怀孕期间的急性阑尾炎不主张保守治疗。一旦确诊,则应在医生建议下保护胎宝宝的同时,积极抗感染、配合手术治疗。

疝气

孕前有疝气的女性在怀孕后应尽量避免可使腹压增加的活动,注意多休息,少活动;平时多吃蔬菜水果,以保持大便通畅。因为一旦便秘,很可能排便时腹压增大导致疝气脱出。此外,不要受凉感冒,因为感冒引起的剧烈咳嗽，可能导致腹腔压力升高引起疝气发作。另外，随着孕周的增加、子宫的增大，孕中、晚期引起疝气嵌顿，出现肠梗阻、肠坏死、腹部剧痛等危险会降低。

合并疝气的女性应该在怀孕前去医院就诊，及时治疗，尽量减少孕期的复发。如果孕妈妈孕前未进行治疗，怀孕后则必须注意日常生活习惯等情况，并及时到医院就诊，听从医生的建议，尽量减少疝气的复发及避免合并症的发生。

妊娠期糖尿病

怀孕期间的糖尿病有两种情况，一种为怀孕前已有糖尿病存在，称为糖尿病合并妊娠；另一种为怀孕前糖代谢正常或有潜在糖耐量减退，怀孕期间才出现或发现的糖尿病，又称为妊娠期糖尿病。妊娠合并糖尿病对孕妈妈和胎宝宝的影响程度一般取决于糖尿病病情及血糖控制水平。可能引起流产、早产、感染、羊水过多、巨大儿，还有可能致胎儿畸形的风险，宝宝出生后发生新生儿低血糖的几率也增加。

一般有糖尿病家族史、年龄＞30岁、肥胖、巨大儿分娩史、无原因反复流产史、死胎、死产、足月新生儿呼吸窘迫综合征儿分娩史、胎儿畸形史等的孕妈妈患糖尿病的风险会更高一些。患有糖尿病的孕妈妈常有多饮、多食、多尿，或外阴阴道假丝酵母菌感染反复发作等表现。孕妈妈应通过合理控制饮食、适量运动等方式控制血糖，如果血糖控制不佳，应在医生的指导下加用注射胰岛素治疗，有效控制血糖的稳定。

妊娠期糖尿病的孕妈妈可以自然分娩，但当合并巨大胎儿、胎盘功能不良、胎位异常等情况时为了孕妈妈和胎宝宝的安全，则需要行剖宫产术。无论什么方式分娩，胎盘排出后，新妈妈体内抗胰岛素物质迅速减少，仅少数患者仍需胰岛素治疗，并根据产后空腹血糖值调整用量。妊娠期糖尿病的妈妈一定要在产后42天时进行复查葡萄糖耐量（OGTT）试验，以决定进一步的治疗，并鼓励纯母乳喂养6个月，有利于血糖控制。

泌尿系统感染

由于女性本身的生理构造，尿道短，开口又紧邻阴道口和肛门，很容易引起泌尿系统感染。而怀孕后，受孕激素影响，泌尿系统的平滑肌张力降低。输尿管也会轻度扩张，输尿管增粗及蠕动减弱，致使尿流缓慢，膨大的子宫压迫膀胱和输尿管，这些都会造成尿流不畅和尿潴留。增加泌尿系感染的几率。

孕妈妈平时需要格外注意，千万不要憋尿，因为憋尿时间长，会使细菌加快繁殖，炎症加剧。孕妈妈还应该注意每天用温水清洗外阴，勤换内裤，选用棉质、通透性好的内裤。如果孕妈妈出现了泌尿系感染，轻度感染时孕妈妈可以多喝水、多排尿，观察一两天，如果症状缓解或者消失，就可以不用药；但如果没有好转，就要尽快到医院治疗，在医生的指导下用药治疗，以免自行服药对胎宝宝造成不必要的伤害。

阴道炎

育龄女性常见的阴道炎包括滴虫阴道炎、外阴阴道假丝酵母菌病（旧称的霉菌性阴道炎）、细菌性阴道炎这三种。而孕期常见的为外阴阴道假丝酵母菌病。

怀孕时期，由于激素水平的变化、免疫力降低等多种因素，阴道组织内糖原增加，酸度增高，有利于假丝酵母菌生长，很容易在孕妈妈的阴道分泌物中培养出白假丝酵母菌。多数孕妈妈无明显症状，部分孕妈妈有阴道分泌物增多、外阴瘙痒伴疼痛和红肿，给予阴道内放置克霉唑栓，但禁止口服唑类药物。

而外阴阴道假丝酵母菌病如果不及时治疗，若经阴道分娩，胎宝宝可能被感染，皮肤上会出现红斑疹，脐带上出现黄色针尖样斑，还可能会出现鹅口疮和臀红。对此，孕妈妈应当听从医生的建议合理用药，将对胎宝宝的影响降到最低。

宫外孕

正常情况下，精子与卵子在输卵管结合生成受精卵后，会举家搬迁到子宫腔，然后逐步分化发育。但是，由于输卵管炎、输卵管发育不全等各种原因，它们在搬家过程中没到达目的地，在宫腔以外的就停留下来安营扎寨，这就是宫外孕，以停留在输卵管的宫外孕居多。

宫外孕本身难以发育成胎儿，且对母体的危险性很大，所以对宫外孕的早发现早诊断早治疗格外重要。发生宫外孕时，一般都可通过药物保守治疗或手术治疗来处理，因此，孕妈妈万一被诊断为宫外孕，也不要过于担心。当少数输卵管妊娠发生自然流产或被吸收，症状较轻无需手术或药物治疗时，可以通过严密检测，观察身体恢复的情况。

一旦有停经出血或伴腹痛，应及时就诊，超声检查可以诊断80%未破裂的宫外孕。

妊娠合并子宫肌瘤

一提到瘤，很多人闻之变色，不过子宫肌瘤不是想象中的那样恐怖，它是女性生殖器最常见的良性肿瘤，多发于生育年龄，因此孕妈妈患子宫肌瘤并非罕见。患上子宫肌瘤多数没有明显的症状，只是在体检时偶然发现。肌瘤对于孕妈妈及胎宝宝的影响与肌瘤大小及生长部位有关。如果怀孕期间子宫肌瘤发生了红色样变,会出现剧烈的腹痛伴恶心呕吐、发热,检查发现肌瘤迅速增大,压痛明显。采用保守治疗通常能缓解。妊娠合并子宫肌瘤多数能自然分娩,但产后出血的风险会增大。如果肌瘤的位置及大小可能阻碍胎宝宝下降应进行剖宫产。

宫颈机能不全(宫颈内口松弛)

宫颈内口松弛即指子宫颈内口的紧张度变得松弛,呈相对扩张的状态。往往由于先天性发育异常、多次分娩、人工流产手术或者刮宫等造成。

宫颈内口松弛常常发生在妊娠中期。女性怀孕后,随着胎宝宝的长大、羊水增多、宫腔内压力增加,羊膜囊经宫颈内口突出,宫颈管则会逐渐缩短、扩张。孕妈妈常常无自觉症状,一旦胎膜破裂,胎宝宝则随之娩出,造成晚期流产。

对于反复晚期流产或早产的女性,应警惕有无宫颈口松弛的问题。可以在孕前检查时告知医生,通过宫颈扩张实验诊断。如果存在此症,可于孕14~16周时进行宫颈内口环扎术,术后要按医嘱定期随诊,提前住院,在分娩发生前拆除缝线,等待分娩。

先兆流产

先兆流产是指孕妈妈在怀孕28周前就先出现少量阴道流血,血多为暗红色或血性白带,但是没有妊娠物排出。紧接着,先兆流产的孕妈妈会出现阵发性下腹痛或腰背痛。孕妈妈经休息和治疗后症状消失,还可以继续妊娠。但如果阴道流血量增多或下腹痛加剧,可能发展成无法避免的流产。

引起先兆流产的原因很多,如孕妈妈在孕早期暴露在放射线下、感染病毒、服用不良药物、接触有害物质、过度疲劳、受到撞击,还有胚胎因素、免疫功能异常等都有可能引起先兆流产。怀孕前3个月属于不稳定期,胎盘功能尚未完整,卵巢功能也不完全,黄体素因而分泌不足。孕妈妈们注意这一时期的预防非常重要。

若孕妈妈出现先兆流产症状,应及时到医院就诊,在医生指导下卧床休息,禁止性生活。如果B超发现胚胎发育不良,表明流产不可避免,应该终止妊娠。这段时间,要注意先兆流产的孕妈妈的心理状态,尽量保持情绪稳定,增强信心。但对于医生建议终止妊娠的,也不要盲目保胎,毕竟,生一个身体不健康甚至残缺的宝宝对一个家庭的打击是巨大的。

阴部湿疹

由于孕妈妈在孕期的特殊变化,阴道上皮细胞糖原升高,阴道酸性增强,利于外阴阴道假丝酵母菌的迅速繁殖,患有阴道炎和外阴炎的几率增加,进而引起阴部湿疹。还有一种过敏性炎症皮肤病的外阴湿疹,往往有具体的过敏原，当过敏性体质的孕妈妈处于过度疲劳或精神紧张等状态时，其皮肤对各种刺激因子易感性增高，进而引发湿疹。

阴部湿疹一般表现为局部灼热、剧烈痒感，外阴弥漫性潮红，至糜烂有渗出液。皮肤很可能因为抓挠导致破损或感染。甚至还有可能因阴道炎症分泌物增多而出现排尿痛。

当孕妈妈出现以上情况时，不可随便用药，需在医生明确诊断后指导用药，以防对宝宝产生不良影响。孕妈妈在平时生活中应该注意保持外阴清洁、干燥，格外注意在公共场所时的个人卫生，同时准爸爸也应该检查是否有滴虫及霉菌，避免性交传染的可能。对于过敏性炎症的外阴湿疹，尽量查明过敏原，避免接触。另外，养成规律的生活节奏、保持愉悦的精神，劳逸结合也是降低此病发生几率的有效途径。

早产

怀孕满28周至不足37孕周之间（196～258天）的分娩者称为早产。早产无论对于孕妈妈还是胎宝宝来说，都是一种有形或无形的伤害。当孕妈妈腹部直接受到撞击或创伤出现胎膜早破、下生殖道及泌尿道感染、宫颈内口松弛等极易造成早产。如果孕妈妈生活节奏紧张、压力过大；或合并急性或慢性疾病或有妊娠高血压疾病、或前置胎盘、胎盘早期剥离、羊水过多或过少、多胎妊娠等情况，都容易造成早产。

早产前孕妈妈一般会有不规则的宫缩，常伴少许阴道流血或血性分泌物，以后可发展为规律宫缩，直至分娩。早产是可以预防的，孕妈妈在孕期做到定期产前检查，注意孕期卫生、积极治疗泌尿道感染，孕晚期节制性生活，以免胎膜早破；宫颈内口松弛的孕妈妈，在怀孕14～16周行宫颈内口环扎术。尽可能地减少早产的发生。

过期妊娠

十月怀胎，全家人都期盼着一朝分娩，不过，并非所有孕妈妈都是正好在预产期分娩的。如果孕妈妈平时月经周期规则，怀孕达到或超过42周（≥294天）还没有分娩，就称为过期妊娠了。过期妊娠可能与雌、孕激素比例失调、头盆不称、胎儿畸形及遗传因素有关。

过期妊娠可能出现胎儿窘迫、胎宝宝颅骨钙化不易变形、巨大儿、胎粪吸入综合征、头盆不称、产程延长等，增加了剖宫产的几率及产妇产伤的风险。

孕妈妈孕期应多了解孕产期保健知识，正确认识过期妊娠的危害性，如果产检有自然分娩的条件，待41周还无临产征兆的孕妈妈应及时到医院产检，适当时间结束分娩，尽量避免过期妊娠的发生。

多胎妊娠

孕妈妈在宫腔内同时有两个或两个以上胎儿时被称为多胎妊娠。家族中有多胎史者，多胎妊娠的发生率明显上升。另外，随着促排卵药和辅助生殖技术广泛开展，多胎妊娠发生率也明显增高。

女性在确定怀孕后需进一步经B超确认是否为多胎妊娠，确定后应该定期进行产前检查，加强营养，补充足够的蛋白质、维生素、铁剂、叶酸、钙剂等，预防贫血和妊娠期高血压疾病。孕晚期避免过度劳累，30周后应多卧床休息，可以增加胎宝宝们的体重，减少早产和围产儿死亡的几率。若确诊为联体儿时，怀孕26周前应进行引产术。

多胎妊娠的孕妈妈多能经阴道分娩，但如果合并胎位异常、脐带脱垂、胎盘早剥、前置胎盘等则需要进行剖宫产术。

胎膜早破

胎膜具有保持羊水及保护胎宝宝的功能。胎膜在临产前破裂，羊水经阴道流出，称为胎膜早破。胎膜早破可能由生殖道病原微生物上行性感染，双胎妊娠、羊水过多及孕晚期性交引起的羊膜腔压力增高，胎膜受力不均，缺乏维生素C、锌及铜而导致胎膜抗张能力下降，宫颈内口松弛等引起。胎膜早破可引起早产、脐带脱垂及母儿感染。

孕妈妈如果突感较多液体从阴道流出时不要惊慌，应该即刻头低臀高位平卧在床上送往医院诊治及待产，防止脐带脱垂、宫腔感染。

孕妈妈可以通过改变一下生活方式来减少胎膜早破的发生，例如：怀孕后期尽量减少或避免性生活，以防突然腹压增加。积极预防与治疗下生殖道感染及牙周炎。补充足够的维生素、钙、锌及铜等营养素。宫颈内口松弛的孕妈妈，应于怀孕14~16周行宫颈环扎术并卧床休息。

脐带脱垂

脐带是联系胎宝宝与孕妈妈之间的纽带，发挥着孕妈妈和胎宝宝之间进行气体交换、营养物质供应和代谢产物排出等重要的通道作用，人们称之为"宝宝的生命通道"。通常情况下，孕足月的脐带长为30~70厘米之间。异常胎先露、胎膜早破、头盆不称、脐带过长都是造成脐带脱垂的重要原因。另外，如果是双胞胎以及羊水过多时，脐带就可能会脱出于胎先露部下方经宫颈进入阴道内，甚至直接露出外阴部。

脐带脱垂属于产科的急症之一，会大大增加孕妈妈手术分娩的几率，对胎宝宝的危害极大。脐带脱垂出来可能会致使胎心率异常。如果胎宝宝的脐带压在胎先露部和骨盆之间，还会引起胎儿缺氧，胎心率改变，甚至完全消失，威胁宝宝的生命。

孕妈妈必须做好产前检查，加强产程观察和严密听取胎心音，以便发现情况可以及时应对。对临产后胎头浮动或臀位临产的孕妈妈，应卧床休息，检查要轻柔，避免早破水。

胎儿宫内感染

子宫是一座孕育生命的宫殿，而里面的主人就是正在发育的宝宝。按道理来说，子宫里对胎宝宝来说是最安全的，但也有诱发感染的因素。

胎膜早破是引起生殖道下段细菌上行性感染的最常见原因，且与胎膜破裂的时间密切相关。怀孕晚期的性行为也可能诱发宫内感染。另外，患有阴道炎、宫颈炎的孕妈妈，虽然胎膜完整，但较脆弱，细菌很可能渗入胎膜，形成感染。若胎膜破裂时间延长，此期间如果反复进行阴道或肛门检查也有诱发宫内感染的危险。贫血、营养不良、慢性疾病均可使孕妈妈的抵抗力低下，易于发生感染。因此，孕妈妈在孕期要加强营养，适当运动，提高自身免疫力，另外还要注意预防胎膜早破、泌尿系感染等疾病的发生。

羊水过多

正是因为有了羊水，宝宝才能在妈妈肚子里游来游去，但羊水绝非越多越好。妊娠晚期羊水量约为1000毫升，在妊娠任何时期内羊水量超过2000毫升者，称为羊水过多。部分羊水过多可能与胎宝宝神经系统和消化道畸形有关，多胎妊娠、母儿血型不合、孕妈妈患有糖尿病、重度贫血时也容易发生羊水过多。

孕妈妈可能出现子宫明显大于怀孕月份。常在产前检查时通过B超发现。羊水过多时易增加妊娠期高血压疾病、胎膜早破、脐带脱垂、胎儿窘迫、早产等的发生率。羊水过多合并严重胎儿畸形，一经确诊，可考虑终止妊娠；合并非复杂畸形者，应进一步产前诊断及咨询。羊水过多合并胎宝宝正常，孕周小于37周、胎肺不成熟者，注意休息，低盐饮食，必要时给予镇静剂，应尽量延长孕周。

羊水过少

怀孕晚期，羊水量少于300毫升者称为羊水过少。孕妈妈羊水过少主要与羊水产生减少或羊水吸收、外漏增加有关。可能为胎宝宝泌尿系统畸形、过期妊娠、胎儿生长受限、妊娠期高血压疾病等引起少尿或无尿；可能为羊膜本身病变、胎膜早破引起羊水外漏、孕妈妈脱水、血容量不足导致羊水过少。

羊水过少时，孕妈妈一般无明显临床症状。常常在产前检查时通过B超发现。如果出现羊水过少合并胎儿畸形，一经确诊，应及早终止妊娠；

羊水过少合并胎宝宝正常时，如果怀孕足月，应该终止妊娠。如果未足月时，胎肺不成熟，应通过增加羊水量期待治疗。医生会根据孕妈妈的具体情况进行诊治。

胎儿生长受限

胎宝宝想在孕妈妈腹中自由生长，但偶尔也会天不遂人愿，可能受到孕妈妈营养供应、胎盘转运和胎儿遗传潜能等各种不利因素的影响，未能达到其潜在所应有的生长速率，称为胎儿生长受限。这样的胎宝宝足月出生体重＜2500克。

胎儿生长受限的特点为新生儿身长、体重、头径均小于该孕龄正常值，外表有营养不良的表现。对胎宝宝来说可能存在代谢不良，新生儿的生长与智力发育常常受到影响。

对产检时医生怀疑胎儿生长受限的孕妈妈来说，尽可能找出致病原因，排除胎儿先天畸形，必要时脐血穿刺行染色体核型分析。孕妈妈卧床休息，均衡膳食，吸氧，左侧卧位改善子宫胎盘血液循环，治疗越早，效果越好，孕32周前开始疗效佳，孕36周后疗效差。分娩时如果胎宝宝情况良好，胎盘功能正常，胎宝宝成熟，羊水量及胎位正常，可经阴道分娩；若胎宝宝病情危重，产道条件欠佳，阴道分娩对胎宝宝不利，均应行剖宫产术结束分娩。

胎儿宫内窘迫

平安度过孕早中期，临近分娩，孕妈妈认为胎宝宝在宫内一定是很安全的了，其实孕妈妈不要掉以轻心。有许多原因会导致胎宝宝在孕妈妈宫内有急性或慢性缺氧危及其健康和生命的综合症状，医学上称为胎儿窘迫。

胎儿宫内窘迫时孕妈妈常能感受到的表现为胎动频繁，继而减弱及次数减少，进而消失。入院后胎儿电子监护可见异常，胎心基线大于160次/分，或低于120次/分持续10分钟以上。或者出现频繁胎心减速。入院后一般会让孕妈妈左侧卧位，定时吸氧，如果胎心恢复正常且孕周小，尽量保守治疗以期延长胎龄，同时促胎肺成熟，争取胎宝宝成熟后终止妊娠。

因此，孕妈妈要牢固掌握数胎动的方法，孕晚期每天都要数胎动，如有胎动明显频繁或者减少，亦或孕妈妈发现胎动停止，乳房胀感消失等症状时应及时去医院接受检查，如果经检查发现子宫不再继续增大，体重下降，胎心消失则可考虑有死胎的可能。

胎盘早剥

怀孕20周以后或分娩期正常位置的胎盘在胎儿娩出前部分或全部从子宫壁剥离，称为胎盘早剥。这是妊娠晚期严重的并发症之一，甚至危及孕妈妈和胎宝宝的生命。当孕妈妈患有严重高血压、外力直接撞击或挤压腹部、破水后宫腔压力骤减、高龄妊娠等都可增加胎盘早剥的发生率。

孕妈妈一般表现为持续性腹痛、可能伴有少量阴道流血，严重时，可能会先恶心、呕吐、面色苍白、四肢湿冷、血压下降等休克症状。孕妈妈出现持续性腹痛应及时去医院，及早诊治，积极治疗，严重时，需及时终止妊娠。尽量减少母婴风险。

孕妈妈应在孕期或分娩期做适量活动，避免长时间的仰卧，避免腹部外伤；定期产检，及早发现妊娠期高血压疾病、慢性高血压、肾脏疾病等在医生指导下积极治疗以控制病情。

前置胎盘

怀孕28周后，胎盘附着于子宫的下段，甚至胎盘下缘达到或覆盖宫颈内口，其位置低于胎先露部，这就是前置胎盘。前置胎盘是妊娠晚期严重的并发症之一，可能引起产后出血、产褥感染、早产甚至危及胎宝宝的生命。高龄初产妇、多次人流、瘢痕子宫、经产妇及多产妇、吸烟或吸毒的孕妈妈患此病的几率较高。

患有前置胎盘的孕妈妈典型的症状是在孕晚期或临产时，发生无诱因、无痛性发的反复阴道流血。出现阴道流血应及时就医。明确诊断后，通过抑制宫缩、止血、纠正贫血和预防感染来积极治疗，减少母婴风险。

孕妈妈应做好预防措施，在生活方式上应戒烟、戒毒、避免被动吸烟；避免做高龄初产妇；避免多产、多次刮宫或引产，预防感染，减少子宫内膜损伤和子宫内膜炎的发生；初产妇剖宫产应慎重选择，以便降低怀孕后前置胎盘的发生率。

分娩时异常

难产

异常分娩又称为难产，也就是母亲的生产过程进展异常缓慢，不能顺利地把孩子生下来。影响分娩的主要因素为产力、产道、胎儿及精神心理因素，这些因素在分娩过程中相互影响，任何一个或一个以上的因素发生异常以及四个因素间相互不能适应，而使分娩进展受到阻碍，称异常分娩。引起异常分娩的原因见为骨盆畸形和狭窄、宫缩乏力、胎位异常，孕妈妈在产程中恐惧与精神极度紧张的时候也会出现。故产妇在孕期的检查能提前排除产道和胎宝宝的异常，而孕期对怀孕知识的学习，则能让你更好地面对分娩，减少精神因素引起的难产。当出现异常分娩的时候，产妇不必过于紧张，医生会仔细分析，及时给予处理，以保障母儿安全。

产力异常

产力是分娩的动力，产力中以子宫收缩力为主，子宫收缩力贯穿于分娩的全过程。在分娩过程中，如果出现头盆不称或胎位异常、产妇恐惧或精神过度紧张、内分泌失调等都可能引起产力异常。产力异常可能引起产程延长、产妇休息不好、进食少、精神与体力消耗，出现肠胀气、排尿困难等，对胎宝宝的产伤几率增加，并且容易致胎宝宝缺氧。

孕妈妈应该在孕期接受产前教育，以便解除分娩时不必要的思想顾虑和恐惧心理，增强孕妈妈对分娩的信心，分娩时与医生积极配合，减少产力异常的可能。

产道异常

产道异常一般包括骨产道异常及软产道异常，临床上以骨产道异常多见。产道异常可以导致产程延长或停滞、产后形成生殖道瘘、胎膜早破以及手术助产增加感染机会，也可能出现脐带脱垂，导致胎儿窘迫，危及胎宝宝生命。

分娩的过程中，骨盆是个不变的因素，医生在估计分娩难易时，骨盆是首先考虑的一个重要因素。孕妈妈在怀孕期间定期产检，控制体重增重非常重要，孕期最后一个月医生会检查骨盆，估计胎儿体重，评估有无头盆不称，及早地做出诊断，为孕妈妈提供适当的分娩方式。

胎位异常

胎位异常包括胎头位置异常、臀先露及肩先露，是造成难产常见的因素。并非所有的头位都为正常胎位。在产程中头位根据胎宝宝先露点的不同，可以分为持续性枕后位、枕横位、高直位、面先露等都为头位异常胎方位。此时分娩均可能引起产程延长、会阴裂伤、手术助产，胎儿窘迫、新生儿损伤等情况。

胎宝宝的位置并非一成不变的，一般随着产程的进展，医生会通过不断的检查来判断。当产妇在分娩过程中被医生告知胎位异常时，需要积极配合医生的指挥或建议，而不要因为产程的延长或分娩方式的改变而引起精神烦躁、拒绝分娩方式的改变等情况。

羊水栓塞

羊水栓塞指的是在分娩过程中羊水突然进入产妇血循环后引起的急性肺栓塞，过敏性休克，弥散性血管内凝血、肾功能衰竭或猝死的严重分娩并发症。往往发病急、病情重，危及母子生命。子宫收缩过强、急产、羊膜腔压力高是羊水栓塞发生的主要原因。

产妇开始时出现烦躁不安、寒战、

恶心、呕吐、气急等先兆症状；继而出现呛咳、呼吸困难、心率加快、四肢厥冷、血压下降等，严重者出现休克。羊水栓塞很罕见，但其死亡率特别高，故应尽力预防其发生。对分娩时宫缩过强，医生会及时根据情况给予抑制宫缩、改变分娩方式等正确处理。而对于产妇来说，在临产中如果出现烦躁不安、寒战、胸闷等症状时，应及时告知医护人员，尽早治疗。

产后出血

产妇在胎宝宝娩出后24小时内失血量超过500毫升，称为产后出血，是分娩期严重的并发症之一。导致产后出血原因有产妇过度紧张、对分娩恐惧；宫缩乏力、产程延长、胎盘滞留、产道裂伤、凝血功能障碍等原因。出血过多的情况下，产妇可能会出现休克等相应症状。

产妇应该重视孕期的保健，按照医生要求定期做产前检查，控制自身及胎宝宝体重，避免巨大儿的出现；患有妊娠期高血压疾病、血液病、肝炎等疾病的产妇，应提前入院待产，并及时告知医生既往病情；分娩后阴道出血较多时产妇精神不要过于紧张，尽量保持安静，并积极配合医生治疗。如果分娩出院后新妈妈阴道出血量一旦多于月经量，应该立即不断地用力按摩子宫底部，促进子宫收缩，减缓出血，并且送往医院。

产后疾病与异常

产后恶露异常

产后随着子宫蜕膜脱落，含有血液、坏死蜕膜等组织经阴道排出，称为恶露。一般分为色鲜红、量多、持续3~4天的血性恶露，色淡红、持续10天左右的浆液性恶露，以及色泽较白、持续3周干净的白色恶露。

正常的恶露有血腥味，但无臭味，持续4~6周。产后妈妈应观察恶露数量、颜色及气味，若子宫复旧不全，恶露增多、色红且持续时间延长时，应及时到医院就诊，医生会根据病情给予子宫收缩剂，促进子宫复旧。如果新妈妈发现恶露有腐臭味且有子宫压痛，可能出现宫内感染，也应即刻到医院诊治，及时给予抗生素控制感染治疗。

新妈妈分娩后要加强营养，适当活动，提高免疫力；另外要每天清洗外阴、注意个人卫生，以免引起阴道炎、宫内感染等疾病。

子宫复旧不全

产褥期变化最大的是子宫。胎盘娩出后的子宫逐渐恢复至未孕状态的过程称子宫复旧，主要的变化是宫体肌纤维缩复和子宫内膜再生。子宫于产后6周恢复到正常非孕期大小。

通过子宫底下降的程度和恶露情况可以估计子宫复旧的好坏。胎盘或胎膜部分残留在宫腔、子宫严重后倾、子宫蜕膜脱落不全、子宫内膜炎影响恶露排出，引起宫缩不良等，均可导致子宫复旧不全。有些新妈妈表现为恶露淋漓不断，血性分泌物持续近一个月，有臭味，还伴腰酸、下腹痛；或者在产后42天复查时，子宫还未恢复正常大小，有压痛，宫颈口松弛未闭。

预防子宫复旧不全的方法：新妈妈正常分娩后24小时下地活动，及早开始做产褥操；注意产褥期卫生，保持外阴清洁，预防感染；纯母乳喂养，促进子宫收缩；及时排尿，避免尿潴留，引起宫缩乏力；休息时侧卧位，利于恶露的排出；新妈妈出现复旧不全征象时，及时就医，在医生指导下对症用药，可服用中药方剂生化汤等。

晚期产后出血

分娩24小时后，在产褥期内发生的子宫大量出血，称晚期产后出血。一般产后1~2周最常见。常因胎盘、胎膜残留，子宫复旧不全，剖宫产术后子宫伤口裂开等引起。表现为持续或间断的少量或中等量的阴道流血，也可能出现急聚的大量流血，同时有血凝块排出。产妇多还伴有寒战、低热，且常因失血过多导致严重贫血或失血性休克。

如果发现产后出血，要找准病因，积极的抗炎、输血，促进子宫收缩，对于非胎盘胎膜残留所致的大部分产后出血是有效的，对于反复出现大量的产后出血，特别是剖宫产术后者，应考虑有子宫切口裂开、感染可能性，应及时行子宫次全切除术。而对于因胎盘残留所致出血，则须清出宫内组织，因产褥期子宫大而软，易致子宫穿孔，最好在B超引导下行清宫术。产后妈妈应适量运动，促进子宫复旧。

产后贫血

贫血是孕产期比较常见的合并症，新妈妈的体质弱、妊娠期间的贫血症状没有及时改善往往是导致产后贫血的重要因素，另外分娩时失血过多、营养不良也是产后贫血的原因。多表现为全身无力、心慌、胸闷、头晕、眼花等症状。

产后贫血根据其症状又有轻度、中度、重度之分。轻度贫血一般以食疗为佳，多吃一些红肉（猪、牛、羊肉）、菌类、动物血、肝、蛋类、绿色蔬菜、贝类等富含铁质的食物。中度贫血除了在饮食上加强铁的摄入外，还应在医生指导下口服铁剂、维生素C等。

如果出现重度贫血,新妈妈则应住院并接受输血治疗,尽快恢复血色素。

预防产后贫血的措施应该从孕期开始,加强营养,鼓励进食含铁丰富的食物,产检时定期检测血常规,尤其在怀孕后期应重复检查。怀孕4个月起可常规补充铁剂。

子宫脱垂

子宫从正常位置沿阴道下降,子宫颈外口达坐骨棘水平以下,甚至子宫全部脱出于阴道口外,称为子宫脱垂。分娩损伤是导致子宫脱垂最主要的病因。在分娩过程中,特别是经阴道手术助产或第二产程延长者,盆底肌、筋膜和子宫韧带均过度伸展,张力降低,甚至出现撕裂。在产褥期的产妇产后过早使用束腹带、产后重体力劳动、剧烈运动、久蹲等也可能导致发生子宫脱垂。多次分娩也会增加盆底组织受损机会。

子宫脱垂的主要症状是阴道有肿物脱出、下坠感或腰酸背痛、大小便异常、白带增多等。新妈妈应从平时生活中做起,预防子宫脱垂的发生。晚婚晚育,防止生育过多、过密;孕期多运动,有助于顺利分娩,减少分娩时产伤;在月经期、孕期、产褥期和哺乳期不要从事重体力的劳动,特别是产后要注意休息利于恢复;积极治疗慢性咳嗽、习惯性便秘;提倡新妈妈做产后保健操,促进身体的恢复。

急性乳腺炎

急性乳腺炎是指乳腺组织的急性化脓性感染。新妈妈由于乳头皲裂,乳腺导管开口阻塞,常引起乳汁淤积多见。一般在产后6周内发病,开始时乳房肿胀、疼痛、皮肤不红或微红,随着病情加重,局部硬结渐增大,疼痛加剧,伴发热,严重时可转化为脓肿,病后会影响新妈妈乳汁分泌而造成无乳。乳腺炎感染就会疼,早期容易发现,应该引起新妈妈的重视。

新妈妈要注重乳房保健,预防急性乳腺炎的发生:哺乳期时,在早期按摩和吸乳是避免乳腺导管阻塞的关键;保持乳头清洁,定时哺乳;每次应尽可能将乳汁排空;不让宝宝含乳头睡觉,哺乳后用胸罩将乳房托起;保持清淡的饮食和愉悦的心情。如果发生急性乳腺炎的新妈妈应及时到医院就诊,在医生指导下用药抗感染治疗。

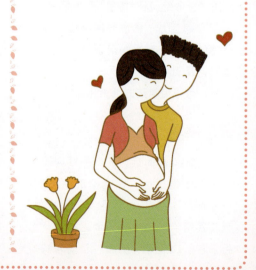

产褥感染

产褥感染是指分娩及产褥期生殖道受病原体侵袭，引起局部或全身感染。引起产褥感染的诱因有新妈妈体质虚弱、营养不良、孕期贫血、妊娠晚期性生活、胎膜早破、羊膜腔感染、慢性疾病、产科手术操作、产程延长、产前产后出血过多等。产褥感染的新妈妈主要表现为发热、疼痛、异常恶露。

会阴伤口或腹部切口感染的，及时行切开引流术。在未确定病原体前，根据临床表现选用广谱高效抗生素。子宫严重感染，经积极治疗无效，炎症继续扩展，出现不能控制的出血、败血症或脓毒血症时，应及时行子宫切除术，清除感染源。

预防产褥感染应在临产前2个月避免性生活及盆浴，加强营养并补充足够维生素，增强全身抵抗力。及时治疗外阴阴道炎及宫颈炎等慢性疾病和并发症。避免胎膜早破、滞产、产道损伤与产后出血。

产后发热

产后发热并不都属于产褥感染。通常情况下，产后体温多数在正常范围内。如果产妇产程延长致过度疲劳时体温可以在产后最初24小时内略有升高，但一般不超过38摄氏度。产后3~4天，乳汁开始产生的最初24小时乳房血管、淋巴管极度充盈，乳房胀大，可有37.8~39摄氏度的发热，称为泌乳热，一般持续4~16小时，随着乳房过度充盈得到改善，体温即下降，不属病态。

如果分娩24小时到产后10天，有两次体温≥38摄氏度，间隔4小时以上，称为产褥热。引起产后发热的原因有可能为：伤口感染、盆腔感染等生殖道感染，呼吸道感染，乳胀、急性乳腺炎等乳房炎症，泌尿道感染以及产后中暑。新妈妈出现发热症状后，要及时咨询医生，对症用药，不能任意停药，或自行服用退烧药。发热时注意充分休息、多喝水，补足体内水分。产后发热还可以坚持母乳喂养，以防止乳房的肿胀，继发乳腺炎。

产褥中暑

在产褥期，新妈妈因高温环境使体内余热不能及时散发，引起中枢性体温调节功能障碍的急性热病，就是产褥中暑。这是因为当外界气温超过35度时，机体靠汗液蒸发散热，而汗液蒸发需要空气流通，但一些新妈妈及家属仍然保留旧风俗习惯怕"受风"，没有开窗通风，严重影响新妈妈散热，导致中暑。

产褥中暑常表现为高热、水电解质紊乱，循环衰竭和神经系统功能损害等。出现产褥中暑时，应立即改变高温和不通风环境，迅速降温。并及时纠正水、电解质紊乱以及酸中毒。

预防产褥中暑，可以先把新妈妈移到另一个地方再开窗通风。不要直接吹风。新妈妈穿衣适度，衣着应该宽大透气，有利于散热，多补充水分，避免中暑。

产后血栓性静脉炎

血栓性静脉炎包括血栓性浅静脉炎及深部血栓形成。常先有静脉内血栓形成以后，发生静脉对血栓的炎性反应。产后血栓性静脉炎是产后少见的一种并发症，与妊娠及产褥期妈妈身体特有的生理变化有关。此时期的新妈妈血液处于高凝状态，如果出现某些妊娠合并症或并发症，或者在产褥期长期卧床，都有可能诱发产后血栓性静脉炎。患病妈妈常出现下腹痛伴发热、下肢肿胀疼痛、下肢酸痛、活动受限等症状。治疗时需要进行抗凝及溶栓。抬高患肢、局部热敷理疗促进静脉回流。

新妈妈可在产后经常运动下肢或按摩下肢，预防血栓形成，在活动中收缩挤压深部静脉，使静脉血流加快。但如果已经有血栓形成，不可剧烈运动或按摩，以防止血栓脱落，造成重要器官的栓塞。

产后精神障碍

初为人母，新妈妈的角色发生重大改变。从以前受宠的女儿、老婆，开始要体验养育宝宝的辛苦，生活状态也会发生巨大改变，压力可想而知。因此，一些新妈妈如有潜在的抑郁、躁狂、精神分裂和情感分裂或曾有抑郁病史时，可能会出现心情烦躁、情绪低落、焦虑或者抑郁等，患上产后精神障碍。

产后精神障碍多表现为：一个新生命出现改变生活规律和角色的不知所措；因疲乏、虚弱，或担心伤口愈合不好，过度依赖于他人的照顾；因为地方习俗和文化影响，而对部分食物忌口或不出门不运动；宝宝性别与期望不一致，或者全家中心转移到宝宝身上的失望心理。

这时，家人和亲人要多给予关爱，共同营造温馨和睦的家庭氛围；新妈妈也应该怀有一种宽容和感恩之心；适当的情绪表达和分享快乐，改变自身的形象、做一些放松训练、自我调整都是必不可少的方法。

产后抑郁症

产后抑郁症是指产妇在产褥期内出现抑郁症状，是产褥期精神综合征中最常见的一种类型。通常在产后2周出现易激惹、恐怖、焦虑、沮丧和对自身及婴儿健康过度担忧等症状，常失去生活自理及照料宝宝的能力，有时还会陷入错乱或嗜睡状态。

产褥期抑郁症的发生，受社会因素、心理因素及妊娠因素的影响，因此，加强对孕妇的精神关怀，学习有关妊娠、分娩尝试，减轻孕妈妈对妊娠、分娩的紧张、恐惧心情。万一出现产后抑郁症，要及时就医，通过心理咨询，解除致病的心理因素。在医生的指导下服用抗抑郁症药物进行治疗。

另外，产后抑郁症绝非新妈妈独有，新爸爸也需要预防。有的新爸爸在刚刚迎接新生命后，会出现烦躁易怒、精神紧张、容易疲惫等情况，同样也需要注意。新爸爸们也要懂得诉说沟通，排解不良情绪，同时千万不可忽视向他人寻求帮助。

"妈妈腕"——手腕狭窄性肌腱滑囊炎

"妈妈腕"又称为手腕狭窄性肌腱滑囊炎，多因抱孩子、拎重物、长期重复一种手部动作等引起的肌腱活动太频繁，或超负荷的力量、不正确的使用姿势，导致肌腱受伤，从而产生周围滑液囊发炎。新妈妈常因单手抱孩子而出现此病。常表现为大拇指近手腕部疼痛造成大拇指或手腕活动不便，患者在做抓、握、拧、捏等动作时，会引发或加剧腕部的疼痛，做家务常常使不上劲，疼痛有时像神经痛一样，会往上延伸至手臂，往下延伸至大拇指末端，严重时会影响睡眠。

预防"妈妈腕"的方法就是减少每天抱宝宝的次数及时间；改变单手抱宝宝的姿势，不过分依赖手腕的力量；让手腕多休息，避免拿重物或长时间过度使用手腕。如果患了"妈妈腕"，不可压迫患部；避免手腕、手指的活动及用力；按摩患处时，不可用力过猛。"妈妈腕"严重时可选择药物治疗、物理治疗或手术治疗。

痔疮

痔疮是直肠肛管的痔静脉丛发生曲张形成的静脉团块。在怀孕期间，增大的子宫会压迫下腔静脉，使痔静脉淤血扩张，容易形成痔疮，亦或加重原有的痔疮。而当产妇分娩时用力屏气，也会加重痔疮。分娩后，由于会阴伤口疼痛、便秘或痔疮疼痛，新妈妈不敢用力大便，且分娩后多卧位，活动量少，腹壁松弛，又容易发生便秘，可直接引起痔疮，或加重已发生的痔疮。因此怀孕分娩后会使痔疮加重。

预防便秘可以预防痔疮加重，因此新妈妈产后要多吃富含纤维的食物和蔬菜，如玉米面、红薯、芹菜、油菜、香蕉、苹果等，清晨喝一杯含盐淡温开水或蜂蜜水，增加散步、体操等活动，也可增强肠蠕动，促进排便；每天蹲厕的时间不要过长，养成每日排便的良好习惯。对于有外痔的新妈妈来说，可以用局部温热水坐浴或 50% 硫酸镁湿热敷，用痔疮膏后，再用手轻轻按摩回纳，把痔核推入肛门中；粪便过于干燥的新妈妈，可在医生的指导下口服乳果糖（杜蜜克），软化大便。切忌不可使用强烈泻药如蓖麻油、番泻叶等。

席汉综合征

席汉综合征是产后的一种垂体功能低下的病症。较常见于产后大出血，特别伴有休克时引发。主要临床表现为闭经、消瘦、怕冷、乏力、性欲减退、毛发脱落，第二性征及生殖器官萎缩，产后乳汁分泌减少或无乳汁；低血压、低血糖、低基础代谢症状。

席汉综合征是可以预防的疾病，做好围产期保健工作，预防产后大出血及防治休克是预防本病的正确措施。一旦发生产后大出血时医生会输血等及时补充血容量，纠正休克，缩短缺血时间，使垂体前叶缺血坏死的风险得以减少。另外出现席汉综合征后，新妈妈应该加强营养，食用高热量、高蛋白、多维生素饮食；积极纠正贫血；还应在医生指导下进行内分泌药物治疗，补充其功能不足。对年轻的女性为了防止性器官萎缩可用人工周期治疗。

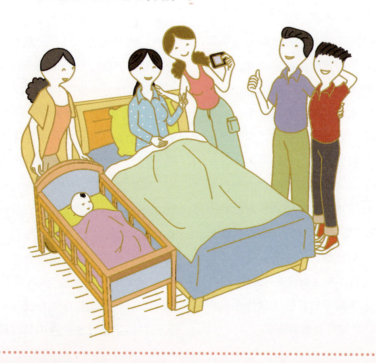

第三章 用药指南

由于药物可以通过胎盘到达胎宝宝体内，不适当的药物有危及母婴健康的危险，所以，非病情必需的情况下，医生一般不主张孕、产期妈妈用药，尤其是避免在药物致畸最敏感的孕早期用药。

有些孕、产期妈妈担心用药影响宝宝的健康，在身体重病的情况下仍然讳忌就医，拒绝任何药物，这种做法可能会延误病情，照样有殃及宝宝的危险，是不可取的。因为当孕、产期妈妈原本就存在疾病，或者突发急症时，如果不及时治疗，疾病对胎宝宝的影响会大于药物的危险。

为了宝宝的健康，当孕期及哺乳期妈妈身体出现异常情况需要用药或治疗时，应及时到医院就诊，并与医生说明自己已经怀孕或者正在哺乳期，在医生的指导下，按时、按量用药。

为了宝宝的健康，特殊时期用药更加需要小心谨慎：

1. 不随意使用非处方药物，身体不适到医院就诊，在医生指导下用药；
2. 咨询医生药物可能出现的不良反应；
3. 取药时，核对医嘱与药物名称是否一致；
4. 仔细阅读药物说明书，查看有无"孕期或哺乳期禁用、忌用或慎用"字样；
5. 读懂药物说明书，严格遵循服用时间、服用方法及储存温度等要求；
6. 用药后如有严重的不良反应，应及时向医生说明，以确定停药或是继续服用；
7. 同类药物不可私自换服；
8. 注意药品有效期；
9. 可按药品名称、饭前、饭后服用时间等做下标记并装入小药盒，以备在上班或外出时服用；
10. 可使用手机闹钟功能，提醒自己按时服药。

孕前用药

口服避孕药

口服避孕药是常见的药物类避孕方法，一般是由雌激素和孕激素配伍而成，通过抑制排卵、阻碍受精、阻碍着床等原理，使精子和卵子无法结合形成受精卵，从而达到避孕的目的。

如果计划怀孕的女性则应提前停服避孕药。口服短效避孕药的目前研究表明，停药后即可准备怀孕，对宝宝是不会有影响的。

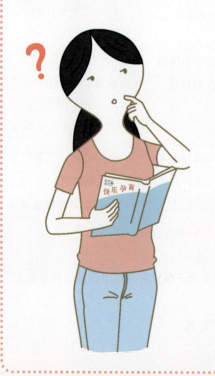

口服长效避孕药的女性计划怀孕时，应先停止服用避孕药，改用避孕套等措施并持续6个月时间，以避免发生停药后不久即怀孕的情况。这样不仅可以降低药物致畸的风险，也可以减少孕妈妈因服药怀孕而产生的精神负担。

准爸爸服药

通常情况下，大多数药物对男性的生育影响不大。所以，与女性相比较，男性孕前服用药物对下一代健康的影响也要小很多。

尽管如此，准爸爸服药时仍可能会影响到一小部分精子。有极少数药物能够通过血睾屏障进入睾丸，它们可随睾丸产生的精液进入准妈妈的阴道，经阴道粘膜吸收后而进入血液循环，从而发生致畸或是胎儿低体重的风险。

为了孕育一个健康的小宝宝，计划怀孕的准爸爸在用药方面也需要注意，尽量做到在妻子怀孕之前不使用药物。必需用药时，应做好孕前咨询。

孕期用药

孕妈妈用药有分级

虽然,孕妈妈服用的药物会通过胎盘达到胎宝宝体内,但并不意味着孕妈妈服用的任何药物都会对胎宝宝有伤害。美国药物与食品管理局根据药物对孕妈妈的益处和胎宝宝的风险将其分为5类(A、B、C、D、X、)。

A类:对照研究显示无害,已证实此类药物对胎宝宝是安全的,没有不良影响。

B类:对人类无危害依据。未证实对胎宝宝有害或尚无充分研究。

C类:不能排除危害性。人类缺乏对照研究,用药对孕妈妈的益处大于对胎宝宝的危害时,可选用。

D类:对胎宝宝有害,但对孕妈妈的益处超过对胎宝宝的危害时,方可选用。

X类:妊娠期禁用。对胎宝宝的危害程度超过对孕妈妈的益处。

中草药也是药

很多家庭认为中草药大都取自于草本植物,没有什么副作用,所以,找来各种各样的中药偏方为孕妈妈安胎养身,岂不知,这种观念是错误的,因为中草药也是药,孕、产期妈妈用药需在医生指导下进行不仅针对西药而言,当然也包括中草药。

就拿人参来说,人们通常认为人参是可以补气的药材,但孕妈妈过度的进补则可能引起口干舌躁、便秘等情况。有些中草药对于孕、产妇的毒副作用并不为常人所知,所以,中草药的使用也需要在专业的中医药剂师指导下进行,以免误服之后,引起肠胃不适、过敏、烦躁不安等症状。

孕期就医、用药指南

如果孕妈妈遇到身体不适时,应及时到医院就诊,需要使用药物时,应在医生指导下进行。每次产前检查时,孕妈妈应与医生主动说明自己正在服用的药物名称及服用剂量。孕期就医、用药的指导原则如下:

(1)选择正规医疗保健机构就医,有病不要"扛";

(2)治疗遵医嘱,不要滥用药;

(3)保健品不能替代药物;

(4)多种保健品一起服用,容易引起营养素摄入过量;

(5)能用一种药物,就应尽量避

免多种药物联合服用；

（6）疗效比较肯定的药物，优于毒副作用尚不明了的新药；

（7）能用小剂量药物，则应避免使用大剂量；

（8）如病情需要在孕早期应用确认对胎儿有害的致畸药物，则应终止妊娠。

不同孕期，药物对宝宝的影响

药物对宝宝的影响，在不同的孕周是不一样的。例如，受精后2周内的着床时期，受精卵还在输卵管腔或宫腔运行中，与母体没有直接的接触，所以，药物的影响非常轻微。而从着床后到第12周，也就是常说的孕早期，则是药物致畸的敏感期，此时孕妈妈用药，药物毒性则能干扰胚胎、胎儿组织细胞的正常分化，如果此时发育中的胚胎受到药物毒性影响，都可能造成胎儿某一部位的组织或器官畸形。从孕第12周直至分娩，也就是孕中、晚期，胎儿的各器官已初步形成，药物的致畸性明显降低，但药物对于未分化完全的器官，如生殖系统、神经系统等还可能产生影响。

所以，诸如甲氨蝶呤、链霉素、乙烯雌酚等已经证实具有致畸作用的药物在孕早期已被禁用。

孕妈妈慎用阿司匹林

阿司匹林是一种解热镇痛药，常用于治感冒、发热、头痛、牙痛、关节痛等疾病，它还能抑制血小板聚集，用于预防和治疗缺血性心脏病、血栓的形成。但是，研究发现，阿司匹林对孕妇人群的安全性却值得怀疑。

阿司匹林容易通过胎盘影响胎儿，如果孕妈妈在孕早期应用时，可能会导致胎宝宝神经系统、内脏或骨骼的发育不全，并有导致胎儿肺动脉高压等心肺并发症的风险。孕妈妈在孕晚期应用时，有减少血小板凝聚力，使新生儿容易发生出血、黄疸、头颅血肿、紫斑便血等症状的风险。所以，孕妈妈病情必须用时，应遵医嘱，小剂量应用，并做好监护。

孕期发热用药

发热是身体发出的警示信号，是人体免疫细胞和外来病菌抗争一种积极反应。发热一般分为低热和高热，当体温低于38.5℃时为低热，高于38.5℃时则为高热。

孕期过程中，无论发生低热还是高热都应引起重视。低热时，孕妈妈不必太紧张，需要及时找出病因，对症治疗。如是感冒引起的低热，孕妈妈通常表现为头痛、低热、咳嗽、疲劳无力、肌肉酸痛、食欲不振等，如果没有出现高热,对宝宝的影响不大。这时,孕妈妈可以多喝开水,服用维生素C、姜梨水或者感冒冲剂,充分休息,一般发汗后能很快自愈。

如果孕妈妈体温在38℃左右,精神情况良好且没有明显的不适症状时,可以采用湿毛巾冷敷、酒精或者温水擦浴等物理方法降温。如果采用了物理降温的方法仍然不能退热,且体温高于38.5℃时,则要及时到医院就诊,在医生指导下使用退热针剂、药物或是给予抗生素治疗。

发热容易使人体水分蒸发、盐分丢失、热量消耗,所以孕妈妈应多多饮水,这样不仅利于将体内代谢物和毒素排出,也可以及时补充身体丢失的水分。

产后用药

产后用药注意事项

尽管哺乳期的妈妈用药时,大多数药物在乳汁中的含量很少,然而为了尽量减小药物带来的潜在危险,仍应当注意以下事项:

(1)不要自行用药;

(2)在医生指导下使用药物,剂量及时限要遵从医嘱;

(3)可采用先哺乳后服药,再次哺乳延时(4小时)的方法,以减少乳汁中的药物含量;

(4)服用哺乳期不宜使用的药物时,应暂停哺乳;

(5)口服含有雌激素的避孕药不适合哺乳期服用,可能会减少乳汁的分泌。

哺乳期不宜使用的药物

(1)中药炒麦芽、花椒、芒硝等,西药左旋多巴、麦角新碱、雌激素、维生素B_6、阿托品类和利尿药物等。这些药有减少乳汁分泌,起到回奶的作用,所以,哺乳期中不可轻易服用;

(2)一些抗生素类药物,在极个别情况下可引起母乳喂养儿过敏反应。四环素和强力霉素,这两种药都是脂溶性药物,易进入乳汁。特别是长期服用四环素可使乳儿牙齿受损,甚至出现永久性的牙齿发黄等;氨基比林及含氨基比林的药物,如去痛片、安痛定等,能很快进入乳汁;硫酸阿托品、硫酸庆大霉素、硫酸链霉素等药物,在乳汁中浓度比较高,有可能使宝宝听力受损；灭滴灵，为广谱抗菌药，口服后虽然对乳儿的损害尚未定论，但仍主张慎重使用；

（3）磺胺类药物，如磺胺甲噁唑、磺胺异噁唑、磺胺嘧啶、磺胺甲基异恶唑、磺胺脒、丙磺舒、甲氧苄氨嘧啶、制菌磺、双嘧啶片、复方新诺明等，存在诱发幼儿发生溶血性贫血的风险，哺乳期不宜长期、大量使用此类药，尤其是长效磺胺制剂，更应限制；

（4）异烟肼（雷米封），对乳儿尚无肯定的不良作用，但由于抗结核药需长期使用，是可以母乳喂养的。但需监测婴儿的生长发育和异常表现；

（5）如哺乳母亲患有恶性肿瘤，需放、化疗，应停止哺乳，因抗癌药物可随乳汁进入乳儿体内，引起骨髓抑制，出现颗粒性白血球减少的可能；

（6）抗甲状腺药物甲基硫氧嘧啶，可通过母乳抑制乳儿的甲状腺功能。口服硫脲嘧啶，有导致乳儿甲状腺肿和颗粒性白细胞缺乏症的风险。甲亢妈妈产后首选甲巯咪唑，每日30毫克是安全的。二线药为甲基硫氧嘧啶，每日300毫克是安全的；

（7）抗病毒药金刚烷胺，哺乳母亲服此药后，可能会致婴儿呕吐、皮疹和尿潴留；

（8）口服含雌激素的避孕药可抑制乳汁分泌，故不建议乳母服用。但可服含孕激素的避孕药。

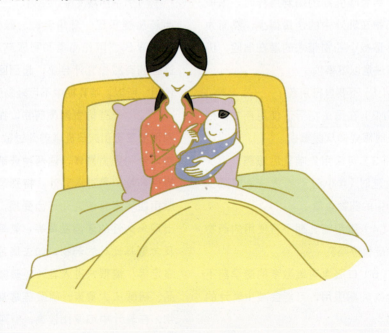

第四章 孕期运动

孕期瑜伽的好处

- 增强体力和肌肉张力
- 增强身体的平衡感
- 提高肌肉的柔韧度和灵活度
- 改善睡眠
- 缓解紧张和焦虑情绪

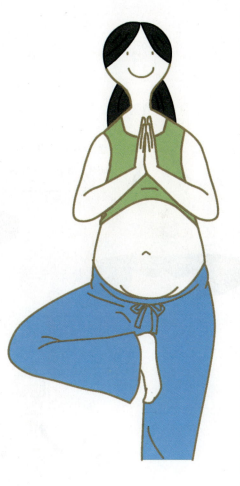

孕期瑜伽的注意事项

初学者应该在专业教练指导下练习,熟练掌握要领后,可以在家练习,但孕妈妈要注意安全。

练习时,一般在饭后 1~2 小时后再进行,每次 30~40 分钟或以运动后不感觉疲劳为宜。做操前应排空大小便。

做运动时要以动作适度为原则,不要勉强自己。

温馨提示:

1. 孕妈妈做练习时,应穿着宽松的衣裤,不宜穿裙装。
2. 一旦有任何不适或感觉异常,请孕妇立即停止练习,必要时就医。

颈肩部练习

颈肩部练习可以缓解孕妈妈颈、肩部紧张，消除疲劳感，有效地恢复精力。

● 难度指数：★☆☆　　● 练习次数：4～6次/周

温馨提示 保持脊柱直立。

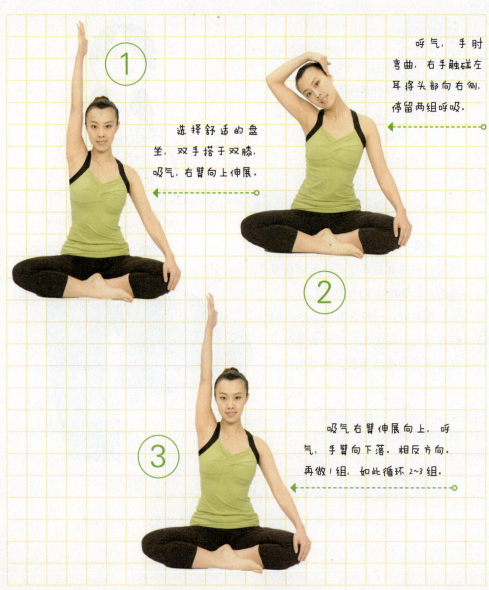

① 选择舒适的盘坐，双手搭于双膝，吸气，右臂向上伸展。

② 呼气，手肘弯曲，右手触碰左耳将头部向右侧，停留两组呼吸。

③ 吸气右臂伸展向上，呼气，手臂向下落，相反方向，再做1组，如此循环2~3组。

孕中期练习

腿部练习

腿部练习可以增强股二头肌的肌肉力量，拉伸腓肠肌，促进腿部血液循环，防止孕期下肢水肿。

● 难度指数：★☆☆　　● 练习次数：3~5次/周

温馨提示　不要塌腰，注意肘关节不要锁死，做好支撑。

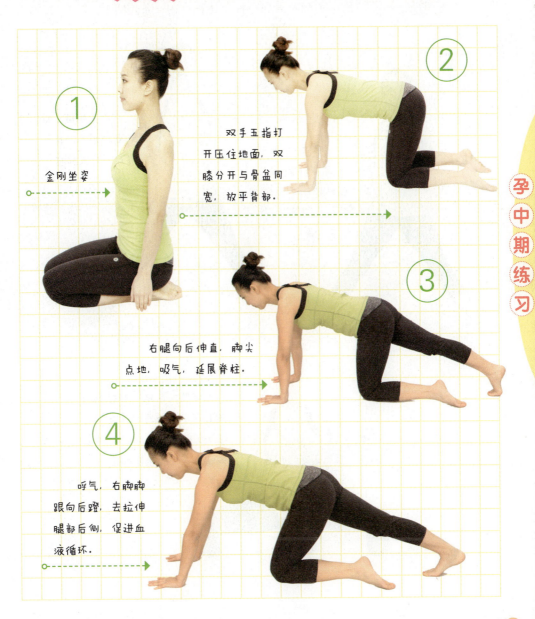

1. 金刚坐姿

2. 双手五指打开压住地面，双膝分开与骨盆同宽，放平背部。

3. 右腿向后伸直，脚尖点地，吸气，延展脊柱。

4. 呼气，右脚脚跟向后蹬，去拉伸腿部后侧，促进血液循环。

孕中期练习

开髋练习

为达到顺利自然分娩,孕期要做开髋的运动,增加髋部的灵活度,为分娩做好准备。这个练习可以加强股四头肌肌肉力量,收紧臀大肌,调整骨盆过度倾斜,帮助打开骨盆,利于分娩时胎头下降,缩短产程,延展脊柱缓解腰背部压力,减轻腰骶部疼痛,缓解颈椎压力。

● 难度指数:★★☆　　● 练习次数:3~5 次/周

温馨提示 下蹲时臀部不要向后推,让脊柱在一条直线上。

孕中期练习

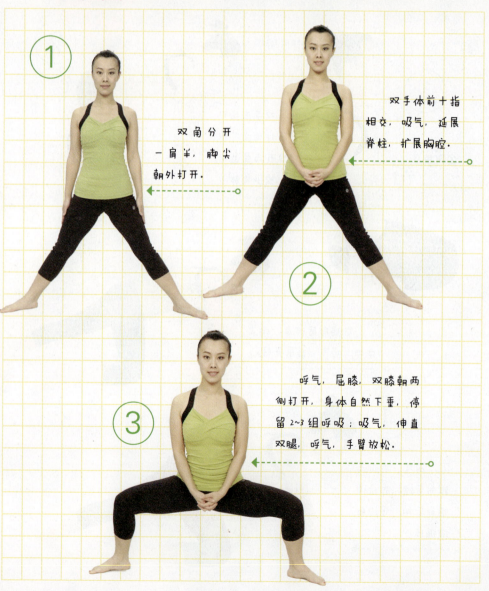

① 双脚分开一肩半,脚尖朝外打开。

② 双手体前十指相交,吸气,延展脊柱,扩展胸腔。

③ 呼气,屈膝,双膝朝两侧打开,身体自然下垂,停留2~3组呼吸;吸气,伸直双腿,呼气,手臂放松。

扭转练习

扭转练习可以延展脊柱，加强腹壁前侧及侧腰肌肉力量，并增加腹壁弹性，在孕期可有效防止妊娠纹的出现，为分娩时的产力应用提早储备能量。放松臀大肌，扩展胸腔，增强心肺功能。

- 难度指数：★☆☆
- 练习次数：4~8 次/周

温馨提示 要保持脊柱在一条直线上，配合呼吸。

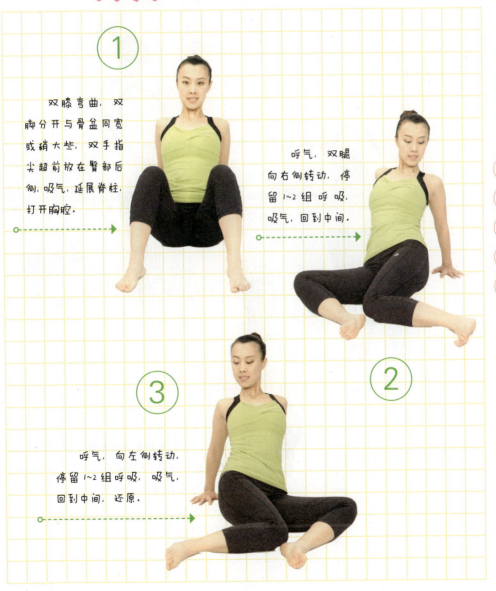

1. 双膝弯曲，双脚分开与骨盆同宽或稍大些，双手指尖超前放在臀部后侧，吸气，延展脊柱，打开胸腔。

2. 呼气，双腿向右侧转动，停留1~2组呼吸，吸气，回到中间。

3. 呼气，向左侧转动，停留1~2组呼吸，吸气，回到中间，还原。

孕中期练习

平衡练习

孕期平衡的练习不可缺少,平衡可以保护孕妈妈的自身安全,避免子宫增大带给身体的不平衡感。

● 难度指数:★★☆　　● 练习次数:2~4 次/周

温馨提示 让注意力集中,找到平衡,再慢慢向后扭转。

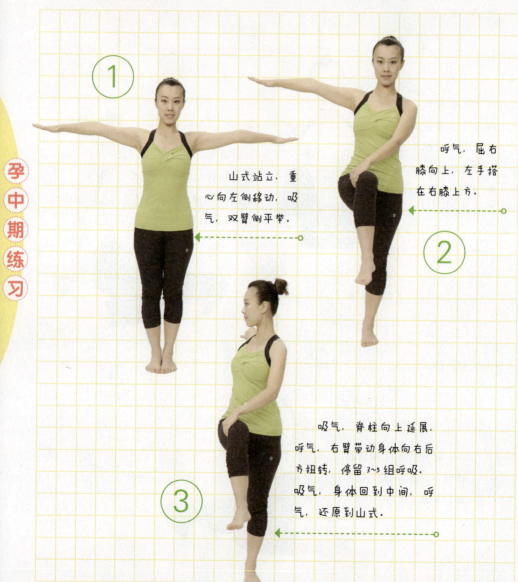

孕中期练习

① 山式站立,重心向左侧移动,吸气,双臂侧平举。

② 呼气,屈右膝向上,左手搭在右膝上方。

③ 吸气,脊柱向上延展,呼气,右臂带动身体向右后方扭转,停留3~5组呼吸。吸气,身体回到中间,呼气,还原到山式。

提肛kegel练习

提肛运动又称会阴收缩运动，即有节律地收缩和放松盆底肌肉。此项练习可以加强盆底会阴和肛门肌肉的力量、增加会阴弹性，有助于阴道分娩，还可以预防产后子宫脱垂和尿失禁，改善产后性生活质量。

● 难度指数：★☆☆　　● 练习次数：8~10次/周

温馨提示 根据自我感觉，最大限度地收缩再放松，此项练习也适用于孕晚期和产后。

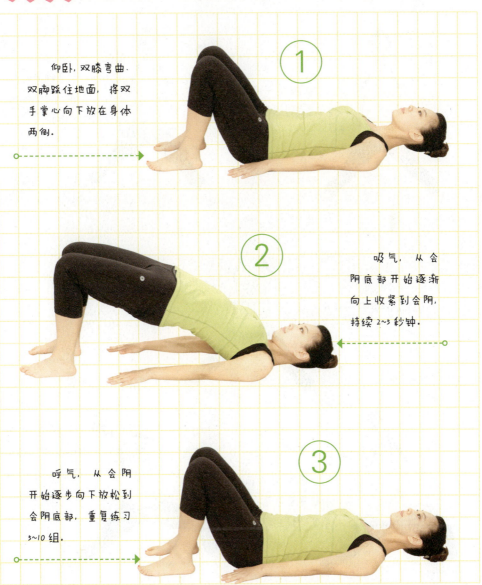

① 仰卧，双膝弯曲，双脚踩住地面，将双手掌心向下放在身体两侧。

② 吸气，从会阴底部开始逐渐向上收紧到会阴，持续2~5秒钟。

③ 呼气，从会阴开始逐步向下放松到会阴底部，重复练习5~10组。

孕中期练习

增加侧腰弹性的练习

增加侧腰弹性的练习可以保持身体平衡,加强肱二头肌、肱三头肌、三角肌力量,预防和减轻上肢水肿,稳定骨盆,防止骨盆倾斜,减轻增大的子宫对骨盆的压力,加强股四头肌肌肉力量。经常锻炼会加强分娩时大腿的肌肉力量,从而顺利分娩,并有效缓解及预防上肢水肿,增加侧腰弹性,防止子宫增大产生妊娠纹,增强心肺功能。

● 难度指数:★★★　　● 练习次数:2~3 次/周

温馨提示　膝盖不超过脚尖,保持脊柱的直立去做侧腰的伸展。

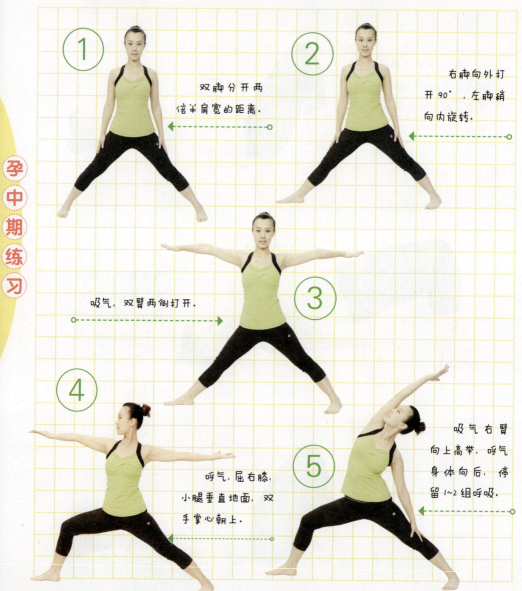

1. 双脚分开两倍半肩宽的距离。
2. 右脚向外打开90°,左脚稍向内旋转。
3. 吸气,双臂两侧打开。
4. 呼气,屈右膝,小腿垂直地面,双手掌心朝上。
5. 吸气右臂向上高举,呼气身体向后,停留1~2组呼吸。

孕中期练习

缓解腰骶部压力、疼痛的练习

缓解腰骶部压力、疼痛的练习可以预防缓解坐骨神经痛，长时间的练习有助于分娩时很好地打开髋关节，利于胎头下降。

● 难度指数：★☆☆　　● 练习次数：5~8 次/周

温馨提示 不要含胸，以免挤压到宝宝，尽量放松髋关节，均匀呼吸。

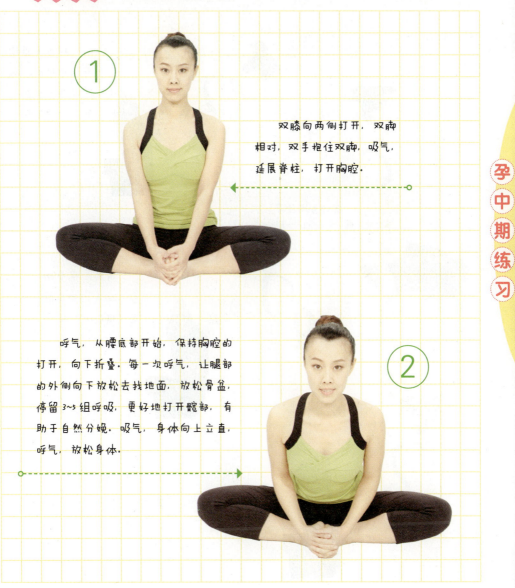

1. 双膝向两侧打开，双脚相对，双手抱住双脚，吸气，延展脊柱，打开胸腔。

2. 呼气，从腰底部开始，保持胸腔的打开，向下折叠。每一次呼气，让腿部的外侧向下放松去找地面，放松骨盆，停留3~5组呼吸，更好地打开髋部，有助于自然分娩。吸气，身体向上立直，呼气，放松身体。

孕中期练习

缓解腰椎压力的练习

缓解腰椎压力的练习可以调整骨盆过度倾斜,防止分娩时胎头高浮不下,增加顺产几率。并且可加强背部肌肉力量,缓解腰椎压力,减轻孕期腰背部酸痛,并且可拉伸腹壁前侧肌肉,使腹壁更有弹性,利于产后体形恢复。

● 难度指数:★☆☆ ● 练习次数:3~5次/周

温馨提示 不要过度塌腰,大腿手臂垂直地面

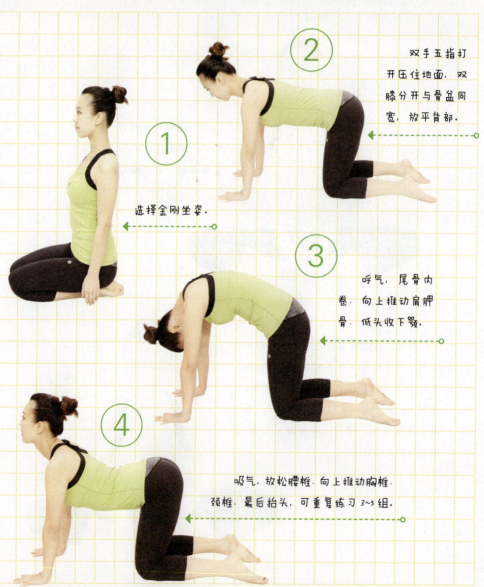

① 选择金刚坐姿。

② 双手五指打开压住地面,双膝分开与骨盆同宽,放平背部。

③ 呼气,尾骨内卷,向上推动肩胛骨,低头收下颚。

④ 吸气,放松腰椎,向上推动胸椎、颈椎,最后抬头,可重复练习3~5组。

孕中期练习

颈肩部练习

颈肩部练习可以伸展颈椎、缓解颈椎压力，体会肩关节与上肢的轻微拉伸，对孕期上肢水肿有良好的缓解效果，并能增强颈肩部灵活度，促进血液循环。

● 难度指数：★☆☆　　● 练习次数：4～6次/周

温馨提示 放松腰骶部，不要给腰椎造成压力。

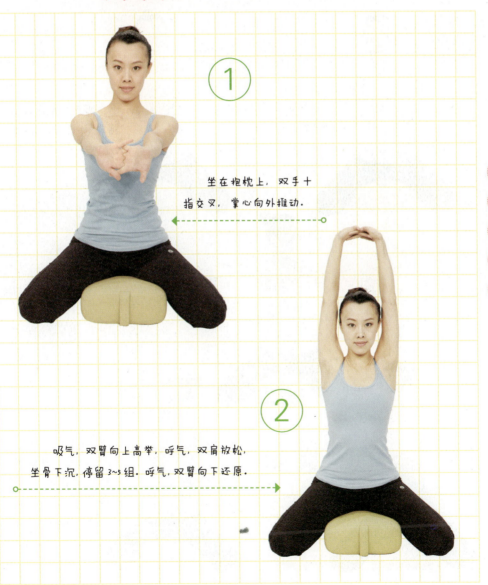

① 坐在抱枕上，双手十指交叉，掌心向外推动。

② 吸气，双臂向上高举，呼气，双肩放松，坐骨下沉，停留3~5组。呼气，双臂向下还原。

孕晚期练习

手臂练习

手臂练习可以伸展侧腰肌，拉伸腹直肌，增加腹部弹性，为分娩时产力的应用作准备。

● 难度指数：★☆☆　　● 练习次数：3～5 次/周

温馨提示 尽量不要过度扭转腹部，注意骨盆的稳定。

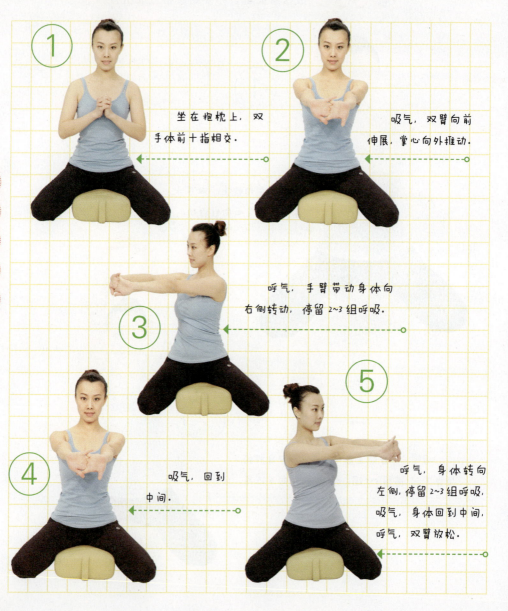

1. 坐在抱枕上，双手体前十指相交。
2. 吸气，双臂向前伸展，掌心向外推动。
3. 呼气，手臂带动身体向右侧转动，停留2～3组呼吸。
4. 吸气，回到中间。
5. 呼气，身体转向左侧，停留2～3组呼吸，吸气，身体回到中间，呼气，双臂放松。

孕晚期练习

侧腰练习

侧腰练习可以促进乳腺区域血液循环，防止孕期乳腺增大带来的胀痛。拉伸侧腰，长时间练习可增加侧腰弹性，防止腹部增大产生妊娠纹，并且增强腹壁肌肉力量，有助于分娩时产力的正确使用，有利于缩短产程。

● 难度指数：★☆☆　　● 练习次数：2～4 次/周

温馨提示 不要过度拉伸，体会到侧腰有拉伸的感觉就足够了，慢慢练习加强。

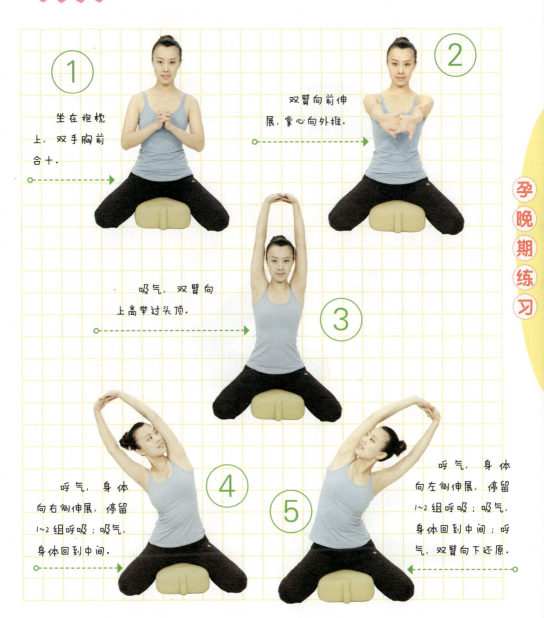

1. 坐在抱枕上，双手胸前合十。
2. 双臂向前伸展，掌心向外推。
3. 吸气，双臂向上高举过头顶。
4. 呼气，身体向右侧伸展，停留1~2组呼吸；吸气，身体回到中间。
5. 呼气，身体向左侧伸展，停留1~2组呼吸；吸气，身体回到中间；呼气，双臂向下还原。

孕晚期练习

腿部练习

腿部练习可以增强身体平衡，加强腿部力量，收紧腿部外侧，收紧侧腰。

- 难度指数：★★☆
- 练习次数：2~4 次/周

温馨提示 要注意身体始终在一个平面上，骨盆向前推，在抬腿时，臀部不要向后倒。

孕晚期练习

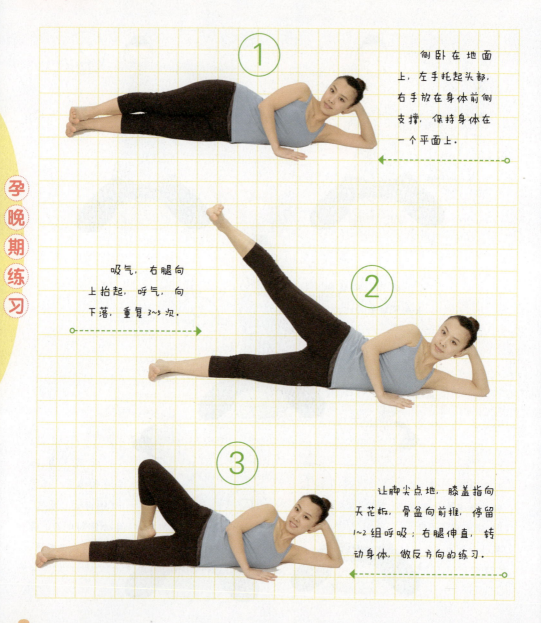

1. 侧卧在地面上，左手托起头部，右手放在身体前侧支撑，保持身体在一个平面上。

2. 吸气，右腿向上抬起，呼气，向下落，重复3~5次。

3. 让脚尖点地，膝盖指向天花板，骨盆向前推，停留1~2组呼吸；右腿伸直，转动身体，做反方向的练习。

开髋练习

开髋练习可以预防缓解坐骨神经痛，打开髋关节，长时间的练习有助于分娩时很好的打开髋关节。

- 难度指数：★☆☆
- 练习次数：5~8次/周

温馨提示 注意脊柱要立直，身体放松。

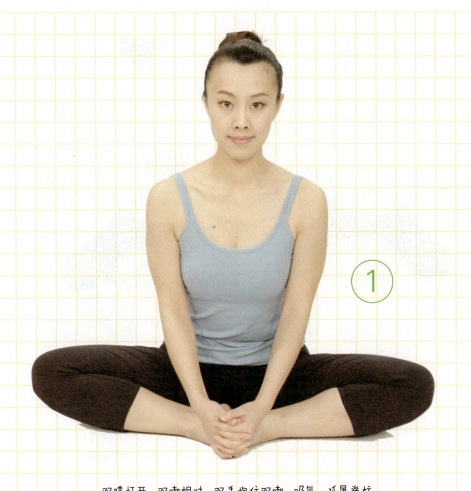

① 双膝打开，双脚相对，双手抱住双脚，吸气，延展脊柱，打开胸腔，呼气，放松髋关节，身体慢慢前倾，停留3~5组呼吸，吸气，起身立直身体，呼气，放松还原。

孕晚期练习

扩胸扭转练习

扩胸扭转练习可以扩展胸腔，增强心肺功能。在伸展侧腰肌，拉伸腹直肌时，可以增加腹部弹性，为分娩时产力的应用作准备。

● 难度指数：★☆☆　　● 练习次数：2~4 次/周

温馨提示 不要屏气，每次呼气时可以让手肘向外展开，增强心肺功能。

孕晚期练习

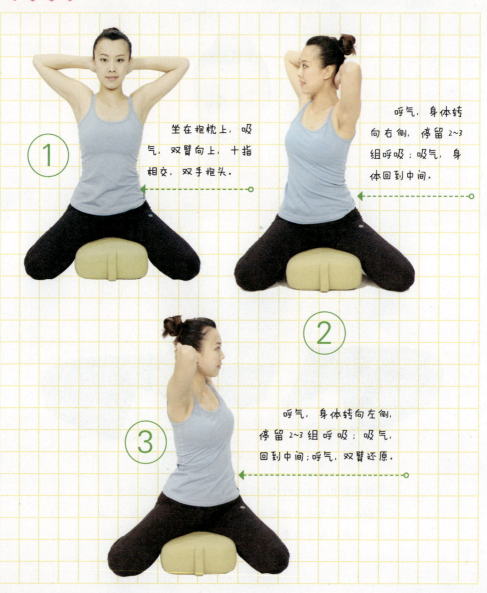

① 坐在抱枕上，吸气，双臂向上，十指相交，双手抱头。

② 呼气，身体转向右侧，停留 2~3 组呼吸；吸气，身体回到中间。

③ 呼气，身体转向左侧，停留 2~3 组呼吸；吸气，回到中间；呼气，双臂还原。

缓解腰部疼痛的练习

缓解腰部疼痛的练习可以使背部放松,缓解孕晚期腰背部疼痛,减轻孕晚期子宫增大给膀胱带来的压力。

● 难度指数:★★☆　　● 练习次数:5~8次/周

温馨提示 如果觉得身体向下比较吃力,可在头部下方放上抱枕,让身体抬高一些。

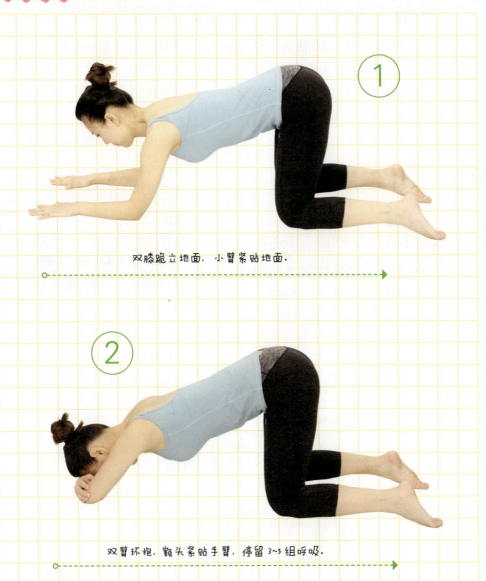

① 双膝跪立地面,小臂紧贴地面。

② 双臂环抱,额头紧贴手臂,停留3~5组呼吸。

孕晚期练习

第五章 产后运动

产后运动的益处

- 促进胃肠蠕动,减少便秘;
- 有利于产后形体恢复;
- 释放压力,放松心情,增加自信,减轻焦虑,促进睡眠,减少产后抑郁症的发生;
- 预防发生静脉血栓;
- 恢复肌肉力量,缓解腰背痛。

产后运动开展的适宜时间

阴道产者:产后即可起床活动;

剖宫产者:术后6小时可开始床上活动。

产后运动注意事项

- 练习前做热身运动;
- 练习前排空膀胱;
- 练习前后及时补充水分;
- 产后练习以卧位为主,宜选择硬板床或在铺有垫子的地板上进行;
- 穿着宽松或弹性好的衣裤,练习后更换干净衣物;
- 保持室内空气流通,光线明亮;
- 所有练习配合深呼吸,缓慢进行;
- 从简单运动开始,循序渐进,避免过劳;
- 若有恶露增多或腹部疼痛,需立即停止。

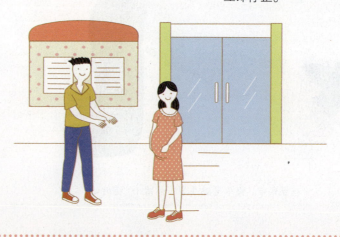

产后第一天

温馨提示：妈妈应尽早开始做产后运动，可预防下肢静脉血栓形成。

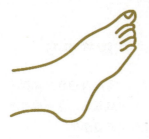

双脚伸直

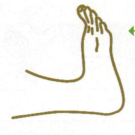

双脚上勾

双足练习

平躺脚伸直，伸长脚尖，脚板下压，然后再向脚背方向弯曲，两脚可同时或轮流做。

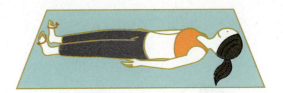

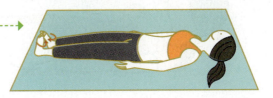

足部旋转练习

平躺脚伸直，将脚板往外绕圈圈，然后再向内绕，两脚可同时或轮流做。

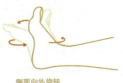

侧面向外旋转

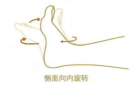

侧面向内旋转

产后练习

产后第一天

产后练习

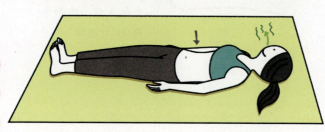

腹式练习

平躺脚伸直,将脚板往外绕圈圈,腹式练习也称深呼吸练习。

平躺,闭口,用鼻深呼吸使腹部凸起后,再慢慢吐气并松弛腹部肌肉。然后再向内绕,两脚可同时或轮流做。

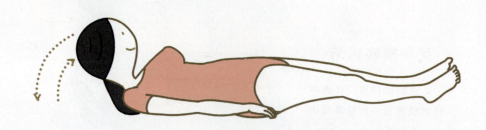

头颈部练习

平躺,头举起试着以下巴靠近胸部,保持身体其他各部位不动,再慢慢回原位。动作可重复。

产后第二天

温馨提示：第一天的练习仍可继续。

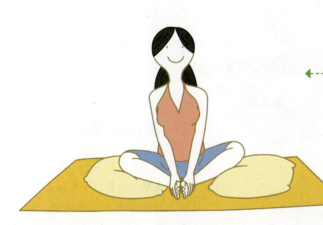

提肛练习

紧缩阴道周围及肛门口肌肉，闭气，持续1~3秒再慢慢放松，吐气。动作可重复。可以锻炼骨盆底肌肉，预防子宫脱垂。

产后练习

抬臀练习

此练习随时可做。平躺，双腿分开，双足着地，抬高臀部，并使膝部成直角，身体用足跟和肩部支撑，接着再使双膝靠拢，紧缩臀部肌肉。每回10次，至少维持5秒/次。注意夹紧臀部肌肉，背部不可拱起。做此练习时可同时做提肛练习。

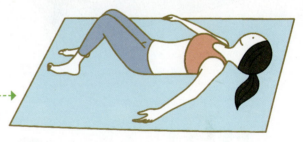

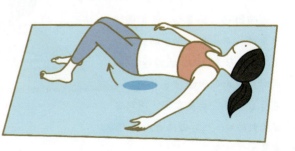

产后第三天

温馨提示：前两天的练习仍可继续，顺产的妈妈可尝试胸部练习、背部伸展练习等，可下床散步。剖宫产的妈妈根据自身情况，坚持做床上和床边的练习，并尝试下床。

产后练习

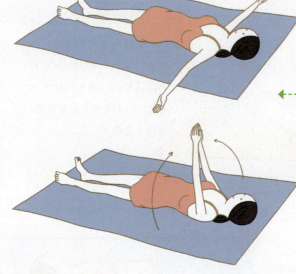

胸部练习

平躺，手平放二侧，将二手向前直举，双臂向左右伸直平放，然后上举至二掌相遇，再将双臂向后伸直平放，再回前胸后回原位。动作可重复。

背部伸展练习

俯卧位（趴着），可在髋关节下放一个枕头，将手肘撑在床上，然后尽量挺胸，眼睛往前看，同时将双脚和双腿伸直并拢，夹紧臀部并往上抬离床面，维持此姿势数秒钟，然后慢慢将脚放下。重复至少10次。

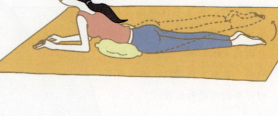

产后第四天

温馨提示：前三天的练习仍可继续。

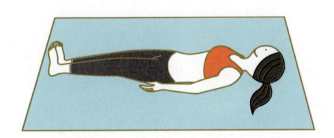

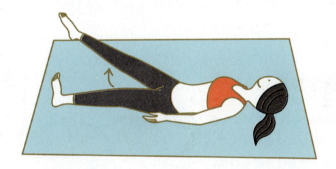

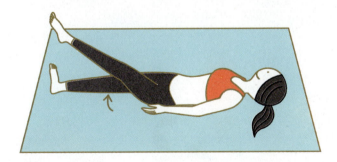

产后练习

腿部练习

平躺，四肢伸直，双手置于身体两侧，将一侧腿抬高，足尖伸直，膝盖保持平直，然后将腿慢慢放下，再换另一侧，左右交替，动作可重复。做该项练习时，腰部需保持紧贴床面。

其他练习

产后练习

臀部练习

平躺,将一腿抬高,屈膝,使股靠近腹部,小腿紧贴臀部。然后再伸直,放下,左右交替。

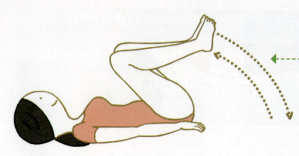

子宫复原练习

身体俯卧,双膝分开与肩同宽,腰部伸直,脚部与地面成直角。该练习可避免子宫后位及腰部酸痛。

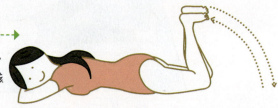

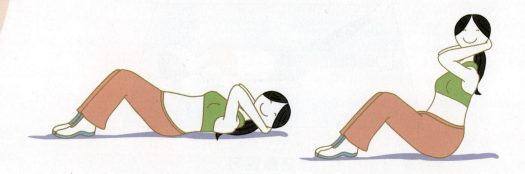

仰卧起坐练习

该项练习是用腰及腹部力量坐起,用手掌碰脚尖后再慢慢躺下。动作可重复。

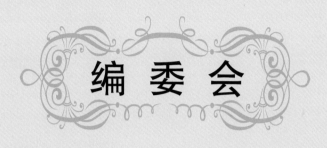

编委会

总 主 编：金 曦、王山米

副总主编：王惠珊、吴久玲、杨 琦

编委会（排名不分先后）：金 曦、吴久玲、苏穗青、李丽娟、丁 辉、赵更力、陈 倩、杨 琦、王惠珊、宫丽敏、王丹华、吴光驰、蒋竞雄、宋 波、王山米、叶蓉华、王子莲、何燕玲、姜 梅、郝 波、何 丽、李淑媛、杨振宇、赖建强、赵仲龙、丁 冰、冯 宁、周 敏、刘淑玉、席 雪、戚 红、石 英、乔晓林、王志义

校 对：侯启春、王付曼、王 珉、王 慧、朱正欧、石贤荣、张 悦

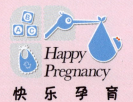

科学孕育生命
健康快乐生活

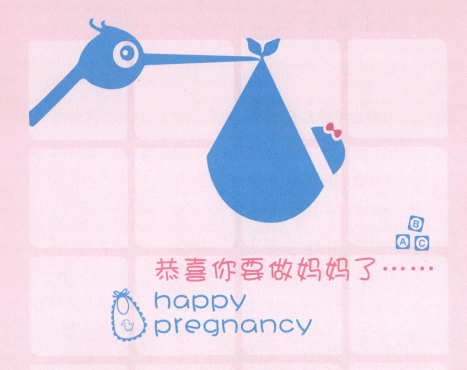

恭喜你要做妈妈了……

happy pregnancy

主编的话

亲爱的准妈妈：

当您拿到这本书的时候，请首先接受我代表本书编委会的专家们送上的一份祝福，恭喜您即将把一个新生命带到这个世界，恭喜您将拥有"妈妈"这个伟大又美好的新身份，恭喜您将与宝宝一起，迎接生命中的第二次成长！

虽然怀孕、分娩是正常的生理过程，但对于新妈妈来说，仍是一门需要学习的全新功课。因为这280天的旅程对大家来说，既是此前从未经历过的一次挑战，又是影响到后半生的一个关键起点。为了迎接新生命，准妈妈、准爸爸们需要掌握大量的孕期保健知识和婴儿养护知识及健康、疾病常识，而网络上的各种信息、亲友团里的诸多传言，有些未能得到科学甄别，反而会给大家增加困扰。我们了解您在面对新生命、新生活时的忐忑与疑虑，我们知道孕产期里的您，需要一份权威、科学的帮助和指导。

目前，全国大部分的妇幼保健机构都开设了孕妇学校，希望在您最茫然与无助的阶段里，孕妇学校可以为您提供专业、便捷和贴心的指导。您所看到的这套《快乐孕育：孕妇学校高级教程》分为"教师用书"和"学员用书"两部分，均由中国疾病预防控制中心妇幼保健中心邀请的国内知名妇产科和儿科专家编写而成。其中的"教师用书"，是我们推荐的妇幼保健机构孕妇学校规范化教程，而本册"学员用书"是"教师用书"的配套书籍，根据孕产期不同阶段常见的问题，针对孕前准备、孕期保健、分娩与产后康复、新生儿护理与喂养等多方面内容编写而成，为您提供系统的孕期辅导与解答，文字简洁易懂，图文并茂，让您和家人足不出户也能享受到孕妇学校提供的贴心服务，可以帮助您在特殊的日子里，获得正确的知识，掌握更多的技能。

《快乐孕育：孕妇学校高级教程》学员用书愿以丰富、科学、权威的保健知识成为您的孕期宝典和育儿锦囊。在此，我们祝愿全天下的准妈妈幸福安康，祝全天下的宝宝健康快乐！

金 曦 王山米

快乐孕育网络孕妇学校

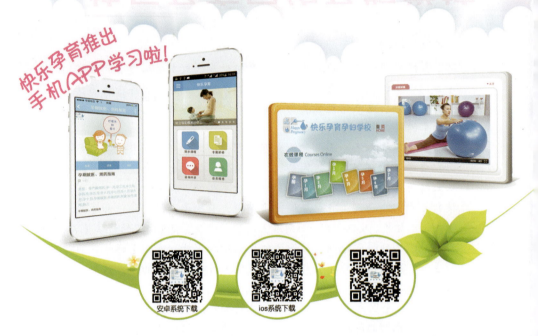

手机孕校　　　网络孕校
www.kuaileyunyu.com

❁ **和孕妇学校教材同步**

　　和《快乐孕育孕妇学校高级教程》同步,每个知识点以动画、视频、音频等形式展现。

❁ **和孕妈妈怀孕时间同步**

　　课程内容按照备孕、孕早期、孕中期、孕晚期、分娩、产褥期、0-1岁育儿同步进行。

❁ **和孕妈妈需求同步**

　　以即时在线问答的方式,同步解决孕妈妈不同孕周所面临的不同问题。

快乐孕育网络孕妇学校主要学习方式

在线课程
采用动画、视频为主要教学手段,让书中的知识可视化,使学习变得轻松好玩。

问答咨询
覆盖全国的权威专家团队,为孕妈妈提供专业、准确、及时、高效的咨询服务。

专题讲座
定期聘请名医名师进行在线视频讲座,让孕妈妈不出家门便能听到著名专家精彩有趣的课程。

孕育百科
动态更新、科学准确的知识库,让孕妈妈简单一搜即可得到最新最正确的孕育知识。

 ## 使用流程

手机孕校	下载安装APP	>	打开APP注册登录	>	输入预产期	>	快乐学习
网络孕校	购买学习卡	>	登录网站注册	>	输入学习卡编码激活	>	快乐学习

目录

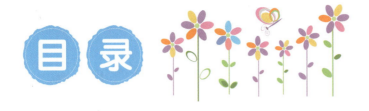

🌸 孕 前

建立备孕计划 ········· 5
为什么要建立备孕计划? ······· 5
何时建立备孕计划? ·········· 5
怎样建立备孕计划? ·········· 5

了解生理知识 ········· 8
女性生殖器官 ············· 8
男性生殖器官 ············· 9
排卵 ················· 10
受孕 ················· 10

营养与饮食——孕前营养很重要 ··· 12
孕前膳食指南14条 ·········· 12
富含微量元素的食物 ········· 12

备孕建议 ············ 14
孕前应建立良好的生活环境 ····· 14
孕前运动好处多 ··········· 15
孕前安排好工作 ··········· 15
影响生育的问题 ··········· 16
酸、碱性体质的说法正确吗? ··· 16
"酸儿辣女"有科学依据吗? ···· 16
"造人"计划实施一年,尚未成功,
是不孕症吗? ············· 16
流产后再怀孕要注意什么? ····· 16

停用避孕药及取出避孕环后多长时
间才能怀孕? ············· 17

重要医学常识 ·········· 18
女性孕前常规检查项目 ······· 18
女性孕前备查项目 ·········· 18
男性孕前检查项目 ·········· 18
血型配对表 ·············· 19
备孕与疫苗 ·············· 19

快乐孕育小课堂 ········· 20
保持孕前心情舒畅 ·········· 20
准爸爸怎样进入角色 ········· 21
吸烟对母婴的危害 ·········· 21
计划怀孕前应禁酒 ·········· 21
我的基础体温曲线图 ········· 22

🌸 孕一月

孕一月身体变化 ········· 27
怀孕第1个月的胎宝宝发育 ····· 27
孕妈妈的身体变化 ·········· 27

营养与饮食——孕期需要的营养素 ··· 28
蛋白质 ················ 28
脂肪 ················· 28
碳水化合物 ·············· 29

矿物质以及微量元素 ………… 29
　　如何摄入蛋白质最有效？ ……… 29
　　维生素 …………………………… 30

生活问答 ……………………………… 32
　　孕期运动有什么好处？ ………… 32
　　孕期能不能进行剧烈运动？ …… 32
　　孕妈妈不宜从事哪些工作？ …… 33
　　孕早期性生活要注意什么？ …… 33
　　孕早期如何着装才合适？ ……… 33
　　怀孕后如何选择胸罩？ ………… 34
　　怀孕后能穿高跟鞋吗？ ………… 34

重要医学常识 …………………………… 35
　　如何确认怀孕 …………………… 35
　　妊娠分期 ………………………… 35
　　怎样计算预产期 ………………… 35
　　孕期要做几次产检 ……………… 35
　　避免X线、CT等放射检查 ……… 36
　　孕周记录表 ……………………… 36

快乐孕育小课堂 ………………………… 37
　　真的要做妈妈了 ………………… 37

　　给她更多关爱 …………………… 37
　　值得准爸爸妈妈记下的特殊数字 … 38

孕二月

孕二月身体变化 ………………………… 43
　　怀孕第2个月的胎宝宝发育 …… 43
　　孕妈妈的身体变化 ……………… 43

营养与饮食——孕早期的营养补充 …… 44
　　我的营养足够吗？ ……………… 44
　　应该多吃哪些食物？ …………… 44
　　孕早期各类营养素的补充 ……… 45

生活问答 ……………………………… 48
　　洗澡水温度过高有什么风险？ … 48
　　孕妈妈能不能用盆浴？ ………… 48
　　孕妈妈能不能泡温泉？ ………… 48
　　孕妈妈为什么喜凉怕热？ ……… 49
　　孕妈妈晒太阳有什么好处？ …… 49
　　如何正确使用空调、电扇？ …… 49
　　使用电热毯有什么危害？ ……… 49

重要医学常识 …………………………… 50
　　孕早期要做首次产检 …………… 50
　　首次产检的检查项目 …………… 50
　　首次产检项目分析 ……………… 50

快乐孕育小课堂 ………………………… 55
　　孕妈妈的心理变化 ……………… 55
　　保持健康心理 …………………… 55
　　做个贴心的准爸爸 ……………… 56
　　一起参加孕妇学校 ……………… 56

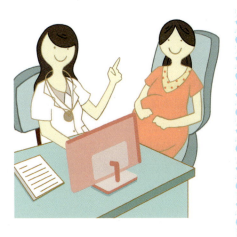

孕三月

孕三月身体变化 …… 69
怀孕第3个月的胎宝宝发育 …… 69
孕妈妈的身体变化 …… 69

营养与饮食——孕期需要注意的食物 70
发芽霉变食物 …… 70
腌制食品 …… 70
方便食品 …… 71
罐头 …… 71
生吃食物 …… 71
辛辣食物 …… 72
酸性食物 …… 72
热性香料 …… 72
油炸食物 …… 73

生活问答 …… 74
孕妈妈怎么进行皮肤护理? …… 74
长痘痘了怎么办? …… 74
有了妊娠纹怎么办? …… 74
有了妊娠斑怎么办? …… 75
哪些祛斑产品不宜使用? …… 75
孕期能使用化妆品么? …… 75

重要医学常识 …… 76
建卡注意事项 …… 76
首次产检,医生会询问哪些问题? …… 76
血常规检查结果参考值 …… 77
尿常规检查结果参考 …… 78
阴道分泌物检查结果参考 …… 78
肝功能检查结果参考值 …… 79
肾功能检查结果参考值 …… 79
梅毒&艾滋病检查结果参考 …… 80
乙肝检查结果参考 …… 80
细菌性阴道病(BV)的检测结果参考 …… 80

快乐孕育小课堂 …… 81
孕妈妈的情绪变化 …… 81
准爸爸要协调家庭关系 …… 81
当孕妈妈独自面对怀孕时 …… 82

孕四月

孕四月身体变化 …… 95
怀孕第4个月的胎宝宝发育 …… 95
孕妈妈的身体变化 …… 95

营养与饮食——孕中期的营养需求 …… 96
我的营养足够吗? …… 96
摄入足够热能 …… 96
孕中期蛋白质的需要量 …… 97
孕中期铁的需要量 …… 97
孕中期锌的需要量 …… 98
孕中期维生素A的需要量 …… 98
孕中期钙的需要量 …… 99

生活问答 ········· 100
孕中期运动需要注意哪些事宜? ··· 100
孕妈妈可以游泳吗? ········· 100
孕期坚持上班有哪些好处? ····· 101
孕中期不宜做的家务有哪些? ··· 101
孕中期性生活要注意什么? ····· 102
孕中期衣着有什么需要特别注意的? ························ 102
什么样的鞋子适合孕妈妈? ····· 102

重要医学常识 ········ 103
孕中期产前检查的项目 ······· 103
孕中期需特别注意的检查项目 ··· 103
在家测量血压的注意事项 ····· 104
孕妈妈的体重控制 ··········· 104
绘制妊娠图 ··············· 106

快乐孕育小课堂 ······ 107
增进夫妻感情的最好时机 ····· 107
准爸爸要做合格的家庭营养师 ··· 107
准爸爸要做个称职的采购员 ··· 108
什么是胎教? ·············· 108

孕五月

孕五月身体变化 ······ 121
怀孕第5个月的胎宝宝发育 ··· 121
孕妈妈的身体变化 ·········· 121

营养与饮食——孕期营养补充剂 ······ 122
孕期最容易忽略的几种营养素 ··· 122
"脑黄金"的补充 ············ 122
孕期营养不是越多越好 ······ 123

各种维生素过量的危害 ······· 123

生活问答 ········· 124
什么环境适宜孕妈妈居住呢? ··· 124
怎样保持室内通风与清洁? ····· 124
孕期居室能不能摆放花草? ····· 124
怎样应对空气污染与装修? ····· 125
噪音对孕妈妈有什么害处? ····· 125
孕妈妈要远离哪些家用电器的辐射? ························ 126
孕期可以使用手机、电脑和看电视吗? ······················ 126

重要医学常识 ········ 127
初次胎动 ················· 127
胎动计数法 ··············· 127
异常胎动 ················· 127
测量宫高腹围 ············· 128
产前筛查 ················· 128
唐氏综合征 ··············· 129
羊膜腔穿刺 ··············· 129

快乐孕育小课堂 ······ 130
孕妈妈要消除焦虑 ·········· 130
准爸爸要做孕妈妈的"开心果" ··· 130
准爸爸的采购清单 ·········· 131
如何进行胎教? ············ 132

孕六月

孕六月身体变化 ······ 145
怀孕第6个月的胎宝宝发育 ··· 145
孕妈妈的身体变化 ·········· 145

营养与饮食——孕期饮食的误区 146
一人不需要吃两个人的饭 146
一天一个鸡蛋就够 146
孕妈妈勿把饮料当成水 147
喝浓茶要适度 147
维生素不可替代蔬菜、水果 147
咖啡不能当饮品 147
骨头汤含钙并不多 148
盲目节食不可取 148
味精要慎用 148

生活问答 149
孕期出行需要注意哪些情况？ 149
孕妈妈乘坐公交车要注意什么？ 149
孕妈妈自驾车要注意什么？ 149
孕妈妈乘飞机要注意什么？ 150
孕妈妈为什么要尽量避开拥挤坏境？ 151
"驴友"孕妈妈出行要注意什么呢？ 151
孕晚期为什么不宜旅行？ 151

重要医学常识 152
B超筛查 152
超声心电图检查 152
B超对胎宝宝的影响 152
解读B超单 153

快乐孕育小课堂 155
应对孕妈妈的坏情绪 155
准爸爸做孕妈妈最好的陪伴者 155
准爸爸产假 155
准爸爸的胎教参与 156

孕七月

孕七月身体变化 169
怀孕第7个月的胎宝宝发育 169
孕妈妈的身体变化 169

营养与饮食——孕期饮食的学问 170
预防"病从口入" 170
要按时吃早点 170
孕妈妈吃鱼的好处 171
孕妈妈要多喝牛奶 171
孕期适合多吃的水果 172
孕期适合多吃的蔬菜 172
留住蔬菜的营养 173
孕妈妈吃菠菜的学问 173

生活问答 174
什么样的睡眠姿势最科学？ 174
孕妈妈适合睡什么样的床？ 174
孕妈妈需要睡午觉吗？ 174
孕中期怎样改善睡眠？ 174
一直躺着对胎宝宝好吗？ 175
睡眠不佳怎么办？ 175

重要医学常识 176
糖筛 176
糖筛的方法及参考值 176
容易发生妊娠期糖尿病的人群 177
哪些孕妇容易发生妊娠期高血压疾病 178
高危孕妇 178
孕妈妈护理乳房 179
乳房按摩手法 179

快乐孕育小课堂 …… 180
孕妈妈要理解准爸爸 ………… 180
不要担心宝宝的身体健康 …… 180
一起提前参观病房环境 ……… 181
手工胎教 ……………………… 181

孕八月

孕八月身体变化 …………… 195
怀孕第8个月的胎宝宝发育 … 195
孕妈妈的身体变化 …………… 195

营养与饮食——孕晚期的营养补充 196
孕晚期的饮食要求 …………… 196
孕晚期营养需求 ……………… 196
粗细搭配，营养互补 ………… 197
孕晚期补钙 …………………… 197
为分娩做好营养准备 ………… 198
孕期的体重控制 ……………… 198

生活问答 …………………… 199
孕晚期适宜进行哪些运动？ … 199
工作可以称为运动吗？ ……… 199

孕妈妈怎样合理安排工作？ … 199
孕晚期性生活要注意什么？ … 199
孕晚期着装选择应注意什么
原则？ ………………………… 200
你知道弹力袜的作用么？ …… 201
孕妈妈怎么选择内裤？ ……… 201

重要医学常识 ……………… 202
围产期保健 …………………… 202
孕产期保健管理 ……………… 202
孕妈妈需定期查血、尿常规 … 202
孕妈妈贫血 …………………… 203
尿常规中的尿蛋白 …………… 203
胎宝宝心率 …………………… 203
是否需要做眼底检查 ………… 204
宫颈脱落细胞学检查 ………… 204
怀孕期间的疫苗接种 ………… 204

快乐孕育小课堂 …………… 205
要耐心等待自己的宝宝 ……… 205
准爸爸要让孕妈妈保持好心情 … 205
自然分娩，准备好了吗？ …… 205
语言胎教 ……………………… 206

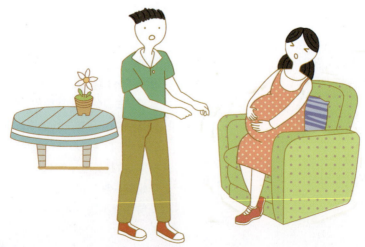

孕九月

孕九月身体变化 · 219
- 怀孕第9个月的胎宝宝发育 · 219
- 孕妈妈的身体变化 · 219

营养与饮食——特殊情况的饮食建议 · 220
- 高糖饮食的危害 · 220
- 高盐摄入的危害 · 220
- 高脂饮食的危害 · 221
- 孕妈妈如何控制糖类摄入 · 222
- 妊娠期糖尿病妈妈的饮食建议 · 222
- "糖妈妈"怎样吃水果 · 223
- 完全素食 · 223

生活问答 · 224
- 孕期怎样进行口腔保健？ · 224
- 孕期视力减退是正常的吗？ · 224
- 如何缓解腰背疼痛？ · 224
- 怎样应对感冒？ · 225
- 夏日防蚊有什么小妙招？ · 225
- 孕晚期洗澡应注意什么？ · 226

重要医学常识 · 227
- 孕晚期需要检查的项目 · 227
- 心电图复查 · 227
- 胎心监护 · 228
- 读懂胎心监护图 · 228
- 妊娠期如果出现以下情况要及时就医 · 229

快乐孕育小课堂 · 230
- 孕妈妈要保持顺其自然的心态 · 230

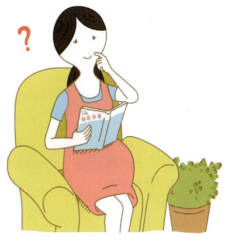

- 树立母乳喂养的信心 · 230
- 鼓励自然分娩和母乳喂养的信心 · 230
- 分娩前准爸爸要做的几件事 · 231
- 音乐胎教 · 232

孕十月

孕十月身体变化 · 245
- 怀孕第10个月的胎宝宝发育 · 245
- 孕妈妈的身体变化 · 245

营养与饮食——食物交换份 · 246
- 食物交换份 · 246
- 孕中、晚期一日食物构成 · 246

生活问答 · 252
- 足月孕妈妈要做哪些准备？ · 252
- 住院前要做哪些准备？ · 252
- 临产开始有什么感觉？ · 252
- 什么情况下需要及早入院？ · 253
- 即将分娩还需要多活动吗？ · 253

生育保险都包含什么内容? …… 253

重要医学常识　254

　　测量骨盆 …… 254
　　骨盆的结构及类型 …… 254
　　胎头入盆 …… 255
　　通过B超看宝宝 …… 255
　　产前检查中的凝血四项 …… 255
　　为"顺产"打基础 …… 255
　　易发生早产的孕妇 …… 256
　　分娩方式 …… 256
　　自然分娩的好处 …… 256
　　什么是无痛分娩? …… 257
　　非药物性镇痛 …… 257
　　药物性镇痛 …… 257

快乐孕育小课堂　258

　　一起静候预产期 …… 258
　　紧急分娩状况的应对 …… 258

分　娩

分娩前的准备　265

　　分娩前的精神准备 …… 265
　　了解分娩,积极配合 …… 265
　　分娩前是否必须刮掉阴毛? …… 266
　　分娩前注意排空小便 …… 266
　　如何应对"便意"来临 …… 266
　　科学的待产体位 …… 267
　　分娩的过程中一定要进食 …… 267
　　分娩中适合吃哪些食物? …… 267

分娩的两种方式　268

　　自然分娩 …… 268
　　剖宫产 …… 268
　　足月臀位与剖宫产 …… 269
　　瘢痕子宫与剖宫产 …… 269

自然分娩　270

　　第一产程 …… 270
　　第二产程 …… 270
　　第三产程 …… 271

自然分娩应注意的问题　272

　　积极配合医生 …… 272
　　分娩时的呼吸技巧 …… 272
　　影响正常分娩的因素 …… 272
　　分娩时的胎位 …… 273
　　分娩中的胎心音 …… 273
　　产程中的阴道检查 …… 273
　　胎宝宝如何通过产道 …… 274
　　新生儿呼吸道清理 …… 274

自然分娩后的身体恢复　275

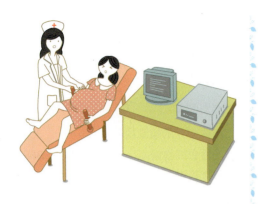

产后观察两小时 ………… 275
分娩后不宜立即熟睡 ……… 275
产后第一次小便 …………… 275
产后第一次大便 …………… 275
产后尽早下地活动 ………… 276
保护会阴伤口 ……………… 276
自然分娩的住院时间 ……… 276

剖宫产 …………………… 277
剖宫产妈妈的准备 ………… 277
从手术室回到病房 ………… 277
剖宫产后的住院时间 ……… 278
剖宫产后的身体恢复 ……… 278

陪伴分娩 ………………… 280
陪伴分娩的意义 …………… 280
准爸爸陪产 ………………… 280
导乐陪伴分娩 ……………… 281

营养与饮食——住院期的饮食建议 282
产后住院期间的营养 ……… 282
自然分娩住院期间的饮食 … 283
剖宫产术后住院期间的饮食 283
产后最适宜食用的食品 …… 284

生活问答 ………………… 285

产后多汗是生病了吗? …… 285
新妈妈产后头晕怎么办? … 285
新妈妈为什么会感到下腹
阵痛? ……………………… 285
产后新妈妈能洗头、洗澡吗? … 285
产后新妈妈是不是一定
要"捂"? ………………… 286
产后住院期间适宜做哪些
运动? ……………………… 286

🌸 产后康复 🌸

产后生理变化 ……………… 289
乳房 ………………………… 289
外阴与阴道 ………………… 289
子宫 ………………………… 289
血液循环 …………………… 290
排尿 ………………………… 290
月经复潮及排卵 …………… 290
消化系统 …………………… 291
皮肤 ………………………… 291

营养与饮食——产褥期的饮食建议 … 292
新妈妈的营养需求 ………… 292
产后钙的补充 ……………… 292
产后铁的补充 ……………… 293
避开产褥期饮食的误区 …… 293
坐月子期间忌过度滋补 …… 294
新妈妈节食害处多 ………… 294
产后妈妈吃盐要适量 ……… 295
产后妈妈少吃味精 ………… 295
新妈妈不要过多吃海鲜 …… 295
避免吃辛辣、油腻、生冷、坚硬的
食物 ………………………… 296

产后妈妈远离烟酒 …………… 296
剖宫产妈妈饮食注意事项 …… 296

母乳喂养 … 297
母乳喂养对母亲的好处 ……… 297
母乳喂养对宝宝的好处 ……… 297
科学合理的母乳喂养 ………… 297
母乳喂养时遇到的问题 ……… 300
职场妈妈的母乳喂养 ………… 302
不适宜母乳喂养的情况 ……… 303
断奶 …………………………… 303
乳房保健 ……………………… 304

生活问答 … 305
什么是"月子"？ …………… 305
"坐月子"不能出门吗？ …… 305
"月子"里适宜亲友探视吗？… 305
什么样的居家环境适合"坐月子"呢？ …………………… 305
怎样保持产后个人卫生？ …… 305
如何缓解产后疲劳？ ………… 306
产后妈妈应如何选择卧床姿势？… 306
产后运动有哪些好处？ ……… 306

产后运动有什么注意事项？ … 307
产后束腰有什么危害？ ……… 307
产后如何正确使用空调、风扇？ ………………………… 307

重要医学常识 … 308
产后42天的检查项目 ………… 308
产后白细胞偏高 ……………… 308
妇科检查 ……………………… 308
伤口检查 ……………………… 309
血压&血糖 …………………… 309
产后性生活需要注意的事项 … 309
自然分娩&性生活 …………… 310
会阴侧切&性生活 …………… 310
剖宫产术后应严格避孕 ……… 310
纯母乳喂养&避孕 …………… 310

快乐孕育小课堂 … 311
产后妈妈常见的心理反应 …… 311
爸爸的新任务：不要冷落妻子 … 311
预防产后抑郁 ………………… 312
产后家庭生活变化 …………… 312

附 录

孕期体重记录表 ……………… 314
胎动记录表 …………………… 316
孕妇学校课堂笔记 …………… 317
妊娠周数与子宫高度 ………… 320
人胚器官发育敏感期 ………… 321
有用的电话号码 ……………… 322

孕 前

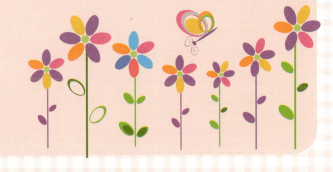

孕前

从爱情长跑到婚姻殿堂，甜蜜的二人世界也向往着三口之家的幸福和快乐。看着别人家的宝宝聪明漂亮，你是不是也想拥有一个可爱的宝宝呢？

想要生个健康宝宝，生活保健是必须的事情。只有具备全面的孕产知识，采取良好的保健途径，才能确保准妈妈和宝宝都健健康康。计划为人父母的夫妻，如果准备怀孕了，你需要注意的事情可是非常多呢！

医生的话

1. 孕前相互了解家族健康状况，避免将遗传性疾病遗传给下一代。
2. 注意生活环境史，个人健康史，及时调整到一个最佳状态。
3. 严格戒烟、禁酒、戒除吸毒等不良嗜好，避免增加胎儿畸形的几率。
4. 孕前半年停用避孕药。
5. 做好孕前的心理准备，有助于增加受孕的几率和减轻早孕反应。
6. 孕前开始进行营养的储备，至少从孕前三个月开始补充叶酸。
7. 适当的进行体育锻炼和调节体重，可以帮助身体内部形成一个优良的内环境，帮助受孕。
8. 孕前半年进行常规的体检，排除身体疾患等因素可能对胎儿造成的不利影响。
9. 做一次彻底的口腔检查和必要的治疗，保证孕期牙齿健康，以免后患。
10. 为怀孕创造一个优良的环境，避免环境污染和辐射的伤害。
11. 学会推算排卵期，抓住最佳受孕时间。
12. 孕前药物的使用一定要慎重，并且尽量做到避免使用药物。
13. 对于疾病的治疗，尽量在孕前做到痊愈或稳定。由医生评估病情，决定是否适宜妊娠。

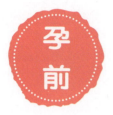

孕妈妈指南

- 学会计算自己的 BMI 值，将体重维持在正常范围，因为夫妻双方过胖或者过瘦都不利于怀孕。

- 夫妻双方孕半年前就应开始戒烟、禁酒，女性要注意避免被动吸烟。如果家中有人吸烟，应注意经常开窗通风，勤换洗吸烟者的衣物，及时清理烟灰缸。

- 女性尽量避免烫头、染发、化浓妆、涂指甲油等行为，应立即停用含铅、汞的化妆品，选择护肤品要慎重。

- 避免辐射及接触有毒有害物质，注意保持工作场所及日常生活环境清洁。尤其是夫妻双方的工作有接触到有毒有害物质的，一定要及时和单位领导沟通。

- 孕前应慎重饲养宠物，尽量避免与宠物密切接触。如与宠物一般性接触后，应注意洗手，不必过于担心。

- 夫妻双方饮食要合理，营养要均衡，避免饮用碳酸饮料及含有咖啡因、酒精等的不健康饮品。孕前 3 个月要开始补充叶酸。

- 夫妻双方要帮助彼此释放工作压力，避免过于劳累，并制定规律的作息，选择适合自己的运动项目，积极锻炼身体，让身体达到最佳状态。

- 丈夫要更加关心妻子，妻子要更加体贴丈夫，夫妻关系协调。心情舒畅，有利于性生活和谐，利于受孕。

准爸爸任务

不知道上帝这个月是否会把小天使派到身边？虽然答案就在随后的几天揭晓，但焦急、紧张、期待的心情几乎填充着孕妈妈的每一天。

此时，准爸爸最需要做的就是给妻子多些关爱和照顾，安慰和缓解她的紧张情绪，关心她的感受。一起唱歌、看电影，都是分散注意力的好方法。时间允许的情况下，你最好能主动提出陪她去医院确诊是否怀孕。

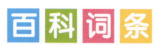

百科词条

基础体温：基础体温又称静息体温。是指经过 6~8 小时充分睡眠以后，清晨醒来安静地躺在床上，没有任何活动，体温未受到运动、饮食以及情绪变化情况下立即测出的体温。基础体温能够间接地反映出女性卵巢的功能变化。

叶酸：叶酸是维生素 B 复合体之一，是一种水溶性维生素。因为是从菠菜叶中提取纯化的，故而命名为叶酸。叶酸有促进骨髓中幼红细胞成熟的作用，还有预防神经管畸形的重要作用，故计划怀孕的女性需从孕前 3 个月开始每日口服叶酸 400 微克，至孕后 3 个月或整个孕期，来预防胎儿神经管畸形。

排卵：卵巢内有许多卵泡，是卵子的"发源地"。女性从性成熟期开始，每个月都有一批卵泡发育，其中一般只有一个优势卵泡可以完全成熟并排出卵子。而卵细胞在卵巢中发育成熟，并从卵巢排出的过程称为排卵。排卵多发生在下次月经来潮前 14 日左右，这段时间也是受孕的最佳时机。女性一生中一般只有 400~500 个成熟卵子被排出。

遗传病：遗传性疾病是指由于遗传物质改变（如基因突变和染色体畸变）而造成的疾病。通俗的情况是精子和卵子里携带有病基因，然后传给子女并引起发病，而且这些子女结婚后还会把病传给下一代，程度不同地一代又一代地往下传递。常见的有染色体异常的 21- 三体综合征，以及脊柱裂、唇裂等多基因遗传病等。

不孕症：有正常性生活的女性，未经避孕一年仍未怀孕者，称为不孕症。其中未避孕而从未妊娠者称为原发性不孕；曾有过妊娠而后未避孕且连续一年不孕者称为继发性不孕。不孕因素很多，可能因女方排卵障碍、输卵管异常，也可能因男方生精与输精障碍导致的不孕，或男女双方不能正常性生活导致不孕。不孕的问题大约影响到至少 10%~15% 的育龄夫妇。

妊娠：妊娠是指胚胎和胎儿在母体内发育成长的过程。成熟卵子和精子的结合是妊娠的开始，胎儿及其附属物自母体排出是妊娠的终止。妊娠全过程平均为 40 周（280 天），是一个非常复杂，变化极为协调的生理过程。

 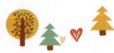

更多学习请登陆快乐孕育孕妇学校
www.kuaileyunyu.com

建立备孕计划

❋ 为什么要建立备孕计划？

怀孕和分娩是人类繁衍的自然生理过程，也是一个女人生命中最重要的事情之一。准备怀孕的夫妇，应在孕前到正规医疗保健机构进行一次全面的体检，这对没有做过婚前检查的夫妇尤为必要。科学表明，计划怀孕所遭遇的风险远比意外怀孕要少得多，所以，在孕育小生命之前，你必须做好充分准备，让你的宝宝"有备而来"。

制订周全的备孕计划并严格执行，将帮助夫妇双方了解各自的健康状况，及时接受孕前保健咨询与指导，以最佳的生理和心理状态迎接新生命。在你的备孕计划中应涉及体格检查、身心准备、营养饮食、运动锻炼、生活方式等方方面面，这些看似简单的知识和技能，有助于消除紧张情绪，按部就班地进入怀孕阶段。

所以要想生一个健康可爱的宝宝，一个完善的备孕计划必不可少哦！

❋ 何时建立备孕计划？

从医学的角度来讲，如果准爸妈患有某些可能影响胎儿的疾病，应在治愈后6个月再怀孕，这样可以有效避免疾病以及药物残留的影响；从科学的角度来讲，应在孕前至少6个月开始体检并注射相关疫苗，如果身体有异常情况，做到早发现、早诊断、早治疗，使身体有充足的时间为怀孕做好准备；从身体和心理的角度来讲，准爸妈可以在6个月的时间内调整紧张情绪，改变不良生活习惯，进行适当的身体锻炼，进而保持身心愉悦。因此，建议准爸妈在计划怀孕前至少6个月开始建立备孕计划。

❋ 怎样建立备孕计划？

备孕计划应包括身体准备、心理准备、停止避孕、合理膳食、注射疫苗、改变不良生活习惯、孕前检查等诸多事项。也许你会觉得繁琐不堪，但是，只要把备孕事项进行梳理和分级，制订合理的执行时间，明确每个阶段需要做的事情，你就能做到有条有理，轻松面对。

当然，还需要督促自己和老公严格执行备孕计划，否则，再周全的备孕计划也有"流产"的可能。

备孕计划书

编号	我的 A 类备孕事项（至少 6 个月完成）	执行时间
1	记录每日体温变化，自我监测排卵期	
2	去正规医疗保健机构做一次全面的体检	
3	了解双方家庭的健康史	
4	乙肝、风疹病毒抗体检测	
5	看牙并进行口腔保健	
6	多吃富含蛋白质、钙、铁、碘、维生素等营养物质的食物，给老公多吃牡蛎等含锌丰富的食物	
7	控制体重，不可过胖或过瘦	
8	自己戒烟，劝家庭成员戒烟	
9	戒酒，少喝可乐、咖啡及功能性饮料	
10	与猫咪 say bye-bye	
11	远离辐射及有毒有害环境，避免做 X 线、CT 检查	
12	停服有致畸作用的药物	
13	避免病毒与细菌感染	
14	完成乙肝和风疹疫苗的注射	

编号	我的 B 类备孕事项（至少 3 个月完成）	执行时间
1	注射风疹疫苗	
2	补充叶酸，预防神经管畸形	
3	停服避孕药	
4	与老公一起锻炼身体，制订两人的健身计划	
5	作息时间规律，保证睡眠	
6	考察并选择正规的医院	
7	了解生育保险和生育费用	
8	宽容心态，放松心情	

孕期经济计划书

怀孕，生孩子要花多少钱？这是很多家庭在计划要宝宝或刚刚怀上宝宝的时候非常关心的现实问题。所谓"手中有粮，心里不慌"，经济准备必不可少。

随着消费水平的提高和独生子女政策，准爸爸孕妈妈越来越重视优生优育，所以，生一个宝宝必须准备出一笔专用资金，从而有效合理地安排家庭开支。

除了日常生活和饮食之外，怀孕、分娩期的基本开支大致由以下几部分组成：

项目	内容	个人预算
1. 孕期检查费用	整个孕期大约需要做至少7次检查，检查时会产生门诊、化验、B超、药品等相关费用。	
2. 妈妈用品费用	孕妇装、内衣、内裤、轻便鞋、松口袜等服装用品。	
3. 宝宝用品费用	婴儿内衣、棉衣、包被、婴儿寝具、洗浴用品、纸尿裤、宝宝纪念用品等。	
4. 住院分娩费用	正常情况下，自然分娩住院1~3天，剖宫产还要多住几天。住院期间的床位费，身体检查、化验、手术材料、治疗等费用。	

温馨提示

由于怀孕家庭的所在地区、医院等级以及消费能力各不相同，具体的费用开支会有较大差别。经济条件不是很宽裕的情况下，应避免追求那些付费的孕期课程、昂贵的婴儿用品以及奢华的住院套餐。

另外，准爸爸妈妈最好提前了解一下自己所在单位的生育保险以及生育津贴情况，这笔国家福利资金对个人和小家庭来说也是一笔不小的补助。

了解生理知识

❀ 女性生殖器官

所谓"男女有别",就在于男女各有独特的生殖器官,以及它们具有的不同生理功能。

女性生殖器官,简单地说可分为两部分:一部分是指生殖器官的外露部分,在两大腿根部之间,称为外生殖器,包括阴阜、大阴唇、小阴唇、阴蒂、前庭大腺、前庭球、尿道外口、阴道口和处女膜,统称为外阴;另一部分藏在身体内部,包括阴道、子宫、两侧输卵管及卵巢,则称为内生殖器。

通常女性的生殖器官随着年龄的增长,从18岁开始逐渐发育成熟,为生儿育女做好了相应的准备。

阴道的结构和功能

阴道是连接外生殖器和内生殖器的一根管道,长约11厘米,是女性的性交器官,也是月经血排出和胎儿娩出的必经之路。阴道前后壁与膀胱、直肠相邻,但互不相通,阴道上端环绕宫颈的部分,称为阴道穹窿,下端开口于阴道前庭后部。阴道内环境呈酸性,所以有自洁作用。阴道壁有很多横纹皱襞及外覆弹力纤维,有较大的伸展性,在分娩时会随着胎儿娩出而扩张和收缩。

子宫的结构和功能

子宫位于盆腔中央,前为膀胱,后为直肠,下端与阴道相连,是个空腔脏器,形状如同一只倒置的梨子,大小如鸭蛋。正常女性从青春期到更年期期间,如果没有受孕,子宫内膜会在卵巢激素的作用下发生周期性变化及剥脱,从而产生月经。子宫壁有弹性,怀孕后会随着胎儿的长大而增大,分娩后的子宫会逐渐收缩恢复至原来的大小。

子宫不仅是产生月经的器官,更是受精卵"安营扎寨"、孕育胚胎、发育胎儿这小小新生命的摇篮。胎儿在这里逐渐生长发育成熟,度过"人之初"的岁月,足月临产时,伴随着子宫规律地、强烈地收缩,促进了胎儿的娩出。

输卵管的结构和功能

输卵管为一对细长而弯曲的管道,全长8~14厘米,内侧与宫角相连,外端游离呈伞状,与卵巢相近,有"拾卵"及输送卵子的功能,并且也是精子和卵子相遇受精的地方。受精后,受精卵经输卵管2~3天的输送,才能进入子宫腔着床。

如果输卵管出现狭窄、闭锁、变形

或因各种原因的粘连而导致"堵塞"的时候，精子和卵子就不能相遇，这时就有可能发生不孕或宫外孕。

卵巢的结构和功能

卵巢呈扁椭圆形，位于子宫两侧，是女性的性腺器官。卵巢的大小、形状随年龄增长而变化。青春期前卵巢表面是光滑的，青春期开始排卵后，卵巢的表面逐渐凹凸不平。成年女性卵巢体积约为4厘米×3厘米×1厘米，约重5~6克；卵巢内有许多卵泡，是卵子的"发源地"，女性从青春期开始，卵子就在这里成熟，然后又从这里排出。一般每月只有一个卵泡发育成熟，排出一个卵子，当然也不排除偶尔会有两个卵子被排出，如果正好赶到受精的日子，就形成了少数的双卵双胎的现象。卵巢还有产生性激素（雌激素和孕激素）的内分泌功能。当女性绝经后，卵巢也将逐渐萎缩。

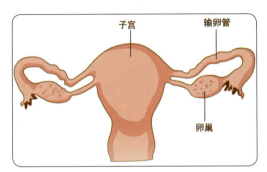

男性生殖器官

除非采用辅助生殖医学的方法，不然，生儿育女是离不开男性生殖器官的。男性生殖器由外生殖器和内生殖器2个部分组成。外生殖器包括阴囊和阴茎，阴茎为性交器官，性活动时，阴茎可以充血而勃起，变粗、变硬；阴茎头是男子性感最灵敏的部位，这些都是可看见的部分。内生殖器有睾丸、排精管道（包括附睾、输精管、射精管和尿道）以及附属腺体（包括精囊腺、前列腺和尿道球腺）等。睾丸是产生精子和分泌雄性激素的场所，尿道是排尿、射精的共同通道。由此可见，男性生殖器与女性生殖器完全不同。

精子与精液

精子是在睾丸中生成的，在显微镜下观察，精子个个长着大脑袋、小细脖、粗身子、细尾巴，它们游来游去，就像池塘里的小蝌蚪。

正常的精液是灰白色的，久不射精可略显浅黄色，有一定的粘稠度。健康男性一次射出的精液总量一般在2~6毫升，每毫升精液有2 000万个以上的精子。精液的酸碱度(PH)应在7.0~8.0之间，如果在这个范围之外，则会影响精子的活动和代谢能力。

近年的研究发现，由于汽车尾气、辐射、农药残留等环境污染以及社会压力增大等因素的影响，男性的精子数量、质量、成活率较前有所降低。

❀ 排卵

基础体温

在月经后的日子里，基础体温一般在 36.5℃以下，到排卵日前一天，体温会下降一些。排卵日这一天，基础体温最低。排卵后基础体温又开始上升，大约比排卵时的基础体温上升 0.5℃。再经过 12～16 天，又会是月经来潮的日子。因此，对于渴望妊娠的女性，掌握基础体温，有助于增加受孕的机会；对于不希望妊娠的妇女，则会有效帮助避孕。

自己推算排卵的日子

很多女性不知道自己的排卵日期，其实推算出排卵日子的方法很简单。

正常情况下，排卵一般发生在下次月经来临之前的 14 天左右，这段时间比较固定。例如，平均 28 天来一次月经的女性，排卵约在 14 天前后；若是平均 36 天来一次月经的女性，那么她大约会在第 22 天左右排卵。但是受环境改变或精神因素等影响，排卵可能提前或推后发生，具体会表现为月经提前或推后。因此，对于大部分月经周期比较规律的女性，下次排卵来临的时间是很容易推算清楚的。

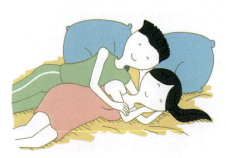

❀ 受孕

精子和卵子的美丽邂逅

精子和卵子的相遇如同"牛郎会织女"。精液中成千万甚至上亿的精子就像马拉松运动员一样，要从宫颈口出发，经过 18 厘米的漫长路程，耗用 1 天时间，长途跋涉到子宫腔，从子宫腔还要再往输卵管"奔跑"。而卵子则静候在输卵管壶腹部，等着精子来与它"约会"。绝大多数精子都在马拉松的中途夭折了，能够前来"约会"的"精英"也就剩下几百个。这几百个精子的目的都是要钻进一个卵子，但最终只有最强壮、最幸运的冠军才能得到这个机会。如果是一个精子进入到一个卵细胞里，就会怀上一个孩子；如果母亲同时排两个卵，那就会形成双卵双胎。

怎样提高受孕机会

受孕是一个复杂的过程，它也讲究"天时地利人和"。"天时"是指通常情况下排卵后的 24 个小时，因为如果卵子在 24 小时之内未受精则开始变性，会失去受精的能力。一般来说，精子在女性生殖道中可以存活 3～5 天，这段时间内具有受精能力。所以在排卵前 2～3 天或排卵后 24 小时之内，也就是下次月经前的 12～19 天性交，受孕的机会最高；"地利"是指男女双方要有正常的精子和卵子，输卵管的通畅以及适合受精卵着床的子宫内膜也很重要；"人和"当然是指夫妻都要放松心情，避免焦虑，要相信你们的"小天使"很快会降临。

受孕最佳季节

从医学角度看，7~9月份受孕，到第二年4~6月份分娩最为合适。夏末秋初，正值秋高气爽，温暖舒适的气候，让人心情舒畅，睡眠食欲也不受影响，并且又是水果上市的黄金季节，瓜果蔬菜种类齐全，对孕妇营养补充和胎儿大脑发育十分有利。如果是夏末秋初受孕，那么孕妇的预产期则是次年的春末夏初，气候温和，副食品供应充足，非常利于促进乳汁的分泌以及产妇身体的康复。此时宝宝的护理也较为方便，随着气温升高，宝宝的衣着逐渐减少，妈妈可以带着宝宝多参加一些室外活动，有利于婴儿生长发育。

受孕最佳年龄

提倡晚婚晚育，但并不是说越晚越好。从生理角度来讲，女性25~29岁，男性25~35岁时，身体各器官已完全发育成熟，卵子、精子质量最高，生育能力处于最佳状态，是生殖力最为旺盛的阶段，有利于下一代的身体健康。这一阶段的女性产道弹性和子宫收缩力最大，流产、难产的发生率较低，产后身体的恢复也较快。

高龄孕妇是指生产时年满35岁的孕妇。年龄过大时怀孕，高血压、心脏病或是肾脏病、糖尿病的发生几率较一般孕妇高；卵子也容易老化，使胎儿容易受到致畸因素的影响，分娩时也会增加产妇及新生儿的风险。

如果因为特殊原因，年龄较大时才怀孕，也不必过于紧张，孕期应加强产前检查，在医生的指导下，密切监测孕妇和胎儿的健康状况，及时发现问题，及时处理。

同房体位与受孕几率

同房体位与受孕有着密切的关系，容易受孕的同房体位有助于促使精子顺利进入子宫，增加"造人"成功的几率。

一般来说，最佳体位是男上女下，这种体位可以使阴茎插入最深，射精后能使精子比较接近子宫颈，有利于精子向子宫内游去，与卵子汇合。为了加强辅助效果，同房时可以用枕头或其他软物垫将女性臀部抬高；同房后呈头低臀高仰卧位30分钟，不要立即排尿，也不要马上站起来清洗，这样可防止精液从阴道流出，促进精子进入子宫腔内，增加受孕的机会。不管什么体位，避免精液外溢是提高受孕机会的关键。

蜜月期间不宜怀孕

在老一辈人看来，"蜜月宝宝"可谓是"座上喜"，但从科学的角度而言，蜜月假期可不是受孕良机，且不利于"优生"。刚刚忙完婚礼的夫妇，并没有彻底放松下来，在蜜月或长途旅行期间，也一直处于舟车劳顿的奔波状态，生活起居无规律，饮食不正常，营养得不到均衡地补充，甚至睡眠不足。再者，蜜月期间性生活频繁，大脑一直处于兴奋状态，不利于产生高质量的精子和卵子，也不利于胚胎着床和生长，容易导致流产或先兆流产，即使受孕，宝宝的体质也可能较弱。所以，建议蜜月期间采取适当的避孕措施，避免怀孕。

营养与饮食 — 孕前营养很重要

❋ 孕前膳食指南 14 条

合理的膳食和均衡的营养是成功妊娠所必需的物质基础。夫妻双方都应做好孕前的营养准备,应该在怀孕前 3～6 个月至怀孕期间,养成良好的膳食习惯。

准备怀孕的女性除了与普通人群一样需要注意摄取平衡膳食之外,还需要额外增加一些营养素以满足将来胎儿发育的需求以及预防出生缺陷。孕前女性的营养指导在遵循一般人群膳食指南 10 条原则的基础上,又增加了 4 条内容(11-14 条):

1. 食物多样,谷类为主,粗细搭配
2. 多吃蔬菜水果和薯类
3. 每天吃奶类、大豆或豆制品
4. 常吃适量的鱼、禽、蛋和瘦肉
5. 减少烹调油用量,吃清淡少盐膳食
6. 食不过量,天天运动,保持健康体重
7. 三餐分配要合理,零食要适当
8. 每天足量饮水,合理选择饮料
9. 如饮酒应限量
10. 吃新鲜卫生的食物
11. 多摄入富含叶酸的食物或补充叶酸
12. 常吃含铁丰富的食物
13. 保证摄入加碘食盐,适当增加海产品的摄入
14. 戒烟、禁酒

❋ 富含微量元素的食物

铁 动物肝脏、动物血、瘦肉等食物铁含量丰富且吸收率较高。此外,蛋黄、豆类、油菜、芥菜、雪里红、菠菜、莴笋叶等含铁量也相对较多。

锌 贝壳类海产品、红色肉类、动物内脏都是锌的极好来源。植物性食物含锌较低,但一些坚果和瓜子中也含有一定量的锌。

镁 绿叶蔬菜、粗粮、坚果都富含镁,肉类、淀粉类食物及牛奶中的镁含量属中等,精制食品的镁含量一般很低。

碘 海洋生物含碘量丰富。如海带、紫菜、鲜海鱼、蚶干、蛤干、干贝、淡菜、海参、海蜇、龙虾等。

钙 钙的最好来源是奶及奶制品、豆类及豆制品。此外,绿叶蔬菜、芝麻酱和虾皮等海产品也是钙的良好食物来源。

孕前该吃营养素补充剂吗？

营养补充剂是由一种或多种人体必需的微量营养素组成的产品，用于补充人体所需的维生素和矿物质。生活中人们应该主要通过合理膳食来满足机体的营养需要，但是对于通过膳食仍不能满足其营养需要的育龄妇女，可根据自身的生理特点和营养需求来选择适当的膳食增补剂，如：有偏食、挑食等习惯或患有影响营养吸收疾病的女性，计划怀孕时可以适当补充营养素补充剂。

为什么怀孕时一定要补充叶酸？

叶酸对于防止胎儿神经管缺陷的作用已经得到科学的证实。孕期体内叶酸水平通常会下降，这是由于血容量增加以致血浆稀释以及尿中叶酸排出量增加引起的，叶酸摄入不足时可能会产生不良的妊娠结果，如：新生儿出生低体重、胎盘早剥和神经管畸形以及孕妇巨细胞性贫血等。

专家建议：至少从孕前3个月开始一直到孕早期3个月或持续整个孕期，每日服用400微克叶酸，还应适当多摄入富含叶酸的动物肝脏、深绿色蔬菜和豆类食物以预防胎儿神经管畸形的发生。如果以往生育过神经管缺陷儿的妈妈，应从怀孕前3~6个月开始，每日预防性服用5毫克叶酸，以降低神经管缺陷儿的生育风险。神经管的闭合发生在停经40天左右，因此要在孕前开始服用。

过瘦或肥胖影响怀孕吗？

女性过瘦和肥胖都会降低怀孕的几率。

"骨感"的孕妇可能由于营养不良、体弱多病、免疫力下降等原因，影响胎儿的营养供应，建议在备孕期间检查身体有无潜在疾病或营养不良性疾病，通过及时治疗并改变厌食、偏食等习惯，适量增加优质蛋白、碳水化合物的摄入，保证营养均衡，做到有计划地增加体重。

超重、肥胖的女性，如果在孕前不进行适当的体重控制，可能会引发妊娠期糖尿病，巨大儿的出生率会明显增高。需要通过坚持锻炼、合理安排饮食将体重减至标准，建议食物以低热量、低脂肪为主。药物减肥有导致疾病的风险，不适合备孕女性。

孕前标准体重怎样计算？

孕前标准体重可用以下两种方法计算：

（1）标准体重（千克）= 身高（厘米）－105，与孕前标准体重（千克）数值相比，加减10%都在正常范围。

（2）体质指数 $BMI = 体重（千克）/[身高（米）]^2$，BMI 在 18.5~23.9 之间属正常体重标准；BMI<18.5，即体重不足，提示营养不良；BMI 在 24.0~27.9 之间，属超重；当 BMI ≥ 28.0 时，即属于肥胖。

备孕建议

❀ 孕前应建立良好的**生活**环境

一旦计划怀孕,就要有意识地保护自己,主动避免接触辐射及有毒、有害物质,远离那些不利于身心健康的环境,尽量做到:

1. 不抽烟,不酗酒,同时要避免二手烟、三手烟。
2. 最好不烫发、不染发、少化浓妆。
3. 避免服用激素、止吐药、安眠药等影响精子和卵子质量的药物。
4. 远离放射线、农药、铅、汞、砷、镉、乙醚、二硫化碳等有害物质。
5. 避开 X 射线、CT 等放射性检查。
6. 看电视时保持一定距离,减少使用微波炉、电吹风、加湿器、吸尘器、电磁炉、电熨斗等看似小的电子设备。
7. 避免身心劳累的旅游以及压力过大的工作。
8. 避开不必要的聚会,避免感染呼吸道疾病。
9. 预防煤气中毒,避免接触煤气、液化气燃烧释放的有害气体。
10. 注意开窗通风,经常打扫室内卫生,勤清洗被褥及衣物。

暂时和猫咪说 byebye

准备怀孕的夫妇,应慎重饲养宠物,尤其是猫咪。猫是弓形虫的主要宿主,也是弓形虫的主要传染源,1 克猫的粪便中大约含上千万个弓形虫卵,怀孕期间同猫接触过多,导致胎儿畸形或感染后产生严重不良影响的风险明显增加。除此之外,孕妇长期在宠物毛发随处可见的地方生活,胎儿容易形成敏感体质,增加出生后患哮喘等过敏性疾病的几率。因此,计划怀孕时,感情再好的宠物,也要忍痛说 bye-bye。

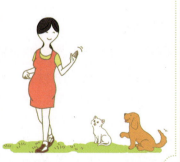

❀ 孕前运动好处多

适当合理的孕前运动有很多益处：
1. 增强体质，提高免疫力。
2. 锻炼身体肌肉骨骼的力量，为自然分娩作准备。
3. 锻炼心肺功能，促进血液循环。
4. 增加食欲，促进新陈代谢。
5. 促进胃肠蠕动，减少便秘。
6. 促进睡眠，保持良好的精神状态。
7. 保持正常的体重和体型，有利于产后恢复。
8. 释放压力，放松心情，增加自信。游泳、球类、慢跑、瑜伽、健美操等都是很好的。

　　孕前运动项目，每次运动 30~60 分钟为宜。备孕夫妇一起锻炼身体，不仅有助于增进夫妻感情，更利于优生优育。

❀ 孕前安排好工作

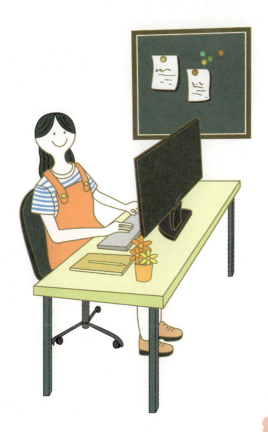

　　对于健康的女性来说，一般的工作强度不会增加妊娠风险，但如果你是一直从事特殊工作的女性，则应尽量在孕前调换工作岗位，如：重体力劳动、长时间站立、噪音强烈、夜班作业；工作环境室温过高或者过低、接触有毒化学制剂、放射线或大量电子仪器；高强度及高精神压力的工作。计划怀孕时，应尽可能提前与单位相关部门沟通，说明你已经有怀孕的打算，希望申请调换岗位并得到相应的照顾。

　　准备怀孕的女性应该注意，每日的工作时间最好不要超过 8 小时。

❀ 影响生育的问题

Q：酸、碱性体质的说法正确吗？

A：人体在正常生理条件下，各个组织、器官及血液的酸碱度相对稳定，人体血液的pH值一般会在7.35~7.45之间，平均为7.40。而当血液的pH值低于7.35或者高于7.45，则属于酸中毒或者碱中毒，常见于某种疾病的并发症，严重时会有生命危险。

人体的血液、胃液、尿液等体液是有酸碱度的，而体质则没有酸碱度之说。一般饮食带来体液酸碱度变化都能够由人体自动调节在正常范围内，故医学上根本不存在"酸性体质"和"碱性体质"的说法。喝碱性水、吃碱性食物唯一能改变的只是尿液的酸碱度，不会使整个身体打破平衡，变为"碱性体质"；女性生殖道内的酸碱度更不会因为食物而发生改变。所以通过改变"酸碱体质"来影响宝宝性别的说法是没有科学依据的。

Q："酸儿辣女"有科学依据吗？

A："酸儿辣女"是根据孕妈妈饮食习惯，来判断肚里宝宝性别的一种民间说法，没有科学道理。怀孕后，女性体内激素分泌的改变，会使胃酸的分泌量减少，从而降低了消化酶的活性，影响了食欲甚至消化功能，孕妇会因此出现食欲下降、嗜酸或喜辣、气味敏感，可能对平时不喜欢吃的食物突然有了兴趣，这些都属于正常的妊娠生理反应，与胎儿性别无关。

与此类似，民间还有"肚子圆是女孩，肚子尖是男孩""怀男孩勤快，怀女孩懒怠"的说法，这些都是没有科学根据的。

Q："造人"计划实施一年，尚未成功，是不孕症吗？

A：性生活正常的夫妻，一年没有采取避孕措施，都未曾怀孕，就可以称为不孕症了。不孕因素可能在女方、男方或男女双方。未避孕而从未妊娠的、曾经怀过孕而后未避孕连续一年不孕的、反复流产以及宫外孕等等未能成功生下胎儿的，都属于不孕不育的范围。但是，也有一部分夫妻，双方身体均未发现异常，却由于工作紧张、生活压力、情绪波动等精神因素导致了不孕症的发生。遇到类似情况，夫妇应该及时去医院就诊，找到不孕不育的真正原因并进行相应治疗。

Q：流产后再怀孕要注意什么？

A：流产，也就是我们常说的"小产"，民间有说法，小产也要"坐月子"，因为无论是自然流产还是人工流产，对女性身体而言都有伤害。尤其是人工流产手术，是通过负压吸引方式强行终止妊娠的措施，极易引起创伤和炎症。多次人流还会增加贫血、妇科疾病、不孕等多种疾病的风险。通常情况下，建议流产后3~6个月方可再次怀孕。

流产后应多注意休息，补充营养，以保证身体能够恢复正常状态，迎接下一次怀孕。流产1个月后方可同房，同时应严格注意避孕，以免在子宫内膜受损的情况下接连怀孕，引发威胁孕妇和胎儿健康甚至是生命安全的隐患。

Q：停用避孕药及取出避孕环后多长时间才能怀孕？

A：准备要宝宝了，之前用避孕药或者避孕环进行避孕，应该停药多长时间或者摘环后多长时间才能怀孕，成为很多人疑惑的问题。

口服避孕药为激素类药物，长期服用避孕药一般伴随期较长，需要半年时间才能在体内完全代谢。为确保胎儿安全，最好在计划怀孕前至少6个月开始停用避孕药。未按时停药或在受精后仍然服用避孕药，很可能干扰胎儿特别是性器官的正常发育，造成生长缺陷。这

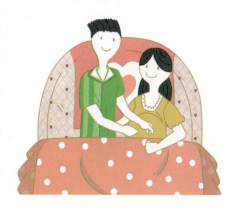

时，最好接受医生的相关检查，并告知用药时间，在医生指导下进行诊治。

避孕环即宫内节育器，作为异物置于宫腔内，会对子宫内膜等组织产生一定损害和影响，对于带避孕环的女性，取环后，子宫内膜在组织和功能上需要恢复时间，应在取出避孕环后月经正常来潮2~3次再考虑怀孕。

如果停用避孕药或避孕环，应该在计划怀孕前用男用避孕套进行避孕。

Boy or Girl?

在我国一些地区，对于生男孩还是生女孩仍然存在偏见，但宝宝的性别却不是我们能够决定的。

人体有23对染色体，其中只包括一对性染色体。男性的一对性染色体为XY染色体，女性为XX染色体。正常精液中含X和Y的精子数是基本相等的，因此生男生女的几率也基本相等。由于XY精子和卵子结合受许多因素制约，例如环境因素、压力、精子的存活力等等，这是极为复杂的，所以有人易得男孩，有人易得女孩，但目前人们还不能随心所欲地选择宝宝性别。

宝宝的性别取决于男性的精子类型，那种认为"生女孩都怪女方"的陈旧观点更是十分错误的。无论男宝宝还是女宝宝都是父母爱的结晶，所以，抛开陈旧观念，喜迎宝宝的到来吧。

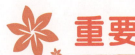

重要医学常识

孕前检查是必不可少的,夫妻双方最好在计划怀孕的前半年左右就开始做孕前检查,主要是为了排除身体疾患等因素对胎儿可能造成的不利影响,是预防出生缺陷的重要保障措施之一。对于没有进行婚前检查的夫妇来说,孕前检查更为重要。35岁以上或有异常生育史等高危因素的女性,还要增加一些检查项目。

❀ 女性孕前常规检查项目

项目	目的与功能
1. 身高、体重、血压、心肺功能、甲状腺功能等全身检查	目的是发现有无异常体征
2. 血常规+血型检查	了解女性是否有贫血,并依据血型,进行新生儿溶血症风险评估
3. 尿常规检查	主要对泌尿系感染、急慢性肾炎等疾病进行筛查
4. 肝肾功能检查	测定肝脏肾脏储备功能是否正常
5. 乙型肝炎血清学标志检测	及时发现是否为乙肝病毒携带者和病毒性肝炎患者,以避免怀孕后传染给胎儿
6. TORCH四项检查:巨细胞病毒、单纯疱疹病毒、风疹病毒、弓形虫等病原微生物检查	防止引起流产或胎儿畸形
7. 妇科检查:宫颈病变、白带常规检查	发现宫颈病变、阴道炎症、生殖器发育畸形及肿瘤
8. 心电图	了解心脏基本情况

❀ 女性孕前备查项目

1. 口腔检查,防止妊娠期牙龈炎、牙周炎。
2. 妇科内分泌检查,包括卵泡促激素、黄体生成激素等6个项目,主要针对月经不调的女性。
3. 染色体异常检查,有反复流产史、死胎、畸形儿史、遗传病家族史的夫妻需要检查遗传性疾病。
4. 地中海贫血筛查。
5. 妇科超声。
6. 甲状腺检查,针对有甲状腺疾病家族史的女性。

❀ 男性孕前检查项目

1. 血常规+血型检查。
2. 尿常规、肾功能检查。
3. 肝功能检查。
4. 乙型肝炎血清学标志检测。
5. 精液检查。

❁ 血型配对表

宝宝的血型来自准爸妈的血型,但也可能与父母血型不完全一样。依照血型遗传规律,知道了准爸妈的血型,就可以推算出子女的血型。每个人都应该知道自己的血型,这对紧急救助、输血或治疗血液性疾病,都有重要意义。

父母血型	子女可能	子女不可能
A 及 A	A, O	B, AB
A 及 B	A, B, AB, O	
A 及 AB	A, B, AB	O
A 及 O	A, O	B, AB
B 及 B	B, O	A, AB
B 及 AB	A, B, AB	O
B 及 O	B, O	A, AB
AB 及 AB	A, B, AB	O
AB 及 O	A, B	AB, O
O 及 O	O	A, B, AB

❁ 备孕与疫苗

甲肝疫苗、乙肝疫苗、风疹疫苗、水痘疫苗、流感疫苗都需要在怀孕前注射,但不是每个孕妇都需要。计划怀孕的准妈妈需要在孕前体检时做乙型肝炎血清学标志检测和风疹检查,再根据检查结果,决定是否需要接种。

女性注射疫苗后一定要跟踪化验,检查体内是否产生了抗体,待体内有抗体产生后再怀孕,这一过程一般要3个月。所以,注射疫苗应该纳入备孕计划,疫苗注射后一般需要过3~6个月才能怀孕,以免对胎儿造成伤害。

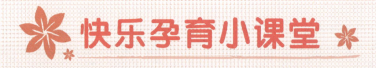

快乐孕育小课堂

❀ 保持孕前心情舒畅

年轻夫妻双方在计划怀孕之前，除了要做好身体、经济和物质准备之外，还要做好心理准备。所谓孕前心理准备，指的是夫妻双方在良好的心理状态下完成受孕。如果双方或一方受到较强的精神刺激，如亲人逝去、压力过大、忧郁烦躁、夫妻关系紧张等状况时都不宜受孕。

准备怀孕的夫妇双方还应懂得责任的承担，从为人妻到为人母，从为人夫到为人父，角色的即将转变，需要夫妻间彼此信任、相互倾诉、排解压力、关爱谦让。只有和谐的夫妻关系，才能带来愉快的心情和良好的家庭氛围。

科学证实，良好的心态，舒畅的情绪会直接影响内分泌的变化，并以平和、奇妙的方式传达给全身，当然这也会给准备怀孕的妈妈带来最佳的精神状态，为未来的宝宝带来更多的健康保障。

保持孕前心情舒畅的八个秘籍

1. 翻翻孕育书籍，听听"过来人"的经验之谈，对怀孕、育儿相关知识的掌握可以消除因"无知"而带来的不确定和恐慌。

2. 给自己放松、减压，告诉老板和同事你有怀孕的打算，减少来自工作和生活中的压力，以平和的心态迎接宝宝。

3. 保持充足的睡眠，避免睡眠不足引起的心情焦躁、烦闷等，睡眠是对身体最佳的，也是最自然的保养方式。

4. 适当进行体育锻炼，良好的体魄不仅可以为女性孕育健康强壮的宝宝打下基础，还能促进生产过程更加顺利。

5. 营养均衡，规律生活，戒掉烟酒，养成良好生活方式。

6. 维护亲密的家庭关系，与老公、家人多沟通，规划宝宝出生后的家庭蓝图，对三口之家的生活充满幸福和自豪。

7. 听音乐、读书、看优美浪漫的电影，外出晒太阳，呼吸户外新鲜空气，都是保持心情舒畅的好方法。

8. 到医院做一次体检，对自己的身体更加了解，让你的孕期生活更加从容。

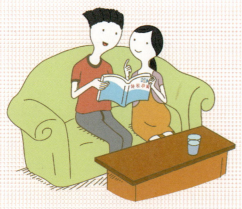

❀ 准爸爸怎样进入角色

为人夫不久，又即将增加一个为人父的身份，准爸爸要逐渐适应身份的转换，增强家庭的观念，承担更多的家庭责任，胜任新的"头衔"。生孩子是夫妻二人共同的事情，不仅准妈妈需要注意调理身体，保持良好心态，准爸爸也需要做好相应准备：

1. 与准妈妈共同建立备孕计划。
2. 准爸爸陪准妈妈到正规医疗保健机构一起进行全面的体格检查。
3. 准爸爸也需要均衡饮食、补充足够的营养，调理身体。
4. 合理进行锻炼，保持良好身心，做好相应准备。
5. 有吸烟、喝酒习惯的准爸爸，应戒烟禁酒。
6. 给予准妈妈多一些关爱和照顾，不仅可以缓解她的紧张情绪，还可增进夫妻感情。

❀ 吸烟对母婴的危害

研究表明，尼古丁有降低性激素分泌量和杀灭精子的作用，丈夫每天吸烟30支，精子存活率仅为49%，精子死亡率为51%。丈夫吸烟可使妻子受孕的可能性减少一半，大大降低了受孕几率。

被动吸烟，即俗称的"吸二手烟"，是指生活和工作在吸烟者周围的人们不自觉地吸进烟雾尘粒和各种有毒的物质。当准爸爸吸烟时，会造成准妈妈被动吸烟。而准妈妈受孕后，烟中的尼古丁等有害物质则可能增加流产、死胎、早产、低出生体重儿等风险，除此之外，还会增加新生儿患病，如：先天性心脏病、白血病、癌症的风险。

所以，为了宝宝的健康，准爸爸应该戒烟，同时也可以借此机会彻底戒烟，让自己有一个更健康的身体。

❀ 计划怀孕前应禁酒

酒精是世界公认的致畸物，如果准爸爸经常过量饮酒，会造成精子活力降低或精子发育不全，影响受孕并危及胎儿健康。无论准爸爸还是准妈妈饮酒后，在酒精的作用下，内分泌功能都会发生紊乱，对精子或卵子的发育有一定影响甚至产生畸形精子或畸形卵子，进而形成畸形受精卵。

医学研究发现，酒精还会影响受精卵顺利着床和胎儿的生长发育，甚至导致流产。如果孕妈妈饮酒过多，容易导致新生儿中枢神经系统功能障碍及发育障碍性疾病，其智力发育和身体发育都将受损。因此，为了宝宝的健康，准爸爸、准妈妈要在计划怀孕前3~6个月开始禁酒。

我的基础体温曲线图

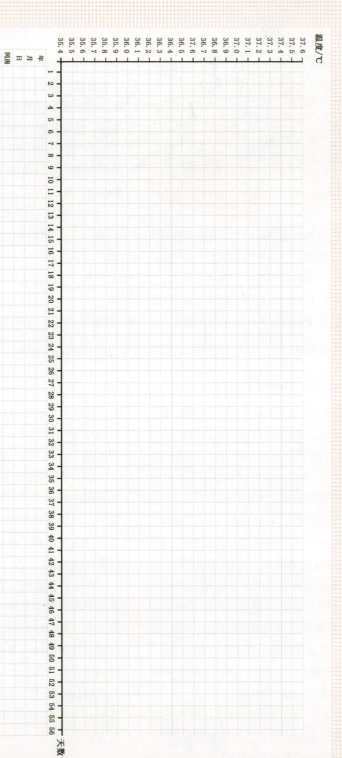

记录方法：

1. 临睡前将体温计水银甩至 35 度以下，放置在床边随手可拿的地方。
2. 清晨醒来后安静的躺在床上开始量体温。
3. 记录准确体温至小数点后两位并记录在表上。
4. 将记录点连成曲线，基础体温最低的一天即为排卵日。
5. 月经来潮的第一天作为周期的开始日记录，下次月经来潮的前一天作为此次周期的结束日。
6. 同房时，在对应的日子下画勾；如遇生病等情况，应在备注中注明

注意：清晨醒来后不要起床、说话，大小便等。

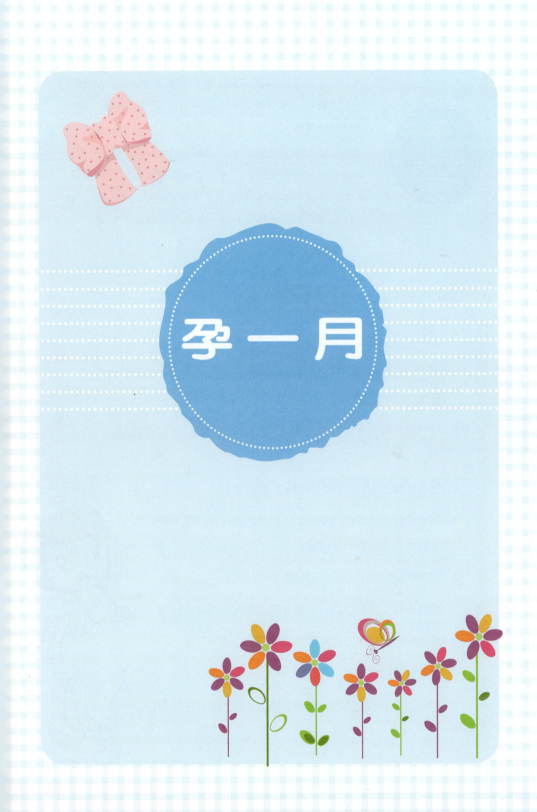

怀孕的喜讯悄然而至，首先要恭喜你怀孕了！作为一名孕妈妈，你即将开始一段生命中最令人兴奋、最值得经历的旅程。

怀孕的第一个月（第1~4周），孕妈妈的身体大多数是没有什么明显变化的，有些孕妈妈甚至可能全然不知。殊不知当你的体内孕育着一个小生命时，你的行为，你的饮食，甚至你的情绪都会与胎宝宝的健康息息相关。

医生的话

1. 孕一月尚未确定是否怀孕，身体没有明显的变化。
2. 这个时期要观察月经是否来潮，根据排卵期和同房时间判断是否有怀孕的可能。
3. 学会用早孕试纸检测是否怀孕，但是这个时期还不容易测出是否怀孕。
4. 注意饮食的调节，要均衡搭配，安全选材。
5. 当不能排除怀孕的可能时，出现类感冒症状尽量不要服药，多喝水、多观察、多休息。
6. 远离药物和辐射是你这时最重要的任务。
7. 合理安排工作和生活，尽量让自己有足够的休息时间。
8. 观察月经来潮以及乳房胀痛等情况。
9. 学会推算预产期。
10. 进行适度的心理调节，情绪会直接影响到胎儿的发育。

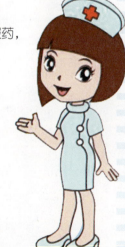

孕妈妈指南

- 注意观察自己的身体变化，发现有乳房涨大或是月经没有如约而至等情况，意味着您可能已经受孕，您将开始女人生命中特殊而有意义的孕育之旅。

- 孕妈妈应保持心情舒畅，及时调整紧张烦躁的情绪，可以选择做些强度较小的运动，使身心达到最佳的状态。

- 孕妈妈要保持规律、健康的生活习惯。早些入睡，尽量避免夜生活，并适当延长睡眠时间，以保证得到充足的休息。

- 继续服用叶酸，多吃含铁丰富的食物，均衡饮食，确保充足的营养。但不宜食量过多或暴饮暴食，避免引起胃部不适或造成体重超标。

- 积极锻炼身体，但排卵期和同房时间吻合的时段，孕妈妈们运动不要过于激烈，等到确认怀孕时，再计划适合孕期的运动计划。

- 穿衣穿鞋以舒适为主，并注意保暖，尽量去人少、空气流通的地方，避免感染病毒生病，若病情严重必须服药，一定要到医院咨询医生。

- 避免吸入二手烟，避免喝酒，避免照X光射线，避免接触有毒有害物质，若喝了酒或是照射了X光线，一定要到医院咨询医生，准确告知发生时间。

- 注意个人卫生，每天用清水清洗外阴；勤换内裤，内裤最好是纯棉的；勤洗澡，但洗澡水不宜过热，控制在38摄氏度左右为宜。

准爸爸任务

准爸爸最需要做的就是给妻子多些关爱和照顾，安慰和缓解她的紧张情绪。关心她的感受，一起唱歌、看电影，都是分散注意力的好方法；时间允许的情况下，你最好可以主动提出陪她去医院确诊是否怀孕。

另外，准爸爸应坚持戒烟、禁酒，积极为家庭营造舒适宁静的生活环境，承担更多的家庭责任，这样不仅可以增进夫妻感情，还将有益于两代人的健康。

百科词条

孕早期：妊娠期全过程分为孕早、孕中、孕晚三个时期。怀孕是从末次月经的第一天开始计算，平均为 280 天，即 40 周的时间，13 周末之前称为早期妊娠，即孕早期。

预产期：预产期是怀孕女性预计生产的日期，但不是十分精确的分娩日期。从末次月经的第一天算起，月份减 3 或加 9，日数加 7，即为预产期日。例如：末次月经是本年的 8 月 10 日，预产期则为次年的 5 月 17 日。实际分娩在预产期前三周或延后两周内，均为足月分娩。

受精：来自父亲的成熟生殖细胞——精子与来自母亲的成熟细胞——卵子之间的结合过程称为受精。成熟的卵子从卵巢排出，经输卵管伞部进入输卵管内，停留在输卵管壶腹部与峡部连接处等待精子的到来进行受精。受精发生在排卵后 12 小时内，整个受精过程约 24 小时。

受精卵：成熟的精子与卵子在输卵管中结合，形成受精卵，受精卵标志着新生命的诞生。受精后 30 小时，受精卵借助输卵管蠕动和输卵管上皮纤毛推动向宫腔方向移动。同时开始进行有丝分裂，称为卵裂，形成多个子细胞，称为分裂球。

胚胎：胚胎专指有性生殖而言，是有性繁殖发展形成过程的最初阶段，从受精卵开始第一次分裂，到下一阶段发展开始前，是发育生物学最早的阶段。妊娠 4~8 周的胎体为胚胎。

胎儿：受精后 9 周起胚胎初具人形，头大，占整个胎体近一半，能分辨出眼、耳、鼻、口、手及足趾，各器官正在分化发育，这时已由胚胎成为胎儿，是其各器官进一步发育渐趋成熟的时期。

神经管畸形：神经管畸形，又称神经管缺陷，是一种在胎儿脊柱和大脑发育过程中，由于神经管发育障碍引起的脑积水、脑脊髓膜膨出、脊柱裂等严重的胎儿畸形疾病。孕前及孕早期服用叶酸，可以有效预防神经管畸形。

 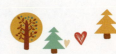

孕一月 身体变化

❁ 怀孕第1个月的胎宝宝发育

胎宝宝的发育是一个极其复杂的演变过程，他/她的生命是从一个受精卵开始，再逐步发育成胚胎、胎儿。

♥ 受精卵的发育、输送与着床

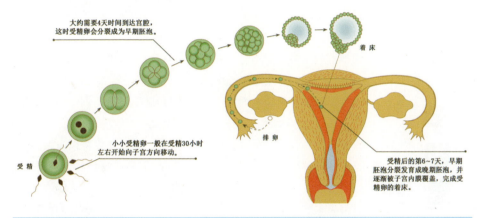

❁ 孕妈妈的身体变化

怀孕第一个月，孕妈妈们通常还感受不到新生命的形成，不过仔细留意，身体还是会发出一些讯号，告诉你要做好为人父母的准备了。

首先，就是月经不来潮，对于大多数经期规律的女性，如果"大姨妈"未如期而至，可能就是怀孕的信号了，但是这时通过验孕棒还不一定能检查出来。其次，这时期孕妈妈的身体和激素水平都会有细微的改变，但身体对于这些改变的反应也是因人而异。敏感的孕妈妈可能会发现自己有点儿慵懒、困倦、嗜睡、畏寒或者低热，还误以为是患了感冒；其实，不用担心，这些症状都是正常的，是身体在提示"有情况"哦！这个时期，不要擅自服用药物，以免造成不良影响。

自怀孕开始至哺乳期结束，母体内孕激素分泌增强，雌激素分泌受到抑制，从而使身体处于抑制排卵的激素环境，所以，女性在怀孕后至哺乳期间（指纯母乳喂养）一般不会排卵，也就是没有月经出现。

营养与饮食 孕期需要的营养素

❀ 蛋白质

蛋白质是生命的基础，每克蛋白质可以提供4千卡的能量，是人体提供能量的三大营养素之一。对于腹中孕育着小生命的准妈妈来说，对蛋白质的需求自然比平常人要高。如果在怀孕期间摄取的蛋白质量不足、质不高，可能会造成宝宝脑细胞分化缓慢，导致脑细胞总数减少，影响宝宝的智力。营养全面、合理均衡的饮食是机体获得蛋白质最直接有效的方法。大部分孕妈妈通过每天丰富多样的膳食就能够获得满足自身和胎儿需要的蛋白质。每天摄入65克左右蛋白质已足够满足机体的需要。

蛋白质摄入也并非越多越好，蛋白质在体内的代谢需要大量水分，过量的摄取会加重肾脏的代谢负担，若肾脏功能本来就不强，危险则会更大，所以，不可以盲目补充蛋白质粉或者其它营养素补充剂。

❀ 脂肪

脂肪是人体三大供能营养素之一，每克脂肪可以提供9千卡的能量，它也是孕早期准妈妈们体内不可缺少、保证能量供给的营养物质。脂肪具有保护皮肤、神经末梢、血管及脏器的作用，可以帮助固定内脏器官的位置，使子宫衡定在盆腔中央，给胚胎发育提供一个安宁的环境。

脂肪的食物来源主要是植物油、油料作物种子及动物性食物。脂肪还能够促进脂溶性维生素A、D、E、K的吸收，脂类中的磷脂等成分还是构成脑组织的极其重要的营养物质，在大脑活动中起着重要的不可代替的作用。要想有一个聪明、健康的宝宝，脂肪是不可缺少的营养素。

❀ 碳水化合物

碳水化合物是为人体提供能量的最主要的营养素，每克碳水化合物可以提供4千卡的能量。日常吃的米、面等粮谷类和薯类、豆类等都是碳水化合物的主要来源，食物中的淀粉在人体内经过消化，分解成葡萄糖为人体提供能量。

孕妈妈每天保证摄入至少150克碳水化合物（约合谷类200克），才能满足胚胎对能量的需要。建议孕妈妈在怀孕早期，尽量多吃些富含碳水化合物的谷类、薯类和水果等食物，因为这时的胚胎还极少能利用脂肪提供能量，葡萄糖几乎是他们能量的唯一来源。

❀ 矿物质以及微量元素

人体内的元素除碳、氢、氧、氮以有机的形式存在外，其余的统称为矿物质。矿物质又分常量元素和微量元素。在人体内含量较多，需要量较大的为常量元素，有钙、镁、钠、钾、磷、氯六种。微量元素在人体内含量很少，包括铁、碘、锌、硒、铜、锰、铬、钴共8种。

微量元素，是指在人体中含量低于百万分之一的元素。怀孕期间，孕妈妈对各种微量元素的需求量都较以往有所增加。但是只要注意营养搭配、均衡膳食，几乎所有的微量元素都可以在平时的食物中得到补充。

孕妈妈不用额外费心思考虑补充微量元素，更不用精确到用天平来称量每天要补充多少毫克。膳食中容易缺乏的矿物质主要是铁、钙、锌、碘，建议多吃富含这些矿物质的食物，根据自身情况，按照医生的建议补充铁、钙就可以了。

❀ 如何摄入蛋白质最有效？

蛋白质的食物来源可分为植物性蛋白质和动物性蛋白质两大类。肉、鱼、蛋、奶等动物蛋白以及大豆蛋白的氨基酸组成与人体必需氨基酸需要量模式较接近，所含的必需氨基酸在体内的利用率较高，被称为优质蛋白质。为改善膳食蛋白质质量，应保证摄入一定数量的优质蛋白质，动物性蛋白质和大豆蛋白质最好能达到膳食蛋白质总量的30%～50%。

两种或两种以上食物蛋白质混合食用时，其中所含有的必需氨基酸可取长补短，相互补充，达到较好的比例，从而提高蛋白质利用率，称为蛋白质互补作用。例如：玉米、小米、大豆单独食用时，赖氨酸含量较低，蛋氨酸相对较高；而大豆中的蛋白质恰恰相反，混合食用时赖氨酸和蛋氨酸两者可相互补充。若在植物性食物的基础上再添加少量动物性食物，蛋白质的生物价还会提高，动物性、植物性食物混合食用比单纯的植物性食物混合要好。

❁ 维生素

维生素是维持身体健康所必需的一类有机化合物,分为水溶性维生素(包括维生素C和维生素B)和脂溶性维生素(包括维生素A、维生素D、维生素E、维生素K)。维生素在体内既不是构成身体组织的原料,也不是能量的来源,但在物质代谢中能起到非常重要的作用。

很多维生素都不能在体内合成或合成量明显不足,虽然人体需要量很少(每日仅以毫克或微克计算),但必须经常由食物供给。维生素存在于各种食物当中,孕妈妈可以通过均衡饮食,注意食物多样化,从而得到丰富的维生素。

维生素A

维生素A不仅可以维持正常的视觉功能,维护上皮组织细胞的健康,还能维持骨骼正常生长发育,促进生长与生殖。当体内维生素A不足时,易患夜盲症。

各种动物的肝脏、鱼肝油、全脂奶、蛋黄等富含维生素A。植物性食物只含β-胡萝卜素(在体内可转化成维生素A),最好的来源为深色蔬菜,如菠菜、胡萝卜、韭菜、雪里蕻等,还有柑橘类以及杏、柿子等橘黄色水果。

维生素B_1

维生素B_1在人体内构成辅酶,维持体内正常代谢,促进胃肠蠕动。缺乏维生素B_1可引起脚气病。

维生素B_1广泛存在于天然食物中,含量随食物种类而不同,也受收获、贮存、烹调、加工等条件的影响。葵花子仁、花生、大豆、猪瘦肉是维生素B_1最为丰富的来源,其次是小麦粉、小米、玉米、大米等谷类食物,碾磨不太精细的谷物,维生素B_1含量更丰富;而鱼类、蔬菜和水果中维生素B_1含量较少。

维生素B_2

维生素B_2具有参加物质代谢、参与细胞的正常生长等作用。缺乏时易出现上皮损害、上皮角化,出现口角炎、舌炎等症状。

维生素B_2广泛存在于天然食物中。以动物内脏如肝、肾、心等含量最高;其次是蛋类、奶类;大豆和各种绿叶蔬菜也含有一定数量,其他植物性食物含量较低。

维生素B_6

参与氨基酸、糖原、脂肪酸代谢。

维生素B_6广泛存在于动植物食物中,其中豆类、畜肉及肝脏、鱼类等食物中含量较丰富,其次为蛋类、水果和蔬菜,乳类、油脂等食物中含量较低。

维生素B_{12}

参与同型半胱氨酸甲基化转变为蛋氨酸,维生素B_{12}缺乏,是形成冠心病等心脑血管疾病的危险因素。维生素B_{12}主要食物来源为肉类、动物内脏、鱼、禽、贝壳类及蛋类,乳及乳制品中含量较少。植物性食物基本不含维生素B_{12}。

叶酸

叶酸又称抗贫血因子。对于细胞分裂和组织生长具有极其重要的作用。孕前和孕期服用叶酸，还可以预防胎儿神经管畸形。其缺乏时可引起巨幼红细胞贫血、胎儿神经管畸形等疾病。主要食物来源：动物肝、肾、鸡蛋、豆类、酵母、绿叶蔬菜、水果及坚果类。

维生素C

维生素C又称抗坏血酸，可促进胶原蛋白合成、增强药物或毒物的解毒过程；又可促进铁的吸收、四氢叶酸的形成，还可以预防癌症。其缺乏时可以引起坏血病，还可引起胶原合成障碍，导致骨质疏松。维生素C的主要食物来源：新鲜蔬菜与水果。辣椒、茼蒿、苦瓜、白菜、豆角、菠菜、土豆、韭菜等蔬菜中含量丰富；酸枣、红枣、草莓、柑桔、柠檬等水果中含量最多；在动物的内脏中也含有少量的维生素C。

维生素E

维生素E又名生育酚，具有抗氧化作用，保持红细胞的完整性；调节体内某些物质合成；与精子的生成和繁殖能力也有关。维生素E缺乏时易引起溶血性贫血。

绿色植物中的维生素E含量高于黄色植物，如麦胚、葵花籽及其油、玉米和大豆都富含维生素E。蛋类、鸡鸭的肚、绿叶蔬菜中都有一定含量；动物性食品、水果及其他蔬菜含量很少。

维生素D

维生素D促进钙的吸收，促进骨组织钙化等。当体内维生素D缺乏时，可引起婴幼儿佝偻病以及成人骨软化症。

天然食物来源的维生素D不多，脂肪含量高的海鱼、动物肝脏、蛋黄、奶油和干酪中相对较多。鱼肝油中的天然浓缩维生素D含量很高。

维生素K

维生素K在血液凝固、骨代谢中起着重要作用，缺乏时易导致新生儿出血症。维生素K在绿色蔬菜中含量丰富，动物肝脏、鱼类中也较高，而水果和谷物中含量较少，肉类和乳制品中含量一般。蒜苗、韭菜、芹菜叶、菠菜、辣椒、芥菜、莴苣叶、西蓝花等绿色蔬菜中含量较高。

生活问答

Q: 孕期运动有什么好处？

A: 孕期运动有助于维持孕妈妈的正常生理状态，愉悦心情，并能够有效保持体重合理增长。大量的实践证明，孕期适时、适量、适当的运动，益处很多。

孕期运动不仅能增强肌肉的力量和机体的能量，增强腹肌、腰背肌、盆底肌的力量；还能增加产力，有助于顺利地自然分娩；还可以促进血液循环，改善盆腔充血状况，缓解腰痛，减轻水肿。运动还有助于促进新陈代谢，增加肠道蠕动，减少便秘的发生。

所以孕妈妈应定期接受产前检查，听从医生建议，根据自身情况选择适合的运动。游泳、散步、孕妇瑜伽、提肛运动都比较适合孕妇。

Q: 孕期能不能进行剧烈运动？

A: 虽然孕期运动好处多多，但是类似打排球、举重或需要抻背、弯腰、跳跃动作的运动项目还是不宜进行。

孕妈妈不论是运动还是日常做家务，都应尽量从容、缓慢地进行，避免过度劳累，同时还要避免快速奔跑、急转身等激烈的动作，以免发生跌倒、撞击腹部等意外，引起危及自身和胎宝宝健康的情况发生。

骑马、潜水、篮球、滑雪、跳跃、爬山（海拔超过2500米）等的剧烈运动都不适宜在孕期开展；舒缓、适度的有氧运动，才是孕妈妈在这一阶段的最佳选择。

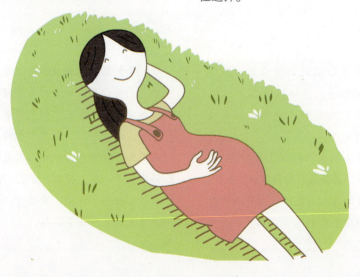

Q：孕妈妈不宜从事哪些工作？

A：怀孕后，孕妈妈和胎宝宝对一些工作环境特别敏感，所以有些行业的工作尽量避免或请示你的老板暂时调换一下岗位。

不宜从事的工作有：

1. 重体力劳动、肢体运动幅度较大的工作。
2. 开车、爬高等危险系数较大的工作。
3. 需要在高温下或噪音过大的环境中工作等。
4. 单独一人工作或野外工作等。

这些工作容易对孕妈妈的身体构成危险或造成伤害，会直接或间接地对胎宝宝的生长发育产生不利影响。

Q：孕早期性生活要注意什么？

A：虽然不同的夫妻之间的性需求差别很大，但是在怀孕的三个阶段中，性需求通常都会经历下降—上升—下降的过程，所以孕妈妈在孕早期出现性欲降低并不是奇怪的事情。因为疲倦、恶心、呕吐等早孕反应，让孕妈妈很难专注。当然，还有少部分的孕妈妈性欲反而提升，这是由于孕激素的变化，使得外阴充血变得敏感，所以也是很正常的。

大多数孕妈妈在孕期都可以享有安全、适度的性生活，但在孕早期，胎宝宝在妈妈体内还不是很稳定，所以应适度减少性生活，并在每次性生活的前后要注意清洗外阴，预防生殖道感染。

有以下情况的孕妈妈，在孕早期的性生活中，需要格外注意。

◎有习惯性流产史的孕妈妈；
◎有先兆流产迹象的孕妈妈；
◎莫名阴道流血的孕妈妈等。

Q：孕早期如何着装才合适？

A：孕早期阶段，孕妈妈的体形较孕前变化不太明显，只需根据四季变化，在

国家关于女职工劳动保护的特别规定

女职工在怀孕期间，所在单位不得安排其从事国家规定的第三级体力劳动强度的劳动和孕期禁忌从事的劳动，不得在正常劳动日以外延长劳动时间，对不能胜任原劳动的，应当根据医务部门的证明，予以减轻劳动量或者安排其他劳动。

★怀孕七个月以上(含七个月)的女职工，一般不得安排其从事夜班劳动，在劳动时间内应安排一定的休息时间。

★怀孕的女职工，在劳动时间内进行产前检查，应当算作劳动时间。

★女职工产假为98天，其中产前可以休假十五天。难产的，增加产假15天。生育多胞胎的，每多生1个婴儿，增加产假15天。

★女职工怀孕未满4个月流产的，其所在单位应当根据医务部门的证明，给予15天时间的产假；怀孕满4个月流产的，享受42天产假。

保证温暖、适宜的前提下随时加减衣服就可以了。在服装上，可以根据自己的情况将腰部的尺寸稍稍放松，除了不建议穿紧身束腰的上装和牛仔裤之外，其他外衣还可以保持孕前穿衣的风格。在整个孕期过程中，孕妈妈的贴身衣物都应选择舒适、透气的纯棉制品，以免皮肤过敏。

夏季炎热，孕妈妈容易出汗，着装应以面料吸汗、凉快为宜，新买的衣服最好经过清洗后再穿，以去除衣服在印染、制作过程中沾染的有害物质；冬季寒冷，孕妈妈要注意保暖，着装应避免沉重和臃肿。质地柔软且宽松的羽绒服、棉服都很适合，手套、围巾、帽子也是孕妈妈的好伙伴。

Q：怀孕后如何选择胸罩？

A：怀孕后，孕妈妈的胸部会有明显的胀痛感，随着胎儿月龄的增加，孕妈妈的乳房也逐渐增大。当觉得胸部被裹得紧紧的时候，就需要重新选择合适的胸罩了。

孕妈妈选择胸罩时，要以舒适为原则。质地以细软、透气性能好、吸水性强、舒适的纯棉制品为宜，罩杯要深，肩带要宽且可以调节。还需要注意的是，带钢托的胸罩不适合孕妈妈，以免影响呼吸顺畅。另外，购买时应适当放宽尺寸，因为随着怀孕周数的推移，乳房增大和腹部隆起，你的胸罩尺寸还会变大，需要给胸部的发育预留适当的空间。

不建议在孕早期时选购喂奶胸罩。由于整个孕期乳房还会持续长大，产后乳房也会胀大很多，在孕早期采购的胸罩到时候可能会因为尺寸过小而造成浪费。

Q：怀孕后能穿高跟鞋吗？

A：孕前经常穿高跟鞋的孕妈妈认为孕早期体形变化不大，所以继续穿着高跟鞋。其实，不仅仅是孕早期，整个孕期这样做都是非常危险的。

高跟鞋不利于身体平衡，尤其当早孕反应带来的呕吐突然发生时，更容易造成意外。

整个孕期过程中，胎宝宝一天天增大，孕妈妈的体重随之增加，这时会导致重心前移，穿高跟鞋时会使腰背部肌肉和双脚的负担加重导致身体站立不稳、腰酸背痛。穿着高跟鞋站立或行走时，由于下肢静脉回流不畅，很容易加重孕妈妈下肢水肿。

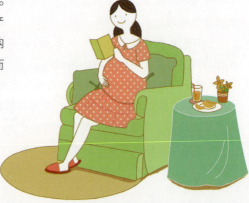

重要医学常识

❀ 如何确认怀孕

"我是不是有了？"有正常性生活，但没有采取避孕措施的女性，经常会在经期快要来临的日子发出这样的疑问，尤其是在她们感觉有些疲乏或是恶心的时候。

很多女性购买早孕试纸自行检测，但是由于操作不一定规范，或者试纸储存条件不佳，结果可能会存在假阳性。建议计划怀孕的女性停经1~2周后，及时去医院就诊。医生将根据你的临床症状以及尿妊娠试验—尿人绒毛膜促性腺激素（HCG）、B超等辅助检查，确诊是否正常妊娠，还可以排除宫外孕及葡萄胎的可能。阴道B超最早在停经5周时，可以在宫腔内见到圆形或椭圆形妊娠囊，可比腹部B超提前一周时间做出诊断。

❀ 妊娠分期

怀孕的过程是280天，这样算来，只有九个月多一点，可大家为什么都说是"怀胎十月"呢？

"十月怀胎"并非将平时的每月30或31天算做一个月，而是医学上对怀孕月份的计算方法。以7天为一周期，4周（28天）为一个孕月，整个的孕期为10个孕月，也就是说胎龄一般共40周，共计280天（由末次月经开始的第一天算起）。医学把40周又分为三个阶段，分别为：

分　期	时　间
早期妊娠（孕早期）	停经 ~ 13^{+6} 周
中期妊娠（孕中期）	14 周 ~ 27^{+6} 周
晚期妊娠（孕晚期）	28 周 ~ 41^{+6} 周

注：13^{+6} 周表示13周加6天

❀ 怎样计算预产期

月经规律的女性从最后一次月经开始的日子算起，第280天就是俗称的预产期了。简单计算方法是将末次月经开始时间月份减3（如果是1、2、3则加9），天数加7。如：末次月经开始时间为8月1日，预产期是次年的5月8日；如：末次月经开始时间是2月5日，预产期是当年的11月12日。

对于部分月经时间不规律或忘记末次月经时间的人，可以请医生通过血人绒毛膜促性腺激素（HCG）和早期B超等进行检查，并根据早孕反应开始的时间、胎动出现的时间，做出较为准确地估算。

预产期只是对生产日期的大致估算，真正在预产期这天出生的人很少，大部分的人是在预产期前后2周内出生的。

❀ 孕期要做的几次产检

在医院做完早孕检查确诊怀孕后，决定好迎接新生命到来的孕妈妈就应当准备去医院定期检查了。每次产检时，要认真记下医生的建议以及下次产前检查应做好的准备事项。

根据我国孕期保健的现状和产前检查项目的需要，孕妈妈在整个孕期至少要进行 7 次产检，检查的孕周及主要检查项目分别为：

时　　间	内容
妊娠 6~13 周末	首次产检
妊娠 16~20 周末	唐氏筛查等
妊娠 20~24 周	B 超筛畸等
妊娠 24~28 周	口服葡萄糖耐量试验（OGTT）等
妊娠 28~32 周	二次超声排畸，监测胎儿生长发育，检查是否有贫血等
妊娠 33~36 周	肝功能检查，胎儿生长发育监测
妊娠 37~41 周	胎心电子监护、预测分娩方式

如果孕妈妈是高龄、双胎或检查中有异常等高危妊娠者，还应当根据医生的建议，酌情增加产检次数。在城市地区条件较好的医院，目前对低危孕妇产前检查时间和次数的规定为：孕早期至少 1 次，孕 36 周前每 3~4 周 1 次，孕 36 周后到分娩前每周 1 次。

不同的地区、不同的医院产检次数和项目也不一定相同，孕妈妈一定要清楚了解自己产检医院的具体安排，不要错过了检查的最佳时间。

❀ 避免 X 线、CT 等放射检查

X 线和 CT 都属于放射性检查，对胎宝宝有极强的致畸影响，孕妈妈应尽可能避免。特别是在孕早期，也是胎宝宝主要器官发育的关键时期，对各种有害因素都非常敏感。接受 X 线和 CT 等检查，可能会造成胎宝宝发育异常等不良后果。

放射线对胎宝宝影响的大小与胎龄及接受放射线的部位和剂量有关，受照射的部位距离胎宝宝越近，接受放射线剂量就越大。如受孕两周内，下腹部接受 X 射线照射时，可能引起受精卵存活困难。孕中期后，虽然胎宝宝的大多数器官已基本形成，放射性物质很少引起明显的外观畸形，但其生殖系统、牙齿、中枢神经系统仍在发育过程中，受放射影响可能造成智力低下、发育异常等后果。

❀ 孕周记录表

根据最后一次月经开始的日子，推算出正确的预产期之后，孕妈妈就可以将这 280 天按照每 7 天一个周期，做成一张看起来一目了然的表格了。

孕期分为 40 个孕周，所以孕周记录表要有 40 行，每行对应的都是一个孕周里的 7 天时间。月经规律的孕妈妈可以先在自己末次月经第一天相应的位置做上标记，这就是你孕期旅程的起点了。孕妈妈还可以将每个孕周需要进行的事项在表格里标注出来，例如何时领准生证、建卡、产检等；胎宝宝的动态也可以在孕周表上记载，注上胎宝宝的变化以及第一次胎动的时间，孕期点点滴滴的记录都将成为孕妈妈的美好回忆。

快乐孕育小课堂

✿ 真的要做妈妈了

真的要做妈妈了吗？身体里正在发生着什么样的变化？宝宝会健康吗？很多女性在孕育的旅程刚刚开始的时候，都用兴奋、慵懒、焦躁和期待这样几个词来形容自己的怀孕初体验。

其实怀孕、分娩是女人正常的生理过程，也是一段难忘的人生经历。当小生命悄悄来临的时候，女性的生理和心理都在发生变化，恐惧和不安情绪的产生都属于正常情况。

欣然迎接宝宝的到来吧，不必纠结于自己和丈夫的准备充分与否，不必纠结于体形和容貌的变化，那只会使你变得更加紧张。平和、自然、愉快的心境是最好的心理准备，丢掉心理包袱，相信夫妇二人很快会适应为人父母的感觉。

✿ 给她更多关爱

怀孕后，特别是在怀孕初期，孕妈妈刚刚经历了角色的转变，加之身体的不适以及外形的改变，有可能会担心和另一半的感情，纠结"他到底还爱不爱我？""我变丑、变胖了怎么办？""我的宝宝会健康吗？"等等，变得焦虑、没有自信。准爸爸需要理解孕妈妈在这段特殊生理时期的心理反应，多多体贴和宽慰，给她更多关爱。准爸爸应该同爱人一起看书、听音乐、看电影或者进行户外活动，分享孕妈妈的快乐与期盼，分担她的忧虑和不安，因为你是她最亲密的爱人，你的爱应该一直伴随在她和宝宝身边。

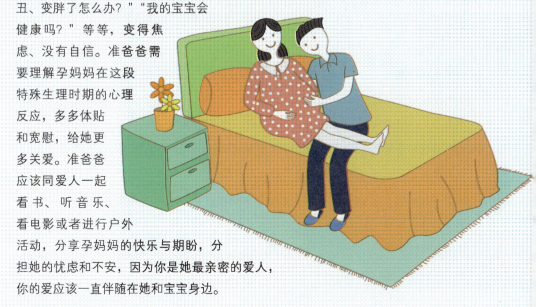

❀ 值得准爸爸妈妈记下的特殊数字

最佳生育年龄	女性 24~29 岁，男性 25~36 岁
最佳受孕月份	7~9 月
早孕反应出现时间	一般怀孕后第 6 周左右开始
首次检查时间	月经延迟 1 周左右，或出现早孕反应时，或确定妊娠后
胎儿在母体内生长时间	40 周，即 280 天
预产期计算方法	末次月经的第一天开始所在月份加 9(或减 3)，日期加 7
自然流产易发生时间	怀孕后 3 个月内
产前检查次数	若无异常情况，应至少接受 7 次产前检查
产前检查时间	妊娠 6~13^{+6} 周、14~19^{+6} 周、20~24 周、24~28 周、30~32 周、33~36 周、37~41 周，每个时间段至少进行一次，共 7 次。
正常的血压	小于 140/90mmHg
唐氏筛查时间	16~20 周
糖尿病筛查时间	24~28 周
孕妈妈的血红蛋白	不低于 110g/L
孕妇洗澡适宜水温	38℃左右
适宜孕妈妈的睡眠温度	20~24℃
适于孕妈妈睡眠的相对湿度	40%~60%
孕妇孕中、晚期每周增加体重正常范围	0.36~0.45 千克
孕期体重增加总值	12 千克
孕期每天运动时间	根据自身的体能，不少于 30 分钟的低强度身体活动
自觉出现胎动时间	怀孕 18~20 周内
一天中胎动最活跃时间	晚 8 点~晚 10 点
胎动正常次数	不少于 3~5 次 / 小时，在 30~40 次以上 /12 小时
胎心音正常次数	120~160 次 / 分钟
过期妊娠	超过预产期 14 天
孕早期每日补充叶酸量	400 微克

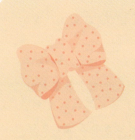
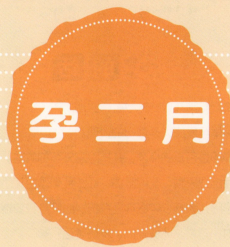

孕二月

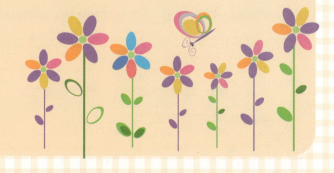

也许怀孕是从天而降的惊喜,而你直到第二个月才发现。也许你正敏感地关注着自己身体的微妙变化,期待着胎宝宝健康长大。

怀孕的第二个月(第5~8周),孕妈妈从外观形体上还是看不出有什么明显的变化,但由于荷尔蒙的作用,可能会觉得自己的身体有了一种异样的充实感。孕妈妈,你能体会到一颗生命的幼芽正在你的身体内悄悄成长吗?

医生的话

1. 孕二月是流产和胎儿致畸的最敏感时期。
2. 停经并伴有早孕反应,是最初的表现。
3. 到医院去确诊是否真的怀孕,并排除宫外孕的危险。
4. 这个时期会出现尿频、乳房胀痛、乳头乳晕颜色加重等生理现象。
5. 这一时期是胎儿大脑、中枢神经系统、心脏等重要器官发育的时期。
6. 要避免辐射、药物、环境高热、发烧等诸多影响。
7. 对于有过流产史的准妈妈来说,这时要特别注意节制性生活,并进行适当的保胎措施。
8. 这时候开始准备到自己选择好的医院建立孕期档案。
9. 孕期不宜接受X线或CT检查,更不能随意服药。
10. 在就医时要明确告诉医生自己已经怀孕。
11. 这时要每天继续服用叶酸400微克。
12. 如果此时的身体出现了特殊的症状一定要到医院求助于医生,并采用最安全、最可靠、对宝宝影响最小的治疗方案。
13. 注意观察自身的机体变化,避免发生流产。
14. 调整孕期生活方式。

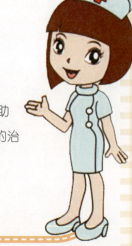

孕妈妈指南

- 孕妈妈出现或轻或重的早孕反应不要太紧张，也不要因为怕吐而畏惧进食，相反要及时补充水分及食物，自制的果汁就是既营养又可补充电解质的饮料。

- 如果孕妈妈呕吐非常剧烈且较为频繁，无法喝水也无法进食时，应及时到医院就诊，以免导致缺水和电解质平衡失调。

- 孕妈妈的居家及工作环境应继续保持安静、舒适，经常开窗通风，保持室内空气清新，尽量少去厨房和油烟味重的地方。

- 应尽量少去人多的地方，以免被传染感冒等流行病，同时也避免了嘈杂的声音对胎宝宝发育的影响。

- 孕早期不可做剧烈运动，但活动太少也会加重早孕反应。孕妈妈还应进行适量运动，像散步、孕妇体操等轻缓的活动，会有助于改善心情和减轻早孕反应。

- 在工作和生活中，如果需要搬运重物时，需请其他同事或家人处理，不要逞能自己动手，以免造成不可挽回的伤害。

- 怀孕第二个月，也是流产的高发期。碰撞、同房、外力伤及腹部时，都有可能导致流产，应特别注意。

准爸爸任务

恭喜你要做爸爸了。小宝宝的到来，是否让你的兴奋、激动和幸福难以掩饰？将喜讯分享给亲人的同时，也意味着一个男人的家庭责任更大了。从此，夫妇的二人世界将因孩子的到来而发生巨大的变化。

面对孕妈妈的早孕呕吐，准爸爸不仅要做营养师，还要学会做按摩师。作为准爸爸的你可以帮她按压内关穴或者放松全身，也可以为她递上柠檬水或是姜片……你的体贴和劝慰对增加孕妈妈的信心、缓解她的早孕情绪都有不可替代的作用。

做一个好丈夫，抽时间整理居室的环境，可把绊脚的物品重新归整，把常用物品放在方便取用的地方，在卫生间或其他容易滑倒的地方放上防滑垫，让孕妈妈充分感受到你的体贴和关爱。

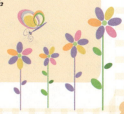

百科词条

黄体酮：又名孕酮，是一种由卵巢黄体分泌的，维持妊娠所必需的天然孕激素。在临床上，一般黄体酮的监测用于对发生先兆流产、习惯流产的病因做出反应性诊断等。

早孕反应：在停经6周左右出现畏寒、头晕、流涎、乏力、嗜睡、食欲缺乏、喜食酸物、厌恶油腻、恶心、晨起呕吐等症状，称为早孕反应。多在停经12周左右自行消失。

自然流产：妊娠不足28周、胎儿体重不足1000克而终止妊娠称为流产。流产分为自然流产和人工流产。自然流产发生在孕14周前终止妊娠的为早期流产，发生在14~28周的为晚期流产。主要因为遗传基因缺陷，母体全身性疾病，生殖器官异常，内分泌异常，过量吸烟、酗酒、饮咖啡、吸毒，手术、直接撞击子宫、性交过度、过度紧张等创伤刺激，免疫功能异常，以及接触有毒有害物质等环境因素而引发的流产。

先兆流产：指怀孕28周前，先出现少量阴道流血，常为暗红色或血性白带，无妊娠物排出，随后出现阵发性下腹痛或腰背痛。

习惯性流产：连续自然流产2次及2次以上者，称为习惯性流产。每次流产多发生于同一怀孕月份，其临床经过与一般流产相同。

人绒毛膜促性腺激素（HCG）：HCG是一种水溶性的糖蛋白激素，易被吸收入母血，一般在受精后第6日受精卵滋养层形成时开始分泌微量HCG。在受精10日后（着床后）可在母体血清中测出，成为诊断早孕的最敏感的方法。也可以在受精3周后检测尿中HCG初步判断是否怀孕。HCG于妊娠早期分泌量增加很快，怀孕8~10周时血清HCG浓度达高峰，为50~100kU/L。

更多学习请登陆快乐孕育孕妇学校
www.kuaileyunyu.com

孕二月 身体变化

❀ 怀孕第2个月的胎宝宝发育

此时的孕妈妈可能还沉浸在刚刚获知怀孕的喜悦当中，殊不知，此时小宝宝的神经系统、重要的内脏器官都已经开始发育了。

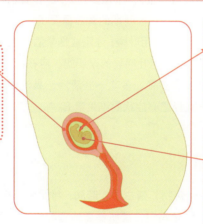

进入第5周时是长度约为2毫米的胎芽，第8周已经长到约为20毫米的胎宝宝了。

胎宝宝的样子像个小蝌蚪，头尾可辨，脸部五官渐渐显露，大脑开始发育，心脏开始跳动，肺、肾、肝脏和胃肠道也在发育。

胎宝宝还有了部分血管，弯曲缠绕成一股，将自己和妈妈连在一起，形成了脐带。这时他/她开始在自己的宫殿内漂浮着四处"游玩"了。

❀ 孕妈妈的身体变化

这个时期孕妈妈和周围的人相比，体形上还看不出来已经怀孕。这个时候孕妈妈的子宫已经和一个鹅蛋一样大了。

此外，乳房胀痛是孕妈妈最早出现的早孕反应之一，通常从第4~6周开始，一直持续整个孕早期。

这是因为怀孕后，孕妈妈的荷尔蒙发生了改变，胎盘分泌大量雌激素和孕激素使得乳腺和乳腺管得到刺激、增生，就会感觉乳房有发胀、酸痛，偶然还会有触痛和麻刺的感觉。

此时，乳晕颜色加深，乳头突出也会更明显，有的孕妈妈还可以观察到由于乳房的血液供应增加，乳房表面青蓝色的静脉血管清晰可见。

对于乳房的变化不必太过担心，这是每个孕妈妈的必然体验，是自己的身体在为给宝宝将来的哺乳作准备呢！

营养与饮食

孕早期的营养补充

❀ 我的营养足够吗？

孕早期时，孕妈妈可能因为妊娠反应而出现恶心、呕吐、食欲下降等症状，总担心自己摄入的营养不够，会影响宝宝的健康。其实，孕妈妈不用担心。这时期小宝宝对于营养的需求还不是十分巨大，孕妈妈们饮食量同孕前，只要坚持食物多样，以谷物为主，粗细搭配，多吃蔬菜水果和薯类、奶制品、豆制品，常吃鱼、禽、蛋和瘦肉，清淡少盐，少食多餐，保证摄入足够的水，就可以基本保证这一时期的营养需要了。

另外，坚持服用叶酸，注意戒烟禁酒，避免受到二手烟污染。

对于恶心、呕吐明显的孕妈妈，应在精神上缓解紧张情绪；在进食上少食多餐，多吃一些清淡、易消化的食物，可适当补充有助于减轻恶心症状的维生素 B_6 等。

❀ 应该多吃哪些食物？

碳水化合物、蛋白质、脂肪、维生素、矿物质、膳食纤维、水……这些孕妈妈日常所需要的营养物质几乎都可以从食物中获得。在怀孕早期，宝宝生长的速度相对较慢，孕妈妈对于营养的需求量与孕前相比并没有显著地增加。这个时期的食物应当以清淡、适口为主，可以多吃新鲜蔬菜和水果、大豆制品、鱼、禽、蛋类以及各种各样的谷类制品。孕妈妈还可以尽量多吃富含碳水化合物的谷类、薯类和水果。因为孕早期的胎宝宝极少用脂肪供能，葡萄糖几乎是他们能量的唯一来源。孕妈妈每天保证摄入至少 150 克碳水化合物（约合谷类 200 克），才能满足宝宝能量的需要。此外，每日 400 微克的叶酸是预防宝宝神经管畸形和降低妊娠高脂血症发生危险的有效物质，动物肝脏、鸡蛋、豆类、绿叶蔬菜、水果和坚果都是叶酸的良好来源。

在孕早期，可以根据孕妈妈饮食喜好适当地进行安排，这样不仅能增进食欲，易于消化，而且有助于降低怀孕早期的早孕反应，使孕妈妈尽可能多地摄取食物，满足其对营养的需求。

✿ 孕早期各类营养素的补充

蛋白质

动物与植物类食品都含有蛋白质，但优质蛋白主要来源于动物性食物，如牛奶、畜禽的瘦肉、鱼虾、鸡蛋等，大豆制品也富含优质蛋白。

一般情况下，孕早期的女性每天都应摄入60~70克蛋白质。这些蛋白质并不需要在一日三餐中额外补充，7两牛肉，或1斤猪肉，或7两鱼，或4斤牛奶，或1斤鸡蛋，或1斤豆腐，或2斤米，或1.5斤红小豆，或4两黑豆中均含有70克蛋白质。建议孕妈妈每天吃6两米＋500克奶＋1两鱼＋1两牛肉＋1两豆腐＋1个鸡蛋，即可得到70克的蛋白质。

锌

怀孕后，孕妈妈对锌的需求有所增加。动物性食品比植物性食品含锌量要多，且在人体内的吸收较好。富含锌的动物性食物有牡蛎、鱼类等海产品以及瘦肉、猪肝、蛋黄等，其中以牡蛎含锌最丰富；植物性食物中含锌较高的有豆类、小米、花生、萝卜等。但过于精细的粮食由于加工过程而导致大量的锌丢失。

如果孕早期缺锌，会使得孕妈妈出现早孕反应加重、免疫力下降等症状，如果在怀孕后3个月摄入的锌不足，可能会导致胎宝宝生长受限、流产、性腺发育不良等。极少数情况下，孕妈妈才需要额外补充锌，这一定要在医生的指导下进行，以防止补锌过量。

铁

在孕期对于铁的补充，需要特别引起孕妈妈们的注意。孕妈妈每天需要至少4毫克的铁。中国营养学会建议孕妈妈每天饮食中，铁的供应量应该是28毫克，因为人体对饮食中的铁的吸收利用率只有10%甚至更低。即使每天摄入这样的量，也很难全部吸收，因此在怀孕期间一定要注意铁的摄入和补充。

红肉（猪、牛、羊肉）是孕妈妈最好的补铁选择，此外，铁强化酱油、其他肉类、蛋类、贝类、木耳、菠菜、海带、香菇、红枣、红糖等都是补铁的好来源。补铁的同时，最好多吃一些富含维生素C的食物，或适量补充维生素C，可增加机体对铁的吸收和利用。需要提醒的是，如果孕妈妈刚开始补铁时出现大便发黑的情况，大可不必担心，这属于正常现象。但如果出现其他症状，一定要去咨询医生。

钙

孕期需要增加钙的摄入，以保证孕妈妈骨骼中的钙不至于因宝宝对钙的需要而被大量消耗。牛奶和奶制品中的含钙量较高，而且容易被吸收，可以多食用。其他含钙量丰富的食物还有：大豆（指黄豆、黑豆、青豆）及豆制品、海带等海产品、各种鲜豆类、芝麻及芝麻酱、油菜等深绿色蔬菜、坚果等。

怀孕早期，是宝宝细胞分裂和器官初步发育形成期，孕妈妈对钙的需求量与普通成年人基本相同，每日为 800 毫克。这个阶段，孕妈妈只要坚持多喝牛奶或者酸奶，再加上从其他含钙食物中补充，多晒太阳，一般就能够满足每天对钙的需求，无需额外补充钙剂。需要注意的是，饮浓茶和咖啡，同时补铁、锌，或者进食膳食纤维太多等，都会影响钙的吸收或使钙流失。因此补充钙剂时，应该和补充其他矿物质分开并且错开时间。

钾

钾是维持生命不可或缺的必需物质。它和钠共同作用，调节体内水分的平衡并使心跳规律。钾对协助维持稳定的血压及神经活动的传导起着非常重要的作用。缺钾使人容易倦怠，降低肠蠕动，引起便秘；还会导致浮肿，高血糖症等。而在孕早期，恶心、呕吐等早孕反应往往是造成钾流失的主要途径。所以，孕期饮食中应该多进食些富含钾的食物。

含钾丰富的食物主要是新鲜蔬菜和水果，如香蕉、猕猴桃、草莓、柑橘、葡萄、柚子、西瓜等水果，土豆、山药、菠菜、毛豆、苋菜、大葱等蔬菜，黄豆、绿豆、蚕豆、海带、紫菜、黄鱼、鸡肉、牛奶、玉米面等食物中也含有一定量的钾。还有各种果汁，特别是橙汁，也含有丰富的钾，而且能补充水分和能量。

碘

碘是人体必需的微量元素之一，甲状腺利用碘和酪氨酸合成甲状腺激素，以调节身体的新陈代谢。如果孕妈妈在饮食中碘的供给量不足，可能会引起甲状腺素合成减少，以及甲状腺功能减退，并因此影响孕妈妈和宝宝的新陈代谢，尤其是蛋白质合成。这时，宝宝可能出现智力低下、聋哑、性发育滞后、运动技能障碍、语言能力下降以及其他生长发育障碍为特征的呆小症。

碘的主要来源是海产食品，中国营养学会推荐，在整个怀孕期间，孕妈妈都要食用含碘的食盐。除此之外，由于孕前和孕早期对碘的需求量相对较多，孕妈妈除了摄入碘盐外，还建议至少每周摄入一次富含碘的海产食品，如海带、紫菜、鱼、虾、贝类等。在食补基础上，还应保证每日补充 150 微克的碘化钾，以满足妊娠及胎儿发育对碘的额外需求。

钙的吸收离不开维生素D，维生素D缺乏症又称佝偻病。孕妈妈缺乏维生素D，会影响钙的吸收，进而影响宝宝的骨骼发育。

维生素D是唯一一种人体能够自身合成的维生素。孕妈妈可能因为身体困乏，或早孕反应，不愿多出门走动，其实在户外多晒晒太阳很有好处，不仅可以呼吸户外的新鲜空气，还能保证足够的紫外线照射，这是促进体内维生素D合成的最好途径。在多晒太阳的情况下，同时注意蛋黄、海鱼、奶制品等富含维生素D饮食的补充，可以很好地解决维生素D缺乏的问题。

有利于宝宝大脑发育的营养素

人体的必需脂肪酸是亚油酸和α-亚麻酸，其中α-亚麻酸是有三个双键的多不饱和脂肪酸，它可以转变成EPA和DHA，供人体需要。

α-亚麻酸及代谢物在人类脑器官、视网膜、神经系统中所占比例很大，但是α-亚麻酸却不能在人体内部自行合成，只能从食物中摄取。若α-亚麻酸缺乏将可能引起上述器官功能效率降低。

各种植物油和坚果、胡麻油、深海鱼、深海藻类等都富含不饱和脂肪酸，孕妈妈们都希望宝宝能聪明伶俐，因此在饮食中应适当增加摄入以上能促进宝宝大脑发育的食物。

由于海产品含汞等重金属较多，所以建议孕妇挑选体型较小的海鱼，每周吃2次左右即可；坚果虽好，能量较高，多吃容易发胖，所以孕妈妈也不要贪多。可根据自身的喜好，交替摄入这些食物即可，也可补充富含α-亚麻酸的营养补充剂。

生活问答

Q：洗澡水温度过高有什么风险？

A： 怀孕早期的孕妈妈可能还不知道自己是否怀孕，但是在生活方式上应该有所注意了，比如洗澡。

此时的孕妈妈洗澡时，水温应在38摄氏度左右为佳。如果洗澡水的温度过高，孕妈妈皮肤、肌肉血管扩张，可引起子宫胎盘血流量短时间减少，造成胎儿缺氧，影响宝宝的生长发育，甚至有导致胎儿畸形的风险。更要注意不要用热水长时间冲淋腹部，以免对胎宝宝造成伤害。除了水温需要控制，洗澡时间也不宜太长，每次洗澡以15分钟左右为宜。

Q：孕妈妈能不能用盆浴？

A： 决定要小宝宝的时候，有盆浴习惯的准妈妈们最好改变这种沐浴方式，换成淋浴。因为盆浴时，准妈妈们全身都需要浸泡在水中，水中的不清洁物、身上脱落的皮屑或有害细菌有可能趁机进入阴道，而孕妈妈身体抵抗力会较孕前降低，容易引起阴道感染、炎症甚至可能影响到子宫，从而增加了用药的可能，给胎宝宝的健康成长带来风险。

为了宝宝的健康，建议孕妈妈从准备怀孕开始，就改变盆浴的洗澡方式。

Q：孕妈妈能不能泡温泉？

A： 泡温泉虽然有一些保健功效，但是对于孕妈妈来说，并不是非常安全的事情。一般温泉的水温会比较高，这样容易引起胎宝宝的畸形和流产，在孕晚期也容易造成早产。另外，泡温泉的人多而杂，其水质也不一定干净，可能会使孕妈妈阴部发生感染，所以孕妈妈还是

小心"温暖"的伤害

天气转凉的时候，很多女性会把暖宝宝、热水袋等放在下腹部，用来取暖，但对于刚刚步入怀孕阶段的准妈妈来说，这些取暖用品在带来温暖的同时，还有可能由于使用不当而带来伤害。

孕期腹部不宜过热，如果温度持续过高可能会影响胚胎的发育，导致胎儿畸形，甚至引起子宫收缩，引发流产。怀孕早期，尤其在孕一月时，孕妈妈还不知道自己已经怀孕，但此时肚子里的"小宝宝"却已经对温度的变化十分敏感，无法承受过高的温度。

所以，使用取暖用品时，应避免放在腹部位置，注意保护你的小宝宝。

尽量不要泡温泉。

Q：孕妈妈为什么喜凉怕热？

A：怀孕期间新陈代谢加快，产热多，能量释放也多，所以大多数孕妈妈会产生喜凉怕热的感觉，这是正常的现象。

但是，过于明显的喜凉怕热则不可大意，需要辨别是否由于病理情况而引起，如妊娠合并甲亢情况。因此，怀孕后，如果孕妈妈感到有明显的多汗、食欲亢进、心动过速、失眠等甲亢的症状和体征时要及时去正规妇幼保健机构就诊，进一步做甲状腺的功能测定以明确诊断，不要盲目认为孕期"喜凉怕热"属于正常现象而延误治疗。

Q：孕妈妈晒太阳有什么好处？

A：孕妈妈比普通人需要更多的钙，而钙的吸收离不开维生素D。在太阳光的照射下，紫外线可使皮下的7-脱氢胆固醇转化为维生素D，从而促使体内的钙得到良好的吸收。晒太阳时，孕妈妈应尽量让皮肤暴露在外，但需要在面部涂一些天然成分的防晒霜，以免加重黄褐斑。

晒太阳的好处多多，阳光中的紫外线可以起到杀菌的作用，可以提高孕妈妈抵抗力，有益于胎宝宝的生长发育。每次晒太阳的时间不要低于半小时，上午9~10点钟或者下午4点钟前后都是晒太阳的最佳时间，应避免在中午太阳直射的时候进行暴晒。

需要注意的是，由于玻璃会吸收一部分紫外线，影响了皮肤维生素D的合成，补钙的效果也大打折扣。所以，晒太阳应在户外或者开着窗户进行。

合理地晒太阳还可以帮助孕妈妈舒缓心情。如果孕妈妈出现疲劳或者其他一些不舒服的情况，要立即避开阳光，及时补充水分，必要时要到医院就诊。

Q：如何正确使用空调、电扇？

A：烈日炎炎的夏季，孕妈妈比普通人更怕热，也更喜欢空调和电扇带来的阵阵凉意。

但是，孕妈妈使用空调和电扇时很容易感冒，所以需要注意一些事项：

◎空调温度设定不可过低，最好在26摄氏度以上；

◎空调房要经常开窗通风，保持房间空气清新；

◎选用摇摆、微风、间断、定时模式，避免风向直吹；

◎室内外温差太大时，不要马上走出空调房，应调整空调温度等室温回升，身体相对适应后再走出房间。

Q：使用电热毯有什么危害？

A：寒冷的冬季，电热毯在带来温暖的同时，还会带来电磁波辐射和感应电，对孕妈妈以及处于发育阶段的胎宝宝可能存在潜在的危险。即使采用先加热，再切断电源使用的方法，仍不可避免电热毯对胎宝宝的健康威胁，所以孕妈妈最好使用空调、电热器取暖，如果采用热水袋，使用时应放在脚边，而不要放在腹部位置。

重要医学常识

❃ 孕早期要做首次产检

医生对孕妈妈定期做产前检查的相关建议是以孕期各阶段母体的变化和胎宝宝的生长发育特点为依据的，合理的产前检查时间与产前检查次数是保障母婴健康的重要措施。

孕妈妈的首次产检一般应安排在孕早期进行，医生可以通过了解夫妻双方与怀孕相关的病史、遗传病家族史以及初次检查项目的结果，排查孕妈妈和胎宝宝的健康隐患，做到早发现、早处治，以免病情延误导致不良后果。

孕早期时，即使在孕妈妈的身体没有任何不适的情况下，也应及时到医院进行首次产检并建立孕期保健卡，以确保怀孕各期都得到良好的保健指导。

❃ 首次产检的检查项目

初次产前检查包括询问病史，进行系统的全身检查、产科检查和必要的辅助检查等，主要检查项目有：

◎ 全身检查：测血压、身高和体重，观察发育状况以及体表有无异常，听诊检查肺和心脏，触诊检查肝脾大小。

◎ 妇科检查：盆腔检查、外阴、阴道、宫颈、子宫大小、附件等。

◎ 辅助检查：血常规、尿常规、白带常规、血型（ABO 和 Rh）、肝功能、肾功能、甲状腺功能、乙肝表面抗原、梅毒螺旋体筛查、HIV 筛查、细菌性阴道病（BV）的检测（早产史者）、心电图、超声检查等。

❃ 首次产检项目分析

血常规 & 尿常规

血常规是孕期检查中最常采用的化验项目。血常规是对血液中白细胞、红细胞、血小板三种成分的数量、分类及其他性状进行的分析。

尿常规是产前检查中最为频繁的化验检查，属于泌尿系统的常规检查，主要内容包括：尿蛋白、潜血、白细胞、尿糖、酮体、尿胆原、胆红素等。

血型

宝宝的血型来自准爸妈的血型，但也可能与父母血型不完全一样。依照血型遗传规律，知道了准爸妈的血型，就可以推算出子女的血型。每个人都应该知道自己的血型，这对紧急救助、输血或治疗血液性疾病，都有重要意义。常用的血型分类系统有两种：ABO 血型和 RH 血型。

◎ ABO 血型：人类 ABO 血型有四种 A、B、O 和 AB 型。

◎ Rh 血型：Rh 血型分为 Rh 阳性和 Rh 阴性。在中国人中 Rh 阴性者非常稀少，也称之为"熊猫血型"。当孕妇血型为 Rh 阴性，与 Rh 阳性丈夫结婚，所怀胎儿血型为 Rh 阳性时，即可产生血型不合，发生溶血。第 1 胎时因产生的抗 Rh 抗体很少，故极少发生溶血，但第 2 次妊娠后，再次受到抗原的刺激，产生的抗体增多而常引起新生儿溶血病，造成胎儿贫血甚至危及生命。所以，对于 Rh 阴性的孕妈妈，无论孕期还是分娩期、分娩后，都应加强监护，并在医生的指导下进行治疗。

ABO 或 Rh 血型溶血筛查

ABO 型血型不合可发生溶血，99% 发生在 O 型血的孕妇。当丈夫血型为 A 型、B 型或 AB 型时容易发生，但是 ABO 血型不合一般危害较轻。Rh 血型不合症状较重，Rh 阴性的孕妈妈怀有一个 Rh 阳性的宝宝时，宝宝可以出现溶血，溶血可导致胎儿贫血、心脏扩大、肝脾肿大、胎儿及胎盘水肿等危险情况。新生儿还会出现黄疸，严重时可影响智力发育和神经功能。因此产前检查血型可以及早了解胎宝宝情况，尽早准备好新生儿溶血症的各项监测和治疗措施。

妇科检查

产前检查中有一项是妇科检查，即所谓的阴道检查。妇科检查的目的是了解孕妈妈白带是否正常，有无妇科炎症，宫颈是否异常，子宫正常与否及子宫大小与孕周是否相符等。孕早期妇科检查可以帮助孕妈妈确定身体是否适合怀孕，所以一定要引起重视。

对于妇科检查，孕妈妈常常感觉有压力，甚至害怕会对刚刚发育的胎宝宝有不良影响。其实医生在进行阴道检查时，特别是考虑到可能怀孕时，动作会非常轻柔。一般妇科检查不会影响胚胎的正常发育，也不会造成流产机会的增加。

孕妈妈做妇科检查时不要紧张，应尽量放松心情，放松腹部，积极配合，使检查顺利进行，也有利于医生准确检查及判断。

如果孕妈妈有习惯性流产史、反复阴道流血、极度精神紧张的情况，在进行阴道检查前要及时告知医生。但也不排除胎宝宝在发育过程中已经存在先天发育不足、某些变异等因素而导致流产。

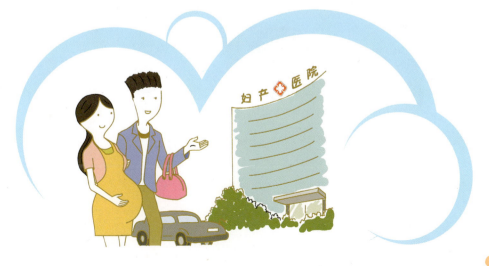

阴道分泌物检查

阴道分泌物又称为白带，是孕妈妈要做的常规检查项目之一，由阴道粘膜渗出物、宫颈管及子宫内膜腺体分泌物等混合组成，主要检查白带清洁度、念珠菌、滴虫和线索细胞，确定是否有炎症。主要用于诊断女性生殖系统炎症或其他疾病、判断雌激素水平等。在采集阴道分泌物标本前24小时应无性交、盆浴、阴道检查、阴道灌洗和局部用药等情况。

肝功能检查

妊娠期孕妈妈需要承担自身和胎儿两个人的新陈代谢，由于产生的毒素、废物比孕前时期增加许多，怀孕后母体肝脏的负担将大大增加。无特殊情况下，孕早、中、晚期应各做一次肝功能检查。孕期检查肝功能，可及时发现异常，及时处理，以免发生不良后果。

肾功能检查

肾功能检查一般与肝功同时抽血检查，也是孕期必须评估的指标之一，血液中肾功能的指标包括尿素氮、肌酐、尿酸等，对发现孕妈妈是否患有肾脏疾病有着重要的意义。这些指标升高，提示肾功能存在损害。

因为孕期女性的肾脏负担在不断增加，既往有肾脏疾病的孕妈妈，原发疾病在孕期可能会加重；有些妊娠期特发的疾病如妊娠高血压疾病、妊娠期糖尿病也可以造成肾脏损害，所以应引起重视。

孕妈妈需要查乙肝

乙型病毒性肝炎，简称乙肝，是人群中最常见的肝炎病毒，也是一种传染性疾病，它除了通过血液和性行为传播以外，还可以通过胎盘母婴垂直方式进行传播。如果孕妈妈体内有乙型肝炎病毒，可能使胎宝宝感染，成为乙肝感染者。所以在首次产前检查时，要进行相应的化验检查，确定孕妈妈是否患有乙肝疾病，争取在新生儿出生时阻断乙肝病毒传染。

乙肝病毒携带者有几种状态，因其

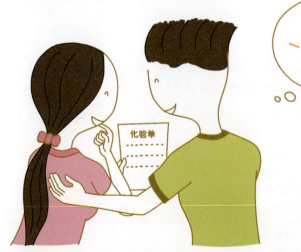

传染强度不同，对患者有不同的影响，可以通过进行"乙肝五项"检查进行判断，传染性以大三阳为最强。若孕妈妈是乙肝患者或是乙肝病毒携带者，应及时采取相应措施，或转至专科医院进行产前检查及分娩。

孕妈妈需要查丙肝

丙肝是一种由丙型肝炎病毒感染引起的病毒性肝炎，丙型肝炎病毒是一种RNA病毒（HCVRNA），主要经输血、针刺、吸毒等途径传播。丙肝可导致肝脏慢性炎症坏死和纤维化，部分患者可发展为肝硬化甚至肝细胞癌，对健康和生命危害极大。

丙肝一般可以通过查抗–HCV进行检测。抗–HCV阳性的孕妈妈有将HCV病毒通过血液或胎盘传播给新生儿的风险，若孕妈妈在分娩时抗–HCV阳性，则传播给宝宝的危险性更高。孕妈妈体内HCV病毒的载量多少与传染风险高低成正比。

所以，孕妈妈在产前检查发现丙肝抗体阳性时，应及时采取相应措施或转至专科医院进行产前检查及分娩。

梅毒螺旋体 & 艾滋病病毒筛查

梅毒和艾滋病都是传染性疾病，它们除了通过血液和性行为传播以外，还可以通过胎盘母婴垂直方式进行传播。

梅毒是由梅毒螺旋体感染引起的一种性传播疾病，妊娠合并梅毒的孕妈妈可通过胎盘将梅毒传给宝宝而造成胎传梅毒。受感染的胎宝宝通常会出现"先天性梅毒症候群"。胎宝宝通常生长迟滞，有时会出现肝脾肿大及腹水情况，造成胎宝宝水肿、流产、死亡。

艾滋病病毒简称HIV，对于HIV感染的后果不容乐观。孕妈妈感染了HIV，自身未必会发病，但可以传染给胎宝宝。在儿童的HIV感染中，90%以上的感染来自于母亲，所以，孕期HIV筛查是非常有必要的。及早了解孕妈妈HIV感染状况，发现HIV感染，进行母婴阻断，控制儿童艾滋病流行。

首次产前检查时，孕妈妈要进行相应的化验检查，确定是否患有上述疾病。如果检查结果为阳性，就应及时采取相应的防治措施，或转至专科医院进行产前检查及分娩，最大可能地避免胎儿被传染。同时，性伴侣也要接受检测及治疗。

细菌性阴道病（BV）的检测

细菌性阴道病是菌群失调所致的多种细菌的混合感染，主要感染细菌为加特纳菌，患者往往阴道分泌物增多，有烂鱼样臭味、瘙痒。孕期患有细菌性阴道病，应该在医生的指导下进行早期治疗。对于细菌性阴道病的诊断比较简单，有两种检测方法：胺臭味实验和线索细胞。

宫颈分泌物沙眼衣原体和淋球菌检测

性传播是沙眼衣原体与淋球菌最主要的传染途径，新生婴儿可以通过阴道分娩感染沙眼衣原体与淋球菌。沙眼衣原体与淋球菌的主要感染部位为宫颈，孕期可部分造成流产、死胎等，也可以在分娩时通过产道传染给新生儿，引起宝宝眼结膜炎、鼻炎、中耳炎、肺炎等。使用抗生素治疗沙眼衣原体与淋球菌效果比较好，应及早发现、及早诊断、及早治疗。

淋球菌的检测有多种方法，例如分泌物涂片法、分泌物培养法、核酸检测法。如结果提示阳性，结合病史及症状提示淋球菌感染存在时，应及时治疗。

沙眼衣原体的检测方法有沙眼衣原体分离培养、沙眼衣原体抗原检测法、抗体检测法以及核酸检测法。同样，检测结果若为阳性，则高度提示衣原体感染。

TORCH的检测

TORCH检测最佳时间为孕前，孕早期需再做复查。由于TORCH综合征容易造成较为严重的不良妊娠后果，需引起孕妈妈的重视。

TORCH是一组病原微生物的英文名称缩写，包括弓形虫、风疹病毒、巨细胞病毒以及单纯疱疹病毒等可导致先天性宫内感染及围产期感染而引起围产儿畸形的病原体。

风疹病毒主要通过呼吸道传播，孕早期时发现先天性风疹感染，新生儿致畸致残率极高。风疹病毒主要损害五官、神经系统和智力，具有流行性。

先天感染单纯疱疹病毒后能够影响新生儿神经系统发育，孕早期感染会影响胎儿发育，但危害略低于风疹病毒。

巨细胞病毒先天感染的致畸性仅次于风疹病毒，主要为造成神经系统及智力上的障碍。

弓形虫属原虫，主要宿主是猫，感染后神经系统会受到侵害并造成出生后远期智力障碍。家里养猫的孕妈妈，虽然已经将猫咪托付给了亲朋，但也一定要进行检查以排除弓形虫感染。猫咪虽然可爱，但为了宝宝的健康，孕妈妈需尽量远离。

超声检查

通过超声检查不仅可以看到尚未出世的胎宝宝的发育情况，还可以看到他/她在宫内的活动，例如伸舌头、揉眼睛、踢腿等动作。超声检查是目前观察胎宝宝最直观的窗口。整个孕期可有多次超声检查，不同时期的超声检查目的不同，其基本内容包括胎龄、胎儿位置和胎盘的大小，胎儿的身长是否与胎龄相符，胎儿生长速度，子宫中的羊水量，还有胎儿的数目、子宫附件状况等。

但在孕早期，有的妈妈认为："去医院检查时，我的尿检结果呈阳性了，已经证明是怀孕了。但医生为什么要让我做B超和验血，我很不理解，并且，胎宝宝还很小，能看到什么呢？"

如果尿检显示阳性，只能表示已经怀孕，但还不能够确定是宫内，还是宫外怀孕或者是葡萄胎；而孕早期做B超检查的目的是确定是否怀孕、胎囊是不是在宫腔内（排除宫外孕），有无胚胎停育（稽留流产），几个胎儿（单胎、双胎、多胎），胎囊、胎芽多大，能否看到胎心的搏动，有无合并子宫肌瘤、卵巢肿瘤等等。

此外，此次B超还可以确定胎儿发育与停经时间是否相符合，同时也为月经不规律的女性估算预产期提供了可靠的依据。

快乐孕育小课堂

❀ 孕妈妈的心理变化

激动、兴奋、焦虑、担心……种种情绪都有可能出现在孕妈妈的身上。因为怀孕后体内激素水平发生变化,她们可能刚刚意识到角色发生变化,刚刚意识到一个小生命正在自己肚子里静静地成长,而自己作为把新生命带到世界上来的人,需要承担前所未有的使命,人生也由此进入一个新的阶段。

每个孕妈妈的心理反应各不相同,有人感到欣喜自豪,有人感到忧虑不安,还有的人情绪波动很大,一会儿兴奋一会儿低落。孕妈妈情绪的起伏会刺激神经系统,并分泌不同的激素,这些激素可以通过血液进入宝宝的身体,有可能影响到宝宝的身心健康。

其实,孕妈妈不必为宝宝的未来担忧,也没有必要为身体的变化而忧虑,更没有必要去思索每个生理变化的意义,做到平衡膳食营养,保持愉悦心情才是对胎宝宝的最佳保障。

❀ 保持健康心理

孕妈妈的不良情绪会影响到胎宝宝的健康生长发育,特别是在怀孕前3个月,压力过大还有可能导致流产。因此,孕妈妈应当尽量缓解或抛开不良情绪,保持愉悦健康的心理状态。

充分了解自己的身体变化状况,有疑问之处可以通过产检门诊或是医院开办的热线咨询电话与医生交流,以消除心理负担。

还可以通过听音乐,练习孕期瑜伽等培养兴趣爱好,转移情绪,及时和家人朋友分享怀孕后的心情,还可以写下自己的怀孕体会与网友分享,让喜悦传递,让不安消减,轻松地体验怀孕生活。

要学会正视自己的"错误",宽容别人的"错误",不要将负面情绪憋在心里,经常与准爸爸及家人交流,一起解决遇到

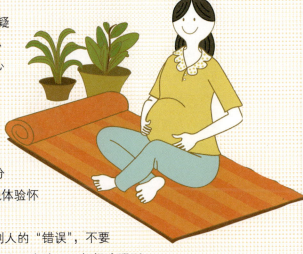

的困难,把心中不良的情绪宣泄出来;交几个"孕友",参加孕妇学校,学习孕产保健、分娩、育儿等方面的知识,为以后顺利度过孕期做好准备。

✿ 做个贴心的准爸爸

孕妈妈的恶心、呕吐等早孕反应比较严重时,准爸爸应该帮助孕妈妈稳定情绪,放松心情,并加强孕妈妈的营养,多为孕妈妈准备一些适口、清淡、易于消化以及一些有助于补钾、补铁的食物,补充因孕吐而丢失的营养从而减少孕期贫血的发生。

有些孕妈妈在怀孕后社交活动减少,朋友圈子明显变小,变得情绪低落,感觉生活平淡无趣。这时,准爸爸需要主动多陪孕妈妈聊天,带她一起去看电影或是一起到户外活动一下,改善孕妈妈的低落情绪。

孕妈妈的情绪状态对胎宝宝的反应和发育有着直接的影响。当孕妈妈情绪难以克制时,准爸爸要理解这些现象与孕期生理变化的关联,做到体贴忍让,心甘情愿地"忍气吞声",给孕妈妈的火气降降温,以免影响腹中胎宝宝的生长发育。

✿ 一起参加孕妇学校

虽然怀孕、分娩是自然的生理现象,但是对准爸爸妈妈来说,却是一门全新的功课。孕妇学校通常由医疗机构免费开办,由经验丰富的临床医务人员担任讲师,是第一次做父母的年轻人全面、系统地学习妊娠期保健和育儿的知识大课堂。孕妇学校的课程通常包括:孕产期生理、心理变化、孕产期营养、自然分娩、新生儿保健、母乳喂养等。

准爸爸陪着孕妈妈一起参加孕妇学校,这种贴心的陪伴和照料不仅可以增进夫妻感情,还可以夫妻共同学习到加强营养、调节情绪以及帮助孕妈妈放松和减轻产时疼痛的方法,对于增强未来自然分娩和母乳喂养的信心很有帮助。

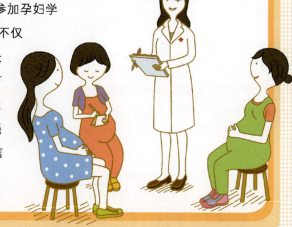

孕三月

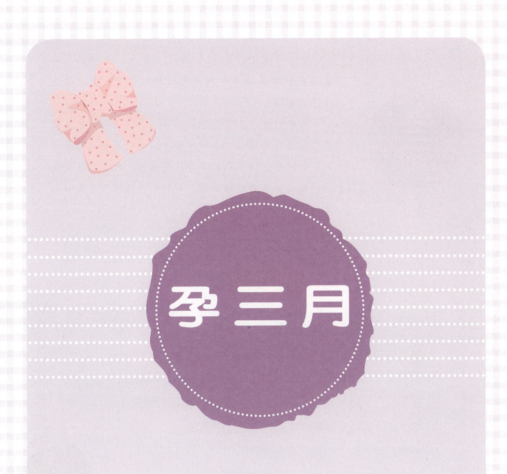
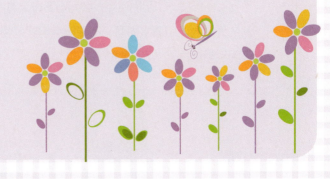

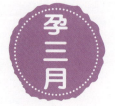

孕三月是怀孕初期的最后一个月，也许你会在这个时期的孕检中听到宝宝心跳的美妙声音，是不是很期待呢？

怀孕的第三个月（第9~12周），孕妈妈的早孕反应还会有些延续，但已减轻很多。也许还会出现其他不适的现象，请孕妈妈不要过度紧张，多了解不适症状的原因和自我处理方式，用轻松平稳的心态面对胎宝宝给你带来的考验。

医生的话

1. 孕三月开始要建立健康档案。
2. 这时准备接受第一次的孕期检查，并在医院建档。
3. 按照医生的吩咐进行定期检查和了解相关的注意事项。
4. 早孕反应已经开始渐渐缓解，到12周基本会自行消失。
5. 增大的子宫压迫膀胱让准妈妈有尿频的表现。
6. 继续口服叶酸，以预防神经管畸形。
7. 注意观察自己的身体，以减少流产的风险。
8. 如果感觉有下腹阵痛或少量阴道出血，则要考虑先兆流产的可能，应立即到正规医疗机构就诊。
9. 由于体内激素的变化，致使孕妈妈的阴道分泌物增多，容易滋生病菌，引起阴道炎，孕妈妈要每天清洁外阴。
10. 清洗外阴时，用清水即可，不要随意购买药物或冲洗液清洗外阴和阴道。

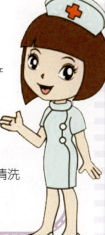

孕妈妈指南

- 虽然孕妈妈此月的体形变化不大，但出行也要注意安全，应避开交通高峰期，选择相对安全、舒适的交通工具。

- 外出乘坐公交时要时刻扶稳把手，以免在急刹车或上下车时摔伤，小心车门和避免争抢、拥挤，因为这时他人还看不出你是孕妇，需要自己对胎宝宝小心保护。

- 骑自行车的孕妈妈要注意尽量避开颠簸路段，并且骑车时间不宜过长，速度不宜太快，以免发生意外。

- 自驾车的孕妈妈或者乘坐私家车时，均应随时系好安全带，注意安全带不要压迫到腹部。

- 孕妈妈要避免导致身体疲劳的行为，比如逛街、坐车、旅游、出差等，做任何事要根据自己的身体情况而定，避免让自己感到身心疲惫。

- 孕早期应选择散步、孕妇操等缓和的运动，避免剧烈活动，还需注意不拎重物，避免长时间站立或下蹲，并尽可能避免使身体受到震动和撞击。

- 孕妈妈的孕吐在此月会得到缓解，可以开始适当地恢复正常饮食，吃一些之前不能吃的食物，但一次不宜过多，注意要少食多餐，顺利度过早孕反应。

- 对于体重增加过快的孕妈妈来说，需要适当控制体重。孕前体重正常的女性，整个孕期的体重增加应控制在 12.5 千克左右。孕早期的三个月，不管孕前体重是多少，只能增长 1~2 千克。

准爸爸任务

准爸爸需要多抽些时间主动跟孕妈妈沟通，讲些幽默的故事和笑话，减少孕妈妈的焦虑情绪，使她心情舒畅，开心度过孕期的每一天。

准爸爸开始为孕妈妈和胎宝宝写日记了吗？怀孕生活的点点滴滴都值得记忆，用你的笔或者你的相机记录下来。这份爱的收藏，就是未来送给宝宝的厚重礼物。

1 恭喜你怀孕了

- 妈妈姓名：
- 得知怀孕日期：
- 怀孕年龄：
- 末次月经：
- 预产期：
- 产检医院：
- 生产医院：
- 得知怀孕心情：

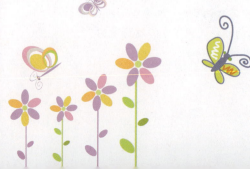

❷ 身 体 状 况

- **孕前体重：**_____ 千克

    1~3月体重增加 _____ 千克

    孕一月体重增加 _____ 千克；

    孕二月体重增加 _____ 千克；

    孕三月体重增加 _____ 千克；

- **孕前血压** _____ mmHg

- **我的感觉**

    □ 非常疲劳、嗜睡　　　　□ 恶心孕吐

    □ 乳房胀大、乳晕变深　　□ 尿频

    □ 头痛　　　　　　　　　□ 头晕眼花

    □ 阴道分泌物增多　　　　□ 消化不良、肠胃不适

    □ 情绪化　　　　　　　　其他 _____

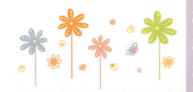

■ 不适症状

时间_____ 孕周_____

不适症状_____

_____

医生建议_____

_____

1

时间_____ 孕周_____

不适症状_____

_____

医生建议_____

_____

2

时间_____ 孕周_____

不适症状_____

_____

医生建议_____

_____

3

■ 请教医生的问题

问题：_____
_____
医生建议：_____
_____

问题：_____
_____
医生建议：_____
_____

■ 下次预约

预约时间：_____
预约内容：_____
注意事项：_____

■ 备忘录

_____
_____
_____

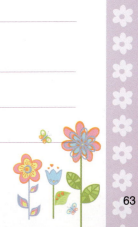

3 运动记录

■ 本月进行的运动

运动方式	散步	瑜伽	游泳	体操	其他
每日运动的时间					
运动前心跳					
运动后心跳					
异常情况					

■ 医生建议：

_____

_____

_____

_____

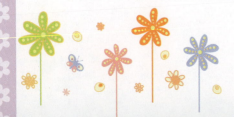

❤ 4 饮食记录

- 服用的营养补充剂 _____
- 最近一周的饮食情况（孕检前一周）

日 期	早 餐	加 餐	中 餐	加 餐	晚 餐
月 日					
月 日					
月 日					
月 日					
月 日					
月 日					
月 日					

- 医生建议：_____

_____

_____

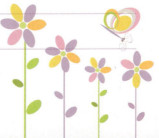

5 给宝宝的话／随笔

妈妈的话

爸爸的话

随笔

❻ 照片／B超

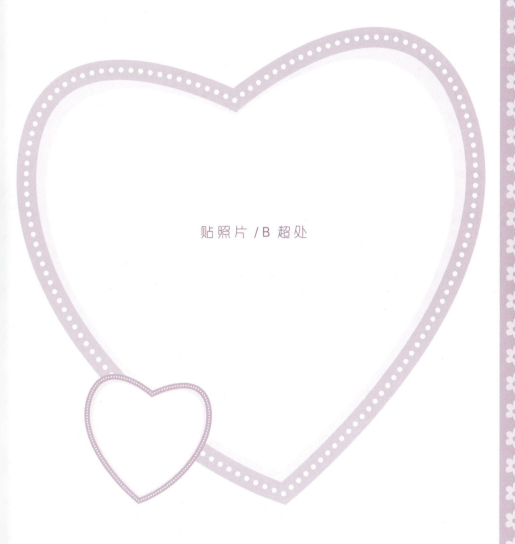

贴照片／B超处

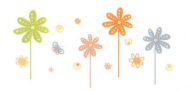
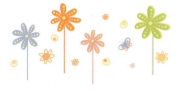

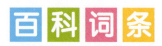

百科词条

围产期保健卡：围产期保健卡，即为孕期保健卡，一般从怀孕 3 个月左右（各地情况会有不同）在医院首次产检时开始建立。孕期保健卡是由医务人员根据产前检查以及新生儿体检的情况进行填写，是了解孕期健康状况以及新生儿生长发育情况的较为完整的记录档案。

人工流产：人工流产是避孕失败的补救方法。妊娠 14 周以内，因意外妊娠、优生或疾病等原因而采用手术或药物等方法终止妊娠称为早期妊娠终止，也称为人工流产。怀孕 14 周以上、28 周以内的人工手术，称为中期引产。

血压：血压是指血管内的血液对于单位面积血管壁的侧压力，即压强。通常所说的血压是指体循环动脉血压，是重要的生命体征。孕妇正常血压与普通成人一样，为收缩压低于 140 毫米汞柱（mmHg），舒张压低于 90 毫米汞柱（mmHg），即 <140/90mmHg。

血糖：血液中含的糖称为血糖，绝大多数情况下都是葡萄糖。体内各组织细胞活动所需的能量大部分来自葡萄糖，所以血糖必须保持一定的水平才能维持体内各个器官和组织的需要。空腹血糖是诊断代谢紊乱的最常用和最重要的指标。正常人在空腹时血糖浓度为 3.9~6.1mmol/L，孕期正常空腹血糖 < 5.1mmol/L。

体重指数（BMI）：体重指数是用体重千克数除以身高（米）数平方得出的数字，是目前国际上常用的衡量人体胖瘦程度以及是否健康的一项标准。即：BMI = 体重（kg）/ [身高（m）]^2。我国健康成年人的 BMI 正常范围为：18.5~23.9kg/m^2，BMI<18.5 为消瘦，BMI24.0~27.9 为超重，BMI ≥ 28.0 为肥胖。女性可借鉴体重指数作为孕前以及产后胖瘦程度的参考，孕前体重正常的女性，整个孕期的体重增加应控制在 12.5 千克左右。

鼻衄：鼻衄又称鼻出血。鼻出血可由鼻局部原因造成也可作为全身性疾病的局部表现发生。例如：挖鼻、干燥、鼻息肉、血管壁损害、尿毒症等都可引起。孕期由于体内雌激素和孕激素水平升高，使血流量增加，可能引起鼻充血，使鼻部易出血。

 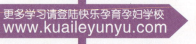 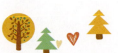

孕三月 身体变化

❀ 怀孕第 3 个月的胎宝宝发育

从第9周起，胎宝宝初具人形，神经系统及四肢发育迅速。不知不觉，这个大脑袋的"小家伙"已经脱离了"胚胎"之称，变成了胎儿。

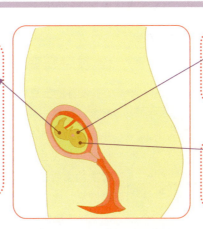

胎宝宝的脑、肺、肝、肾、肠道等主要器官已经形成并投入工作，眼、鼻、口、耳等已发育得可以辨别，外生殖器已经发育并开始逐步呈现性别特征，手指和脚趾已经分开，四肢还可以活动了呢！

到12周末时，他/她的身长已经达到约9厘米，体重长大到约14克。

胎宝宝的小尾巴也几乎完全消失，从头到脚更像人的模样了。

❀ 孕妈妈的身体变化

孕育生命的过程眼看就要过去三分之一了，小生命已经与孕妈妈融为一体，一同呼吸，一同成长。

怀孕进入第3个月，虽然体重还没有大的增长，但在耻骨联合上方可隐隐触及到膨出盆腔的子宫；围绕乳头的乳晕部位，还会出现小的圆形突起。

前期早晨感觉恶心、呕吐等早孕反应的孕妈妈，此时症状开始减轻了，但仍然有人会感到软弱无力或者头晕；由于逐渐增大变软的子宫压迫膀胱，令孕妈妈们出现排尿次数增加总想去厕所的现象，但是不要因为排尿频繁而不喝水或者憋尿，以免造成尿路感染。

第12~14周起，孕妈妈的子宫会出现不规律的无痛性收缩，持续时间通常不足30秒，腹部检查时可以触知，有时孕妈妈自己也能感觉到，这都是正常的。

营养与饮食

孕期需要注意的食物

怀孕期间，一方面需要通过平衡膳食补充足够的营养，另一方面有些食物对孕妈妈和宝宝的健康有不良影响，需要少吃或不吃，如腌制食品、方便食品，或者辛辣、冰冷的刺激性食物，以及高盐、高脂、高糖等食物。孕妈妈应当根据个人口味酌情品尝，不要过于"贪吃"，以免影响到自己和宝宝的健康。

孕妇不宜多吃的食品：油炸食品、罐头类食品、加工的肉类食品、肥肉和动物内脏类、人造奶油制品、方便面、烧烤类食品、冷冻甜食、果脯、话梅和蜜饯类食品等。这些食品具有高能量、高钠、高脂肪、低纤维、低矿物质的特点，长期食用会对身体健康造成不良影响。

❀ 发芽霉变食物

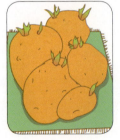

发芽的土豆中，在芽孔周围含有大量的龙葵素，这是一种神经毒素，可抑制呼吸中枢，并有导致胎宝宝畸形的风险；食用霉变的食物则容易发生中毒。孕妈妈食用发芽土豆及霉变的食物后，有可能造成流产、胎儿畸形等情况，危害孕妈妈和宝宝的健康。

对于孕妈妈来说，日常生活中一定要把健康放在首位，发现食物腐败变质、土豆发芽等现象应该坚决丢弃掉，切勿因心存侥幸而得不偿失。

❀ 腌制食品

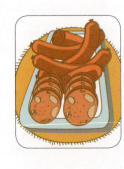

为了提高腌制食品的防腐能力，腌制食品在制作过程中会加入大量的盐，导致其含盐分过高，经常食用这类食品容易造成孕妈妈水肿，对胎宝宝的生长发育也没有好处。尤其应该注意的是，腌制食品中常用亚硝酸盐作为防腐剂和着色剂，亚硝酸盐在体内可以转化成亚硝胺，而亚硝胺是一种致癌物，过多食用会危害健康。因此怀孕期间，孕妈妈最好少吃或不吃腌制食品。

❀ 方便食品

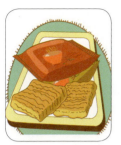

方便食品顾名思义就是吃起来方便、省事的食品。但是由于方便食品提供的营养素密度很低，远远满足不了孕妈妈自身和胎宝宝每天的营养需要。而且方便食品多为油炸、高盐、高脂的食物，是孕妈妈饮食中的一大禁忌。即使普通人，长期吃方便食品也容易造成营养不良。孕妈妈需要充分的蛋白质、碳水化合物、矿物质、维生素和水，而这些都是无法"方便"地从方便食品中获得的。所以，孕妈妈应尽量少吃方便食品。

❀ 罐头

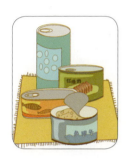

有些孕妈妈在怀孕初期非常喜欢吃罐头食品，尤其是水果罐头，普通人偶尔吃吃对健康影响不大，但是对处于特殊时期的孕妈妈就有一定的影响了。

因为罐头食品并不是新鲜食品，维生素和植物化学物质的含量很低，制作工艺中往往添加了过量的糖、盐以及食用色素、食用香精等不利于胎宝宝生长发育的成分。因此，孕妈妈的饮食中还是应该尽量选择新鲜食物，营养价值和安全性都会更胜一筹。

❀ 生吃食物

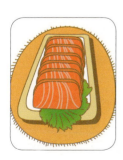

生食或吃未熟透的食物，由于未经高温加热处理，其带有的病原性微生物（如细菌、病毒、寄生虫等）不一定能够被杀死。当孕妈妈生食食物后，容易因感染食物里的病原性微生物而发生腹泻、肠胃不适等症状，严重时有可能会导致宫缩甚至流产的发生。

比如，未蒸熟的螃蟹或醉蟹、醉螺等淡水河鲜的体内都含有肺吸虫的囊蚴，生吃这类食物时，肺吸虫的幼虫进入人体后会到处"游走"，有可能侵犯人的肺、肝、脑和腹腔等脏器，严重时甚至发生抽筋甚至瘫痪。食用生鱼片、没涮熟的鱼片等也很容易感染肝吸虫寄生虫病，肝吸虫进入人体后寄生在胆囊内，会引起胆囊发炎和胆道堵塞，从而使肝脏受损。又如生鸡蛋含有沙门氏菌，生吃时也容易发生食物中毒的现象。因此，怀孕期间不宜生吃食物。

❁ 辛辣食物

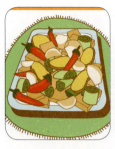

对于含有葱、姜、蒜、辣椒、芥末等调味料和蔬菜的辛辣刺激性食物，孕妈妈可以食用，但一定要适量。辛辣刺激性食物中含有维生素和微量元素，可以起到促进食欲的作用。一些孕前不吃辛辣的孕妈妈，在出现早孕反应后，口味有所改变，可能变得十分喜欢这类食物。建议孕妈妈不要过多食用辛辣刺激性食物，因为这类食物的刺激性成分会随着血液循环进入胎宝宝体内，容易引起心跳加速等情况，不利于胎宝宝的生长发育。

❁ 酸性食物

怀孕后，特别是在孕早期，孕妈妈可能会出现恶心、呕吐等不适症状，很多女性怀孕后特别喜欢吃酸味的食物，因为这些食物能够使得早孕反应的痛苦减轻一些。

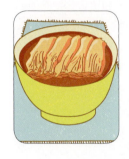

从营养方面来说，孕妇吃酸味食物，对孕妇本人和胎儿的发育都有好处。因为酸味能刺激胃酸分泌，提高消化酶的活性，增加孕妇食欲，减轻早孕反应。但是，并不是每一样酸性食物都适合孕妈妈。有些女性在怀孕后经常大量食用各种腌菜、泡菜，对自己的健康和胎宝宝的发育并没有什么好处。原因在于：腌菜和酸菜之中存在着亚硝基化合物，这类物质有较强的致癌性，可以诱发各种动物及各种组织器官的肿瘤。值得注意的是，有的亚硝基化合物可以通过胎盘诱发胎宝宝的畸形。

如果孕妈妈确实喜欢吃酸性食物，应选择西红柿、葡萄、樱桃、杨梅、橘子、酸枣等营养丰富且天然、无害的新鲜水果和蔬菜。

❁ 热性香料

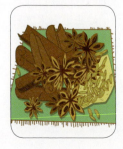

很多家庭在日常烹饪中，习惯在炖菜时放一些辛辣香料，以增加菜肴的香味，做出特别的口感。如：大茴香、小茴香、桂皮、八角、花椒、胡椒、辣椒粉、五香粉等。怀孕期间的孕妈妈，体温较孕前升高，胃肠道的环境也较孕前干燥，发生便秘、痔疮的比例也比较高。而这类香料性太热，会使胃肠腺体分泌减少，造成肠道更加干燥，更容易使孕妈妈发生便秘或粪石梗阻。

发生便秘情况时，孕妈妈必然需要用力屏气解便，这样就容易使腹压增大，压迫子宫内的胎宝宝，甚至造成胎动不安、羊水早破、早产等不良后果。

为了自己和胎宝宝的健康，孕妈妈对于这些香料就不要嘴馋了，还是"敬而远之"的好。

❀ 油炸食物

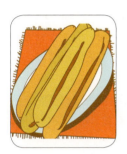

热腾腾的豆浆，配上几根炸得金黄、香酥的油条是很多人钟爱的早餐搭配。但是怀孕期间，孕妈妈最好要拒绝它们的诱惑了。传统的油条制作工艺中会加入一定量含铝的无机物——明矾，来作为膨松剂，而过多地摄入铝，会影响宝宝大脑的智力发育，增加痴呆儿发生的风险。

由于油条之类太过油腻的食物容易引起消化不良，对于早孕反应严重的孕妈妈更是不宜多食。另外，炸油条、炸糖糕等食物所用的油大多反复使用，含有较高的反式脂肪酸和其他有害物质，也对孕妈妈和胎宝宝的健康不利。

孕妈妈的早餐宜吃得清淡爽口，牛奶、粗粮粥配上鸡蛋或者家庭自制的小菜，就是非常不错的选择。

营养补充剂不是"必需品"

孕早期，宝宝还只是处于细胞分裂和器官初步发育的阶段，这时孕妈妈需要的营养成分与平时相差不多，通过增加食品的量和品种，就能获得足够的营养。当然，有些孕妇由于早孕反应严重、饮食单调或偏食等种种原因，此时未必能达到较理想的饮食状态，可根据医生的诊断和建议，服用一些营养素补充剂来补充维生素和矿物质。但是保健品并不是孕早期孕妇的"必需品"，也不是每个孕妈妈都需要的，还是那句话，进补切忌过量。

温馨提示：一些冲调营养品，很多都是以炼乳、奶粉、蜜糖等为原料加工而成，如果用刚烧开的沸水冲饮，容易使得营养成份被破坏，降低其营养价值，所以，建议用60℃左右的温水冲饮。

生活问答

Q：孕妈妈怎么进行皮肤护理？

A： 怀孕期间由于激素水平的变化，使得皮肤的新陈代谢比较快。有的孕妈妈皮肤变得光滑细腻，也有的孕妈妈皮肤变得干燥和敏感，甚至出现色斑，所以需要更加悉心地照料。

清洁、保湿、营养和防晒四大步骤，是孕妈妈最基础的皮肤护理原则。每天早晚清洁皮肤，通过选用刺激性较小的洁肤、护肤用品，清除皮肤毛孔的脏东西，补充足量的水分；日常生活中还可以经常用矿泉水拍打面部皮肤，以起到及时补水的作用；定期去除死皮、清除黑头、深层净化毛孔，这对于及时平衡油脂分泌，令毛孔畅通也很重要；此外，由于孕妈妈的皮肤敏感，不要化浓妆，外出时也需做好防晒准备，以保护皮肤不受伤害。

另外，充足的睡眠，愉快的心情，清淡的饮食对于皮肤护理也很关键，少吃或不吃刺激性的食品，注意粗纤维食品的摄入，防止便秘带来的毒素积累，造成肤色暗淡。

Q：长痘痘了怎么办？

A： 怀孕后，由于雌激素增加，皮肤的皮脂腺分泌量增大，不少孕妈妈的脸上都开始长痘痘，这是正常的生理现象，应该乐观轻松地面对。以下几种简单的方法介绍给你：

◎ 不要挤压，以免引起皮肤感染，加重炎症，甚至留下疤痕；

◎ 要特别注意皮肤清洁，每天早晚用清爽、控油的洁肤产品彻底清洁皮肤，保持毛孔不堵塞；

◎ 阳光下注意防晒，防止紫外线对皮肤的侵害；

◎ 多吃水果和蔬菜，少吃油腻、高脂肪以及刺激性食物；

◎ 注意不要使用彩妆，以免加重痘痘；

◎ 不能随便用药，尤其是激素类的药物会对宝宝产生不良影响。

Q：有了妊娠纹怎么办？

A： 由于皮肤快速延展，造成皮下弹力纤维断裂，出现粉红色或紫红色波浪状的条纹，称之为妊娠纹，主要出现在孕妈妈的下腹部、大腿、臀部和乳房。由于孕晚期体重增长很快，妊娠纹常在怀孕晚期出现，所以，孕中晚期控制体重可以有效防止妊娠纹的出现，一般孕妈妈建议每月体重增长不宜超过 2 千克。对于肥胖的孕妇，每月体重增长不宜超过 1.2 千克。

此外，孕妈妈可以从孕早期开始就轻柔地按摩容易长妊娠纹的部位，饮食营养要均衡，有利改善皮肤的肤质、弹性。对于悬垂腹的孕妈妈，可根据医生建议使用专业托腹带，帮助支撑腹部的重力，减轻腹部皮肤的过度伸展。

Q：有了妊娠斑怎么办？

A：怀孕后，随着孕周的增加，孕妈妈体内大量孕激素、雌激素以及促黑色素细胞激素增加，致使皮肤中的黑色素细胞功能增强，进而导致了皮肤表面色素沉着，很多孕妈妈发现自己的乳头、乳晕、腹正中线及阴部皮肤着色加深，脸上还出现了黄褐斑等，这都是妊娠期的正常生理变化。

紫外线可使妊娠斑加重，所以外出时应防晒且避免阳光直射。另外，还要注意预防皮肤过敏，尽量选择纯天然成分的护肤品，减少香精、香料等化学物品对皮肤的直接刺激。

爱美的年轻孕妈妈不用担心，这些身体内部的激素变化会随着宝宝的出生、时间的推移恢复正常。

Q：哪些祛斑产品不宜使用？

A：有了妊娠斑的孕妈妈出于对形象的考虑，可能会选择一些祛斑产品。祛斑产品里面含有汞，汞是对人体非常有害的一种重金属物质，它可以在体内蓄积，并通过胎盘、乳汁传递给胎婴儿，造成诸多不良后果。

建议孕妈妈在孕期不要使用祛斑的护肤品，平时外出可以带遮阳帽、打遮阳伞，避免阳光直射皮肤。

Q：孕期能使用化妆品么？

A：孕妈妈使用化妆品应当慎之又慎，因为其中可能含有对人体有害的成分，会对胎宝宝产生直接或间接的影响。

羊毛脂是口红的重要组成，具有较强的吸附性，能够将空气中的尘埃、细菌、病毒等有害物质的微小颗粒吸附在口唇黏膜上，进食的时候，有害物质就会连同食物一起进入体内。

指甲油也含有多种有毒成分，孕妈妈用涂抹了指甲油的手吃东西时，这些有毒的化学物质很容易进入体内，并能通过胎盘和血液进入胎儿体内。另外，很多香水含有麝香，长期使用可能导致不孕或者胎儿畸形；粉饼中含有一定量的铅成分，会通过皮肤的吸收进入胎宝宝体内。长期使用上述化妆品，有毒有害成分日积月累，会对母婴健康造成伤害。

孕妈妈可以烫发、染发么？

由于激素的影响，很多孕妈妈的头发不再光滑柔顺，没有发型，看起来乱糟糟的，就想着去烫染一下。市面上的烫发剂、染发剂很多，里面的化学制剂会通过头皮被吸收到血液中，虽然现在并没有关于染发剂、烫发剂造成胎婴儿不良影响的报告，但在这些成分没有被彻底证实之前，还是存在很大风险的。当然，如果孕妈妈已经做过烫染发，也不必过于担心和焦虑。

建议孕妈妈可以剪一个有层次的短发，时尚又便于打理。此外，对于没有过烫染发经历的孕妈妈，最好还是不要在孕期尝试，以免造成过敏。

重要医学常识

❋ 建卡注意事项

怀孕三个月了，应该进行首次产前检查并建立围产期保健卡啦，但建卡时需要注意以下事项：

◎ 建卡之前要仔细了解双方的家族史、病史等相关情况；
◎ 怀孕 12 周左右的孕妈妈即可建卡；
◎ 建卡当日清晨请孕妈妈不要进食；
◎ 第一次门诊就诊请直接挂产科"建卡"号；
◎ 建卡时请带上夫妻双方身份证或户口薄。如为单亲，请带上本人身份证或户口薄；
◎ 为确保个人信息准确，按身份证或户口薄上的"姓名"和"身份证号"，不得有误，否则将影响宝宝《出生医学证明》的办理和医疗保险等费用报销；
◎ 建完卡后，按照医生的嘱咐，按期挂号就诊检查，保留此卡至出生证办理完毕和儿童保健结束。
◎ 如需转卡，需要到转后医院了解相关手续的办理；
◎ 如未建卡，继续孕检的孕妈妈，要到建卡室补录个人信息和补发卡。

由于各地医院或妇幼保健院的管理制度会略有不同，孕妈妈建卡前需要到医院进行咨询并对医院情况做详细了解。

❋ 首次产检，医生会询问哪些问题？

首次产前检查时，医生除了为孕妈妈进行全身的体检和血液、B超、心电图等辅助检查外，还会询问一些相关的病史，所以，孕妈妈在首次产前检查前应该掌握自己以下几个方面的情况：

◎ 基本情况：年龄、职业、文化程度等；
◎ 现病史：目前患有的疾病以及治疗情况，目前的不适症状；
◎ 月经史：初潮时间、周期是否规律、末次月经时间；
◎ 生育史：自然／人工流产史、难产史、早产、死胎、死产、胎儿畸形、残疾史等；
◎ 避孕史：曾经使用的避孕方法；
◎ 既往史：曾经患过的疾病、过敏史；
◎ 夫妇双方家族史和遗传病史：智力、听力、视力障碍、精神疾病等；

◎ 手术史：曾经做过的手术。

医生询问病史是做出正确诊断的第一步，因此每一位孕妇均应如实回答医生的问题。

❀ 血常规检查结果参考值

血红蛋白（Hb）	
红细胞 $3.5\sim5.0\times10^{12}$/L，血红蛋白 110g/L~150g/L	正常
红细胞 $3.0\sim3.5\times10^{12}$/L，血红蛋白 90~109g/L	轻度贫血
红细胞 $2.0\sim3.0\times10^{12}$/L，血红蛋白 70~89g/L	中度贫血
红细胞 $1.0\sim2.0\times10^{12}$/L，血红蛋白 <70g/L	重度贫血

血红蛋白值主要用于判断孕妈妈是否贫血。轻度贫血对孕妈妈、胎宝宝及分娩的影响较小，重度或极重度贫血可引起早产、低体重儿、死胎等不良后果。孕妈妈最常见的贫血为缺铁性贫血，缺铁性贫血要注意含铁食物的补充或在医生指导下补充铁剂。

血小板（PLT）	
$100\sim300\times10^9$/L	正常
$<100\times10^9$/L	影响孕妈妈的凝血功能，可能会造成孕期和分娩期的大出血
$<50\times10^9$/L	分娩方式原则上以阴道分娩为主，但如果孕妈妈在分娩前血小板仍低于 50×10^9/L，伴有出血倾向则需要进行剖宫产手术

血小板在止血过程中起重要作用，孕妈妈血小板的正常值范围与正常人相比，并没有太大的变化，只要检查结果在正常值的范围内都属于正常。

红细胞平均体积（MCV）	
<80fl	可能患有地中海型贫血或缺铁性贫血

患有地中海贫血的孕妈妈可能将疾病遗传给胎宝宝，所以要进行孕前或孕期地中海贫血分型筛查，必要时要进行产前诊断。

白细胞（WBC）	
$(4\sim10)\times10^9$/L	正常

白细胞是机体抵御外来微生物的"健康卫士"，起着消灭病原体的作用。正常情况下，机体外周血中白细胞及中性粒细胞一天内存在着变化，下午比早晨要稍高，孕晚期及分娩时，剧烈运动或劳动后等均可使其暂时性略升高，但如果白细胞过高，则说明有感染、出血、急性中毒的可能。孕期白细胞可以达到 10×10^9/L 以上，中性粒细胞也可升高，这是妊娠期为分娩做好的准备。

❀ 尿常规检查结果参考

尿白细胞　正常尿液中没有白细胞，如果有泌尿系统感染或患有尿道炎、膀胱炎、肾盂肾炎等疾病，尿液里的白细胞会增多，但如果尿液中不小心混有阴道分泌物，也会出现白细胞增多情况。

尿葡萄糖　普通人尿液中仅含有微量葡萄糖（生理性尿糖），常规尿糖定性检查是阴性（－）的。但过多食入高糖食物后，也可产生一过性血糖升高，使尿糖呈阳性。

孕妈妈尿糖的多少，可反映她的血糖控制水平以及肾脏重吸收葡萄糖的能力，同时也反映该疾病的轻重程度。

尿蛋白质　正常人尿中仅有少量蛋白，常规的定性检查是阴性（－）；当用常规定性方法检查为阳性时，则称之为蛋白尿。孕妈妈蛋白尿的增多往往为各种原发或继发性的疾病所致，其（＋）符号的多少可反映孕妈妈病情轻重程度。最常见的是妊娠高血压疾病和肾脏疾病。

尿酮体　酮体是体内脂肪代谢的中间产物，普通人尿中酮体含量极微，定性试验为阴性。但在孕妈妈早孕反应严重、饥饿或者糖尿病控制不好时，可引起糖代谢发生障碍，脂肪分解增加，出现酮血症，继而发生酮尿。尿中酮体（＋）号的多少，表示孕妈妈身体脂肪消耗情况以及病情的轻重。

尿胆红素　尿胆红素增多常见于急性黄疸性肝炎、阻塞性黄疸。

❀ 阴道分泌物检查结果参考

外　观　正常阴道分泌物为白色稀糊状，无味，其量多少与雌激素水平高低和生殖器官充血程度有关。排卵期阴道分泌物量增多，清澈透明、稀薄似鸡蛋清；排卵期2~3天后，分泌物量减少、浑浊黏稠，行经前又增多；妊娠期分泌物的量也较多。

酸碱度　生理情况下，阴道分泌物呈酸性，pH值为4.0~4.5。健康女性的阴道具有自洁自净作用，并产生自然的防御功能。

阴道清洁度　正常为Ⅰ、Ⅱ度。当阴道分泌物清洁度为Ⅲ、Ⅳ度，且有大量病菌、真菌或寄生虫时，则说明患有阴道炎。

病原生物学检查　根据细菌、真菌、病毒、寄生虫等病原生物的类型，以区别细菌性、白色念珠菌性（霉菌性）、滴虫性或混合性阴道炎。

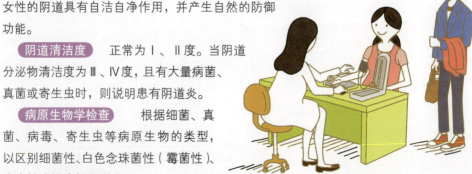

❀ 肝功能检查结果参考值

名　　称	参考值	备　　注
谷丙转氨酶（ALT）	10~40U/L	谷丙转氨酶和谷草转氨酶能敏感地反映肝细胞损伤与否以及其受损伤程度。
谷草转氨酶（AST）	10~40U/L；ALT/AST ≤ 1	
碱性磷酸酶（ALP）	成人：40~150U/L	碱性磷酸酶和γ-谷氨酰转肽酶是诊断胆道系统疾病时常用的指标。妊娠后碱性磷酸酶可升高。
γ-谷氨酰转肽酶（γ-GT）	女性：7~32U/L	
总胆红素（STB）	成人：3.4~71.1umol/L	此三项是反映肝脏分泌和排泄功能的。如果人体肝脏分泌和排泄功能出现异常，就会导致人体内的总胆红素和直接胆红素值出现波动。
直接胆红素（DBIL），又称结合胆红素（CB）	0~6.8umol/L	
间接胆红素（IBIL）又称非结合胆红素（SIB）	1.7~10.2umol/L	
血清总蛋白（TP）又称清蛋白	60~80g/L	此四项是反映肝脏合成贮备功能的。
白蛋白（A）	40~55g/L	
免疫球蛋白（G）	20~30g/L	
A/G	（1.5~2.5）:1	
总胆汁酸（BA）	0~10umol/L（酶法）	总胆汁酸在体内的水平随孕期增加而逐渐提高并于孕晚期达到高峰。妊娠胆汁瘀积症首先表现异常升高。
乳酸脱氢酶（LD）	104~245U/L（连续监测法）95~200U/L（速率法）	急性心梗、肝炎、急性肝细胞损伤时增高，妊娠期HELLP综合征时急剧升高为敏感指标。

由于医院采用的仪器及试剂不同，具体数值会略有差异，以医院给出的参考数值为准。

❀ 肾功能检查结果参考值

肾功能检查一般与肝功同时抽血检查，也是孕期必须评估指标之一。血液中代表肾功能的指标包括尿素氮、肌酐、尿酸等，这些指标对发现孕妈妈是否患有肾脏病有着重要的意义。这些指标升高，提示肾功能存在损害。

孕期女性的肾脏负担逐渐增加，既往有肾脏疾病的孕妈妈，原发疾病在孕期可能会加重；有些妊娠期特发的疾病如妊娠高血压疾病、妊娠期糖尿病也可以造成肾脏损害，应引起重视。

参考值：

血尿素氮（BUN）（成人）：3.2~7.1mmol/L。

肌酐（Cr）全血 Cr 为 88.4~176.8umol/L。

血清或血浆 Cr（女性）：44~97 umol/L。

尿酸（UA）（女性）：89~357umol/L。

❀ 梅毒 & 艾滋病检查结果参考

筛查	检测方法	检查结果	代表含义
梅毒	梅毒血清反应素	阴性	安全
		阳性	医生要安排作进一步检查，以明确诊断
艾滋病	艾滋病抗体筛查	阴性	没有感染 HIV
		阳性	需进一步检查，以明确诊断

❀ 乙肝检查结果参考

表面抗原（HBsAg）	表面抗体（抗 –HBs）	e 抗原（HBeAg）	e 抗体（抗 –HBe）	核心抗体（抗 –HBc）	
+	—	+	—	+	有较强传染性（大三阳）
+	—	—	+	+	有传染性（小三阳）
+	—	—	—	+	有传染性，较弱
—	+	—	—	+	既往有感染，现好转
—	+	—	—	—	既往有感染，已获得免疫或注射乙肝疫苗后免疫成功

（+）表示为阳性，（–）表示为阴性

❀ 细菌性阴道病（BV）的检测结果参考

检测方法	检测结果	代表含义
胺臭味实验	阴性	安全
	阳性	提示有感染存在
线索细胞	阴性	安全
	阳性	提示存在加特纳菌

快乐孕育小课堂

❁ 孕妈妈的情绪变化

孕早期过程中，由于胎盘激素的作用，很多孕妈妈的情绪波动会十分剧烈，甚至是喜怒无常。值得一提的是，孕妈妈情绪的变化与早孕反应的严重程度关系密切，越是早孕反应厉害的孕妈妈，情绪变化也越大。

孕妈妈的情绪直接影响内分泌的变化，而这些内分泌物质又经过血液传送到胎宝宝体内。当孕妈妈情绪不安时，会有不良的激素分泌，这些不良激素又会影响到胎宝宝的身体变化。

如果没有严重的孕期并发症，建议孕妈妈继续孕前的工作和良好的生活习惯，坚持做孕前感兴趣和爱好的事情，以淡化怀孕过程的负面情绪，保持愉悦心情。

为了自己和胎宝宝的健康，孕妈妈不仅需要适当活动，保持良好的精神状态还要积极了解一些孕期心理知识，以积极的情绪来应对紧张和焦虑。此外，家庭成员要给予全方位的关照，创造舒适、和谐、愉悦的家庭氛围，疏导孕妈妈的不良情绪。

❁ 准爸爸要协调家庭关系

怀孕对整个家庭来说是一件大事，不管是即将升级做父母的夫妻双方，还是将要迎来孙辈的公公婆婆，都想尽自己全力关照小生命，并迎接他/她的到来。但是，由于年龄的差距以及观念的差异等各方面因素，在孕期保健以及育儿方式方法上，家庭成员之间容易存在一些意见分歧。

当遇到此类矛盾时，孕妈妈应积极换位思考，只要不是什么原则性问题就不必去过多计较谁对谁错，尽量做到既不在言语上加重紧张关系，又能够继续保持自己愉悦的心情，这样才能不伤及自身及胎宝宝身体。

孕妈妈要相信自己的公婆以及每一位家庭成员所提出的建议都是为了即将出生的小宝宝更健康的成长，必要时候可以让准爸爸应对家庭关系去处理，自己放宽心态，才能保证胎宝宝的健康。

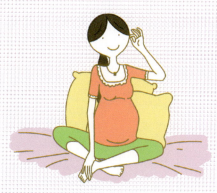

❀ 当孕妈妈独自面对怀孕时

夫妻二人可能因为工作等原因需要两地分居,但是不管怀孕是否在计划之内,让孕妈妈独自面对怀孕任务确实很艰难。这一点,在宝宝没有来临之前,也许并不会有明显的感受。

当孕妈妈怀孕后,由于激素的变化,身体和精神方面都有很大的变化,不仅在情绪、情感等多方面波动较大,在饮食、生活上也需要照顾,而一个人既要照顾自己又要呵护宝宝则常常会感到力不从心。

在这种情况下,孕妈妈需要及时获得其他家庭成员和朋友的关爱与支持,在生活上和精神上得到帮助。建议孕妈妈每天通过电话、邮件向丈夫倾诉,一起分享幸福、分担烦恼;同时调整心情,树立信心,积极做好孕期保健,因为在孕妈妈和宝宝的未来日子里,健康与坚强非常重要。

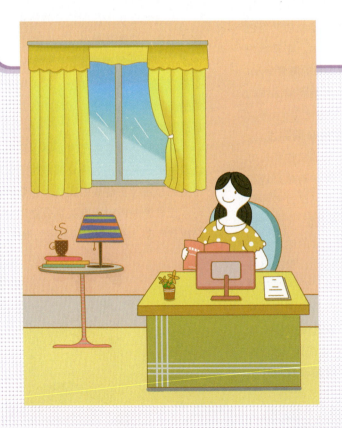

孕四月

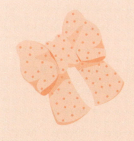
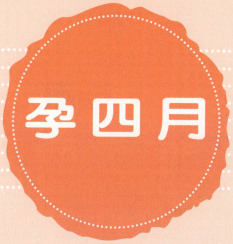
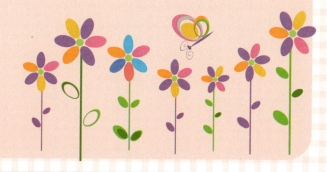

孕四月

随着各种不适症状的逐渐消失，胎宝宝在妈妈的肚子里总算稳定下来了，这真是一个令人振奋的消息！

怀孕的第四个月（第13~16周），早孕反应期基本已经度过，孕妈妈终于顺利地迎来了孕中期。现在的你，腹部已经微微隆起，如果是夏天穿衣单薄的话，已经能够看得出是个孕妇了。孕妈妈要趁这个时期，调理好身心，为将来的顺利分娩做好准备。

医生的话

1. 孕妈妈进入怀孕第四个月（第13~16周），开始进入了孕中期。
2. 早孕反应期基本结束，孕妈妈的恶心、呕吐、疲乏等不适症状逐渐消退。
3. 流产的可能性大大降低。
4. 这个时期必须进行的产前检查项目并不多，如果身体没有什么特殊不适，只需要按照正常产前检查的时间去医院即可。
5. 孕妈妈应趁这个身心安定的时期，和丈夫一起了解更多有关怀孕、分娩等方面的知识，消除孕期的不安与恐惧，为将来的顺利分娩做好准备。
6. 安排好自己的孕期运动，学习一些简单的孕妇体操。
7. 孕中期游泳是最好的运动。
8. 此阶段，胎宝宝的胎盘发育相对稳定，可以进行适当的性生活，以保持夫妻之间的亲密关系，但注意动作幅度不要过大，要以孕妈妈的安全和舒适为准。

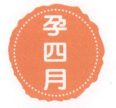

孕妈妈指南

- 适当增加鱼、禽、蛋、瘦肉及海产品的摄入；适当增加奶类的摄入；常吃含铁丰富的食物；戒烟、禁酒，少吃刺激性食物。

- 虽然孕中期饮食摄入量要比之前增加，但也不能一下增加太多，不能暴饮暴食，应该自己控制体重在适宜的增长范围内。

- 每天要进行适当的身体活动，进入本月，孕妈妈可以开始选择孕期瑜伽、游泳等稍有强度的运动，但不建议进行孕前从未做过的运动项目。

- 趁着现在身体还可以方便行动，可先准备一些加肥、宽松的孕妇装，孕产期必备的日用品以及婴儿用品。

- 随着肚子越来越大，孕妈妈要选择松紧带或是系带裤子、松口袜子，有助缓解水肿、避免静脉曲张。

- 要避免从事需要站立太久的工作，或者是长时间保持一种姿势，孕妈妈可以每隔40分钟起身活动一下四肢和脚踝，以免引起腰痛或加重已有的不适。

- 在清晨或是天冷时，孕妈妈外出锻炼可戴头巾或帽子，并多穿件衣服。出汗太多的话，需在没风的环境下摘脱衣帽，以防感冒。

- 居住环境要每天通风换气，保持空气清新。但通风时要注意，不能让孕妈妈直接吹到对流风。

准爸爸任务

准爸爸可以根据爱人平时的饮食喜好为她调理饮食，但应注意适当限制脂肪和碳水化合物等热能的摄入。此外，给孕妈妈烹饪一些富含粗纤维的食物，促进肠道蠕动，以防止孕妈妈出现便秘情况。

相对孕早期来说，孕妈妈此阶段的精力比较充沛，准爸爸应该多陪伴她一起进行户外活动，亲近大自然，放松心情，享受你们的二人世界。

❤1 身体状况

■ **本月体重增长：**_____ 千克

孕 13 周体重增加 _____ 千克；

孕 14 周体重增加 _____ 千克；

孕 15 周体重增加 _____ 千克；

孕 16 周体重增加 _____ 千克；

■ **血压** _____ mmHg

■ **我的感觉**

☐ 便秘　　　　　　　　☐ 腹部发紧

☐ 恶心和呕吐缓解　　　☐ 食欲增加

☐ 疲倦感少了　　　　　☐ 尿频减少

☐ 感觉更放松　　　　　其他 _____

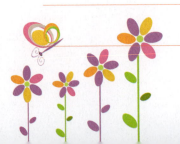

■ 不适症状

时间_____ 孕周_____
不适症状_____
_____
医生建议_____
_____

时间_____ 孕周_____
不适症状_____
_____
医生建议_____
_____

时间_____ 孕周_____
不适症状_____
_____
医生建议_____
_____

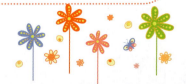

■ 请教医生的问题

问题：_____

医生建议：_____

问题：_____

医生建议：_____

■ 下次预约

预约时间：_____

预约内容：_____

注意事项：_____

■ 备忘录

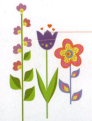

2 运动记录

■ 本月进行的运动

运动方式	散步	瑜伽	游泳	体操	其他
每日运动的时间					
运动前心跳					
运动后心跳					
异常情况					

■ 医生建议：
_____
_____
_____
_____

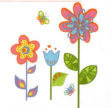

③ 饮食记录

- 服用的营养补充剂 _____
- 最近几日的饮食情况（孕检前6日）

  注：1份=1碗，半份=1/2碗

日期	月 日		月 日		月 日	
	食物	份数	食物	份数	食物	份数
早餐						
加餐						
中餐						
加餐						
晚餐						

- 医生建议：_____
  _____
  _____

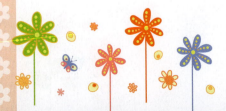

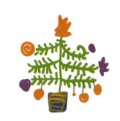

日期	月 日		月 日		月 日	
	食物	份数	食物	份数	食物	份数
早餐						
加餐						
中餐						
加餐						
晚餐						

■ 医生建议：

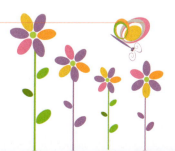

4 给宝宝的话／随笔

■ 妈妈的话

■ 爸爸的话

■ 随笔

5 照片/B超

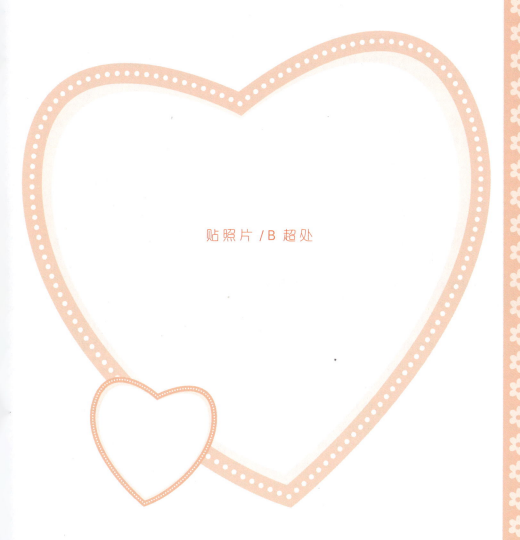

贴照片/B超处

百科词条

孕中期：妊娠期全过程分为孕早期、孕中期、孕晚期三个时期。怀孕是从末次月经的第一天开始计算，平均为280天，即40周的时间，14周至27周末之间称为中期妊娠，即孕中期。

蒙氏结节：怀孕后，乳房体积逐渐增大，有明显的静脉显露，乳头增大，乳头乳晕着色加深。乳晕周围皮脂腺增生出现深褐色结节，称为蒙氏结节。

宫高：宫高是指从子宫底部最高点到耻骨联合上缘中点的距离。它反映子宫纵径的长度，以厘米为单位；宫高和腹围可间接反映胎儿发育的大小。

腹围：腹围是指绕脐一周的数值，以厘米为单位。随着孕期的进展，子宫随胎儿的发育而增大，通过宫高和腹围的测量即可初步判断孕周，并间接了解胎儿生长发育状况，估算胎儿的体重，然而腹围受腹中脂肪影响较大。

胎心音：胎儿心脏搏动的声音。听到胎心音能够确诊胎儿处于存活状态。在妊娠12周时用多普勒胎心听诊仪能够探测到胎心音；怀孕18~20周用一般听诊器经孕妇腹壁能够听到胎心音。

胎动：胎动是指胎儿在妈妈子宫里的躯体活动。胎儿转身、伸手、踢腿等动作都会冲击子宫壁，致使孕妇有明显的胎动感觉。通常情况下，孕4个月后，孕18周左右，孕妇可以自我觉察到胎动，甚至可以看到或触到胎动。胎动的次数多少、快慢强弱等与胎儿的安危密切相关。

更多学习请登陆快乐孕育孕妇学校
www.kuaileyunyu.com

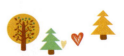

孕四月 身体变化

❈ 怀孕第 4 个月的胎宝宝发育

孕 4 月时，B 超下的胎宝宝外观已完全成形，皮肤薄而透明并呈深红色，头皮也长出了毛发，他/她的内脏，尤其是肺部没有充分发育成熟，还得依赖胎盘随时提供养分和氧气。

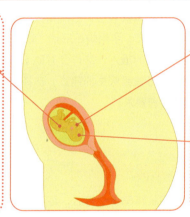

16 周的胎儿大约重 110 克，身长约 16 厘米，从胎儿头部到臀部的长度约为 12 厘米。

可爱的小鼻子、小嘴、小眼睛等器官发育基本完成，胎宝宝的听觉器官仍在发育中，但由于脑的听觉中枢还没有开始发育，所以他/她还不明白听到的声音所表达的含义。

如果胎宝宝体位允许的情况下，已经可以通过超声影像清晰辨别出他/她的性别。

胎宝宝的四肢发育完成，关节也开始活动，常常在子宫里翻个跟斗、转个身，敏感的孕妈妈可以感觉到些许震动，这就是最早体会到的胎动了。

❈ 孕妈妈的身体变化

孕妈妈的子宫现在和一个小西瓜大小差不多。小小隆起的肚子会让孕妈妈感到平常穿的衣服不再合身。

从怀孕第 12 ~ 14 周开始，孕妈妈有时能感觉到腹部发紧，但并不疼痛，较为敏感的孕妈妈还能感觉到乳房偶有疼痛及麻刺感，这是生理性的子宫不规律收缩，属于正常现象。如果子宫收缩发生较为频繁且有剧烈疼痛，应及时到医院就诊。

从怀孕第 13 周开始，孕妈妈逐渐情绪稳定，精力充沛，食欲增加，体重也开始有明显增长。较为稳定的身体情况为孕妈妈带来更多舒适感，心情自然也放松许多。

进入孕中期，孕妈妈由于孕期雌激素对皮肤表层黑色素细胞的影响，肤色较之前会有所变黑；由于腹部和下肢的血液供应增加，少量孕妈妈出现了腿部的静脉曲张，个别孕前就有痔疮的孕妈妈还会有加重的情况。

营养与饮食

孕中期的营养需求

❀ 我的营养足够吗？

到了孕中期，孕妈妈需要补充的营养成分多于孕早期，并且食量上也会有所增加。饮食中，孕妈妈要适当增加鱼、禽、蛋、瘦肉及海产品的摄入量，补充优质蛋白质；经常进食一些猪、牛、羊的瘦肉、适量进食动物肝脏等含血红素铁较高的食物，以预防孕期贫血；并且要每天坚持喝牛奶，吃一些豆制品等含钙较高的食物，以保证钙的摄入量。

此外，孕妈妈的日常饮食应多种多样，避免挑食、偏食，尽量少吃辛辣刺激性食物，还应坚决做到不抽烟、不喝酒，以达到均衡的营养补充。孕妈妈还应该"顿顿吃蔬菜，天天食水果"，并适当增加粗粮的摄入，这样会有助于胃肠的蠕动，起到防止便秘的作用。也可按照医生的建议，选择合适的营养补充剂，全面满足孕期的营养需求。

❀ 摄入足够热能

孕妈妈从怀孕4个月后，每日应增加大约为200千卡的能量补充，相当于大约增加400毫升鲜奶的热量。作为人体的三大供能营养素，蛋白质、脂肪、碳水化合物所提供的能量分配比例大致为：碳水化合物占总能量的55%~60%；脂肪占总能量的20%~30%；蛋白质占总能量15%~20%。

孕中期，孕妈妈体重增长速度加快，需要补充足够的能量才能满足胎宝宝和自身的健康所需。如果摄入能量不足，孕妈妈的身体会分解自身储存的蛋白质，这种情况下，不仅可能导致孕妈妈出现消瘦、精神不振、皮肤干燥等情况，还有可能影响胎宝宝的智力发育。因此，孕妈妈的日常饮食应注意营养均衡，以保证身体所需的能量得到足量供应。

孕妇学校·教材·网络孕校·移动应用 全方位服务

❀ 孕中期蛋白质的需要量

孕中期是胎宝宝各个器官生长和分化的重要时期，蛋白质又是母子二人共同需要的重要营养，所以，孕妈妈切不可缺乏蛋白质的摄入。相比既往的饮食，孕妈妈每天大约需要增加约100克的鱼虾或瘦肉类食物的补充。其中，首选的动物性食物为鱼类，每周最好至少吃1次鱼；孕妈妈还应每天吃一个鸡蛋，以保证身体对于蛋白质的需要。

富含蛋白质的食物还包括：动物奶，如牛奶、羊奶、马奶等；畜肉，如牛、羊、猪肉等；禽肉，如鸡、鸭、鹅、鹌鹑、鸽子等；蛋类，如鸡蛋、鸭蛋、鹅蛋、鹌鹑蛋等，以及水产品，如鱼、虾、蟹等；还有大豆类，包括黄豆、青豆和黑豆等，其中黄豆制品的营养价值较高，它是食品中优质的植物蛋白质来源。此外，像芝麻、瓜子、核桃、杏仁、松子等干果，蛋白质的含量也较高。

❀ 孕中期铁的需要量

孕妈妈在孕期全程都需要适量、正确地补铁，尤其从孕中期开始，孕妈妈血容量会迅速增加，但血液中的红细胞增加相对缓慢，因此孕中期的妈妈们成为缺铁性贫血的高危人群。另外，由于宝宝出生后的前6个月，体内铁的储备也来自胚胎期，因此孕妈妈从孕中期开始需要更加注意铁的摄入。

建议多吃铁含量丰富的食物，如：红肉（牛、猪、羊）、动物肝脏、动物血、黑木耳、海藻类、蘑菇、油菜、黄花菜、腐竹、芝麻等，必要时可在医生指导下补充小剂量的铁剂。因为维生素C可以促进铁的吸收，所以孕妈妈在补充铁的同时，应多吃一些含有维生素C的食物。例如塌棵菜、油菜、菠菜、柿子椒、西蓝花等深色蔬菜，以及柑桔、柚子等水果。

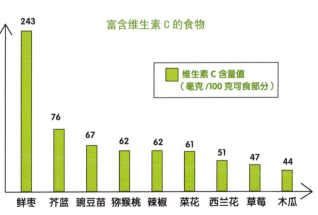

❀ 孕中期锌的需要量

随着胎宝宝的生长发育，他/她对营养素的需求量逐渐增多，孕妈妈应该在孕中期开始增加锌的摄入量，由原来的每日 15 毫克增至 20 毫克。通常情况下，孕妈妈并不需要补充锌制剂，通过食补也就是合理的饮食，就已经能够满足增加的需求量，并且食补也是最为安全的途径。

动物性食物是锌的可靠来源，如牛肉、猪肉和羊肉等，鱼类和海产品含锌也很丰富，特别是牡蛎，还有动物的肝肾、蛋类、奶制品、花生、大豆制品、核桃、糙米、粗粮等。通常情况下，适当吃些坚果或者每天吃 1~2 个苹果即可以满足锌的需要量。另外，孕妈妈也应尽量多吃粗粮，少吃精致的米、面，因为精致米、面在加工的过程中磨去了麦芽和麦麸，锌的含量也随之大大减少了。

❀ 孕中期维生素 A 的需要量

维生素为人体必需的重要营养素之一，对人体的生长发育有着重要的作用。

从孕中期开始，孕妈妈对维生素 A 的摄入需求量约为每天 1000 微克，动物内脏、瘦肉、蛋类、乳类是维生素 A 的主要来源。另外，一些深颜色的（深绿色、橘黄色等）蔬菜和水果如胡萝卜、南瓜、菠菜、豌豆尖、橘子、木瓜等含有的 β-胡萝卜素可以转化为维生素 A。孕妇补充维生素 A 需谨慎，维生素 A 缺乏可导致新生儿发育异常，但每日超过 2400 微克，同样可导致新生儿出生缺陷。

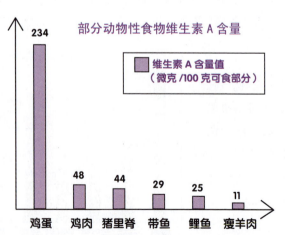

部分动物性食物维生素 A 含量

维生素 A 含量值（微克/100 克可食部分）

- 鸡蛋：234
- 鸡肉：48
- 猪里脊：44
- 带鱼：29
- 鲤鱼：25
- 瘦羊肉：11

🌸 孕中期钙的需要量

钙是人体牙齿和骨骼的主要成分，具有降低神经肌肉的兴奋性，有利于心肌收缩，维持心跳的节律等作用。维持正常钙的生理水平，是保证孕妈妈和胎宝宝健康的基础。

中国营养学会推荐孕妈妈在孕中期每日摄入钙1000毫克。从孕中期开始，每日应至少食用300毫升牛奶或相当量的奶制品，补充300~500毫克钙剂，以满足身体对钙的需要。

补钙时还要适当增加户外活动，接受紫外线的照射，如：户外散步，每天坚持30~40分钟；在宽敞的操场上做孕妇保健操、在公园里漫步等。维生素D具有促进钙吸收的作用，而户外活动可以促进维生素D的合成，是补充维生素D的好方法。

除牛奶和奶制品外，钙含量较多的食物还有：大豆及豆制品、海米、虾皮、蟹、鱼、海藻、海带、深绿色蔬菜等。

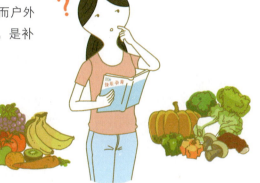

补钙过量的影响

孕妈妈缺钙可能引起胎宝宝的牙齿和骨骼发育不良，甚至婴儿佝偻病的发生。但是，过多补钙并不能给胎宝宝带来更多好处，反而会增加一些健康隐患。

如果孕妈妈补钙过多，胎宝宝可能会出现高钙血症，出生后的宝宝牙齿过早萌出，囟门提前闭合。一般正常宝宝在出生后12~18个月左右囟门闭合，当孕妈妈补钙过多时，宝宝出生后囟门会提前闭合，甚至是出现鼻梁前倾、主动脉缩窄的情况，对宝宝生长发育甚至是相貌都会产生影响。对孕妈妈自身来说，补钙过量可能会引起食欲下降、便秘等不适症状。

为了自身和宝宝的健康，建议孕妈妈不要滥用钙制剂和鱼肝油等。

每日钙摄入最大剂量为2000毫克。

生活问答

Q：孕中期运动需要注意哪些事宜？

A： 孕中期，孕妈妈的精神状态恢复良好，对运动的兴趣也逐渐增加。对于孕期体重增长过快或妊娠期糖尿病的孕妈妈来说，运动更为有益。但是，此时孕妈妈的体态已经不像孕前那般"轻盈"，在做运动时应注意以下事项：

- 孕妈妈运动项目以散步、孕妇体操、瑜伽、游泳等轻缓活动为宜。
- 选择空气清新、卫生条件较好的运动场所，避免雨雪天气外出运动。
- 运动着装应宽松舒适，鞋子要轻便、透气、防滑。
- 运动前应以准备活动热身，运动后应以整理活动结束。
- 运动时间不宜过长，运动时心率不能过快。如出现晕眩、恶心或疲劳等情况，应马上停止运动；如发生胎动减少或增多、腹痛或阴道出血等情况，应立即停止运动，并及时到医院就诊。
- 运动后要注意补充水分，出汗后不要马上脱衣服，避免感冒。
- 患有高血压的孕妈妈应限制运动量。
- 若患有其他孕期并发症/合并症，选择运动项目前应咨询医生意见。

Q：孕妈妈可以游泳吗？

A： 孕妈妈以游泳的方式来锻炼身体，这种运动项目是可取的。但是，如果你孕前不会游泳，最好不要在孕期开始学习游泳。

孕期游泳可以增强心肺功能，水的浮力能减轻关节的复合，轻松锻炼孕妈妈腰腿部肌肉，游泳还可以促进血液循环，减轻水肿；由于游泳时呼吸肌肉的用力与自然分娩时的呼吸方式非常相似，所以这种锻炼还有助于缓解分娩时的疼痛和缩短分娩过程。

孕妈妈游泳时，应选择符合卫生标准的泳池，水温以 28~30 摄氏度为宜，入水前必须作准备活动，每次时间不要超过 1 小时。如果孕妈妈患有阴道炎，则不适宜游泳。

孕妈妈的运动量可根据自身情况调整，不要让自己感到过于疲劳。如果在运动中出现头晕目眩、头疼、呼吸困难、心慌、子宫收缩、阴道出血或某部位疼痛，应立即停止运动。

与孕中期相比，孕晚期需要控制运动量，并注意环境安全，防滑、防跌倒，游泳时最好有专业救护人员在场。

Q：孕期坚持上班有哪些好处？

A： 一边怀孕一边工作是现在大部分职业孕妈妈的选择。那么和胎宝宝一起上班，有哪些好处呢？

规律的生活：孕妈妈每天朝九晚五的工作，固定的时间吃饭，固定的时间做某项事情，规律的生活，非常利于孕妈妈的身体。

不会胡思乱想，精神状态好：适度的脑力工作可以让孕妈妈运转大脑，适度的体力工作可以让孕妈妈有适当的活动，这些都对孕妈妈保持良好的精神状态有着非常重要的影响。充实的工作还可以让孕妈妈不再胡思乱想，比如对胎宝宝发育有问题等一些过分的担忧。

减少职业风险：虽然我国的劳动法有规定不得解除孕期妇女的劳动合同，但是有些企业会调整孕妈妈的岗位，将属于孕妈妈的机会转让别人。孕期参与工作，可以相对减少这样的风险。

返岗恐惧小：经历了较长时间的假期，会让孕妈妈对快节奏、压力大的工作环境很难适应。如果孕期孕妈妈一直坚持工作到最后，整个孕期一直保持工作状态与社会的交流，哺乳期再次返岗就会轻而易举。

保证稳定的收入：孕期本身开支就会明显增加，在这个花钱的关头，孕妈妈坚持工作，会稳定家庭收入、减轻准爸爸负担、有利于保证生活质量。

Q：孕中期不宜做的家务有哪些？

A： 孕中期妈妈的精力已逐步恢复，仿佛找回了孕前的活力，又开始做这做那忙起家务劳动了。但是，毕竟已经是孕中期，孕妈妈体重增加较多，行动不便，做家务时应量力而行，且一旦身体感觉不适或疲劳应立即停止。有些家务，比如说擦地、庭院除草等需要长时间弯腰、下蹲且用力的活动，对孕妈妈来说是有一定风险的。因为长时间蹲着，会引起盆腔充血，有导致晚期流产的风险；还有不要做需要踩踏梯子或椅子进行的家务劳动，以免从高处跌落；另外，冬天不要长时间地使用冷水，也不要在寒冷的地方停留太久，以免身体受凉、感冒。

孕妈妈晾衣服时要注意，向上伸腰的动作要尽量请家人帮忙，避免扭腰或者肚子用力。总之，从孕中期开始，需要更多的睡眠和休息，长时间坐、立或保持一个姿势的活动都不适合孕妈妈。

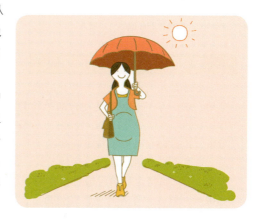

Q：孕中期性生活要注意什么？

A：进入怀孕第四个月，胎盘和胎儿的发育相对较稳定，孕妈妈的精神状态也基本恢复到孕前状态，孕早期准爸爸对孕妈妈的悉心照料，也使得夫妻感情增进很多，此时，性生活成为双方共有的需求。

孕期的性生活除了需要节制外，还需注意采取夫妻双方习惯和舒适的体位，尤其注意不要压迫孕妈妈的腹部。性交的时间和强度也要适当，动作轻缓，避免男性生殖器过强的刺激子宫颈。还应注意不要刺激乳头，以免引发宫缩，导致流产等不良情况。

虽然孕期性生活不必采取避孕措施，但由于孕妈妈的盆腔血流量增加，生殖器官更加敏感，且存在着被感染的危险，所以最好还是使用男性避孕套或采取体外射精。这样既保持了清洁卫生，还尽可能地避免了精液中的前列腺素刺激子宫，引起宫缩。

Q：孕中期衣着有什么需要特别注意的？

A：**外衣**：进入孕中期，孕妈妈的体形有所改变，腰围明显增大，穿衣的总体原则应是舒适、宽松、轻软并便于穿、脱。上衣以宽大柔软为主，裤子不要勒得过紧，腰部最好可以调节，可以选择前开门的背带裤或者肥大舒服的运动裤。夏季服装面料以透气性好、吸湿性强的真丝和纯棉面料为宜，冬季可以根据地区气温情况选择轻便的棉服。

鞋子：孕妈妈的腹部逐渐增大，弯腰系鞋带等动作非常不便。购买鞋子时应考虑平跟、舒适、透气、防滑以及穿脱轻便。圆头、鞋楦较深、鞋面柔软或是有松紧带可以调整宽度的鞋子非常适合孕妇。

Q：什么样的鞋子适合孕妈妈？

A：孕妈妈应穿平底鞋或坡跟鞋为主，以减轻对脚部的压力。理想的鞋跟高度为2~3厘米。鞋跟过低或鞋底太薄的鞋子不利于有效缓冲走路引起的震动。

孕妈妈穿的鞋子鞋号要稍大一点，鞋底应防滑，软而有弹性，以防走路时跌跤；合成皮鞋和尼龙鞋因为不透气会加重双脚浮肿，不建议穿着。

特别注意：不要穿凉鞋和拖鞋，因为这类鞋子容易脱落，如果不小心摔跤，很容易造成孕早期的流产。

孕期穿防辐射服有用吗？

生活在到处都是电子产品的时代，与电脑、手机等近距离接触是在所难免的，不少孕妈妈担心这些产品的辐射会影响宝宝的健康，因此纷纷穿上了防辐射服。然而防辐射服对辐射的屏蔽作用还有待商榷，国外也没有穿防辐射服可以防辐射的相关报道或研究资料。

虽然专家并不推荐使用防辐射服，但提醒孕妇应在生活中注意日常防护。例如：手机在接通的瞬间辐射相对最强，建议接通后不要马上拿到耳边接听；电磁炉、微波炉等各种电器在使用时，孕妈妈应尽量远离，待其工作停止或断电后再靠近，以免这些电器启动时产生的电磁辐射给身体带来危害。

重要医学常识

❁ 孕中期产前检查的项目

从孕4月的第14周开始至第27周末，为孕中期。这个时期是孕妈妈感觉相对最舒适、最安全的时期，但即使没有特殊情况的孕妈妈们也千万不要忘记按时进行产前检查。

孕中期常规的产前检查项目包括身高、体重、血压、宫高、腹围、胎动情况、胎心、下肢水肿情况等身体检查，以及血常规、尿常规等实验室检查。另外，在孕16~20周期间，需要进行静脉抽血做唐氏筛查，依据筛查风险值决定是否进行产前诊断。在孕20~24周的时候应该做一次彩超，来进行胎儿畸形的全面筛查；孕24~28周应该做葡萄糖耐量实验，来了解孕妈妈糖代谢的情况，以便早期发现妊娠期糖尿病；当有唐氏筛查高风险或是孕妈妈高龄的情况时，还要做羊膜腔穿刺术，多安排在16~21周间。通过对胎宝宝染色体核型的分析，最终确诊是否具有染色体异常。

❁ 孕中期需特别注意的检查项目

B超检查（NT）

在孕11~14周做的B超，主要是测量胎儿大小、颈后透明层（NT）、胎儿个数等。

胎儿颈后透明层简称NT，是指胎儿颈后部皮下组织内液体积聚的厚度，厚度增加，胎儿异常的可能性增加。NT如果超过3毫米，提示胎儿染色体异常、心血管异常的风险较高，有些大的畸形可以在这个时段发现，以便及早处理。

正常的血压

孕期产检时，血压测量是孕妈妈的常规检查项目之一。这项检查的目的在于动态监测孕期血压的变化，以发现妊娠期高血压疾病。孕妇正常血压为收缩压低于140毫米汞柱（mmHg），舒张压低于90毫米汞柱（mmHg），即<140/90mmHg，与非孕时的成人一样。

如果孕期血压较基础血压（孕前）升高30/15mmHg，然而低于140/90mmHg时，不作为诊断依据，但必须严密观察；如果孕妈妈的血压大于或等于此值，就可能是患有妊娠期高血压疾病了，成为高危孕妇，需要在医生指导下做进一步的检查或治疗。妊娠期高血压疾病是女性孕期特有的疾病，多数孕妈妈在妊娠期出现一过性高血压、蛋白尿症状，分娩后12周又会恢复正常。

妊娠期高血压严重影响母婴健康，是孕产妇和围产儿发病及死亡的主要原因之一。孕20周后，孕妈妈易发生妊娠期高血压疾病，而监测血压是筛查妊娠高血压的最直接的手段，如果能做到早发现、早诊断、早治疗，就可以减少胎盘早剥、胎儿宫内窘迫等危险状况。所以，孕妈妈要关注自己的血压情况，合理饮食与休息，同时，日常营养注意补钙并且减少盐的摄入，最大可能地预防妊娠期血压增高的风险。不过，正常情况下，孕妈妈并不需要每天监测血压，只要按照医生要求定期产前检查，在产检时测量血压即可。如果孕妈妈血压偏高，还要定期检测尿蛋白，及时发现妊娠期高血压疾病的发生。

❀ 在家测量血压的注意事项

很多家庭自备有血压计，有老式水银柱式血压计，还有新式电子血压计，无论何种血压计，在测量血压前都需要注意以下几个方面：

- ◆ 孕妈妈在测量血压前半个小时禁止吸烟，禁饮浓茶或咖啡，应排空小便；
- ◆ 孕妈妈应避免紧张、焦虑、情绪激动或疼痛，让全身肌肉放松；
- ◆ 孕妈妈应在安静环境下，在有靠背的椅子上休息至少5分钟；
- ◆ 取坐位或仰卧位测血压，孕妈妈上肢裸露伸直并轻度外展，肘部置于心脏同一水平；
- ◆ 准爸爸将气袖均匀紧贴皮肤缠于上臂，使其下缘在肘窝以上约2~3cm，气袖的中央位于肱动脉（肘窝上内侧）表面。

如果孕妈妈家里为电子血压计，这时就可以按"开始"键进行测量并记录数值了。

如果孕妈妈家为水银柱式血压计，这时准爸爸触及孕妈妈肱动脉搏动后，将听诊器体件置于搏动上准备听诊，向袖带内充气，一边充气一边听诊，待肱动脉搏动声消失，再升高30mmHg后，缓慢放气，双眼随水银柱下降，平视水银柱表面；水银柱下降过程中听到的第一个响亮声音为收缩压，最后消失的声音为舒张压，记录血压值；间隔1~2分钟后再次测量，取两次测量的平均值即为孕妈妈的血压。

每次测量后记录血压值，待产检时给产检医生作为孕期血压变化的参考。

❀ 孕妈妈的体重控制

体重是每次产检的必检项目之一，用来判断孕妈妈的体质状况。孕前保持正常的体重指数，孕期保证体重的适宜增加，可预防胎儿宫内生长迟缓、低出生体重、巨大儿、难产、妊娠并发症的发生；宫内生长发育良好可降低围生期疾病和死亡的几率；正常出生体重可降低成年期慢性病的发生。如果孕妈妈体内脂肪蓄积，会造成肌肉组织弹性减弱，分娩时容易造成宫缩无力，甚至增加滞产或者大出血等风险。除此之外，过胖的孕妈妈还可能会因身体的新陈代谢异常而导致新生儿神经管缺陷危险的增加。所以，每个孕妈妈要了解自己的体重变化，学会判断方法。

怀孕期间，孕妈妈不可避免地都会出现体重增加的情况。到了孕中期，可以每天早上起床或晚上睡前，在固定时间量一次体重并详细纪录，及时了解孕期体重增长速度非常重要。孕期体重增加速度过快，则需要控制饮食，适当增加运动量；如果体重增长不足，则需要及时补充营养，让胎宝宝在充足的补给下健康生长。

对于没有管住嘴的孕妈妈，应养成良好的饮食习惯，多吃新鲜蔬菜和适量水果，少吃油腻食物，控制碳水化合物的摄入；对于没有迈开腿的孕妈妈，应制订孕期体重管理计划，适当的工作、活动和运动也有利于体重的控制，促进母子健康。如散步、适度的游泳、孕期瑜伽等。

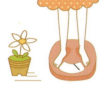

快乐孕育 孕四月

测量方法一

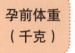

孕前体重（千克） ÷ [身高]²（米²） = 孕前体质指数（BMI）

我的孕前 BMI：_____

根据孕前体质指数推荐孕期增重				
孕前体重状态	BMI（千克/米²，WHO 标准）	BMI（千克/米²，我国标准）	孕期总增重范围（千克）	孕中期、晚期增重速率（平均范围，千克/周）
体重不足	<18.5	<18.5	12.6~18.0	0.50（0.45~0.60）
体重正常	18.5~24.9	18.5~23.9	11.2~15.8	0.40（0.36~0.45）
超重	25.0~29.9	24.0~27.9	6.8~11.2	0.27（0.23~0.32）
肥胖	≥30.0	≥28.0	5.0~9.0	0.23（0.18~0.27）

根据孕前体质指数推荐孕期增重（双胞胎）			
孕前体重状态	BMI（千克/米²，WHO 标准）	BMI（千克/米²，我国标准）	孕期总增重范围（千克）
体重正常	18.5~24.9	18.5~23.9	16.7~24.3
超重	25.0~29.9	24.0~27.9	13.9~22.5
肥胖	≥30.0	≥28.0	11.3~18.9

测量方法二

$$身高（厘米） - 105 = 孕前标准体重粗略计算公式（千克）$$

我的标准体重：_____　　我的实际体重：_____

根据孕前体重推荐孕期增重		
孕前体重状态	孕期体重增加值（千克）	孕中期开始每周体重增加值（克）
超重（超过标准体重120%）	7~8	不超过300
正常（标准体重的90%~120%）	12	400
不足（低于标准体重的90%）	14~15	500

❀ 绘制妊娠图

妊娠图又称宫高图，它以曲线绘制方式表示孕妈妈在不同孕周的宫高、腹围、体重数据变化的一种图表，用于粗略了解胎宝宝在宫内生长发育以及孕妈妈的体重增长等情况。准爸爸、孕妈妈经过简单的学习基本上都可以看得懂，甚至还可以根据每日记录的数据自己来绘制。妊娠图上一般都会有三条曲线，即宫高增长曲线、腹围增长曲线和体重增长曲线。

自己绘制一张妊娠图其实并不复杂，将来给宝宝或许还是一份不错的礼物呢。

妊娠图实际上是一张坐标图，横轴为妊娠1~40孕周，纵轴为孕妈妈的宫高、腹围、体重的数值。横竖坐标构建好之后，只需要填充数据就可以了。

数据的采集听起来似乎很专业，其实并不复杂。孕妈妈排尿后采取仰卧位，以皮尺从耻骨联合上缘，量到子宫底部（如果把子宫比作倒置的梨子，那么梨子的底部就是宫底）的弧形长度为宫高；皮尺围绕肚脐水平1周的长度就是腹围值。

从妊娠20周起，可以将每周记录孕妈妈的宫高、腹围、体重的数据在妊娠图上标注成一个个的"点"，随着时间的推移，分别将宫高、腹围、体重的点位相连接，即可得到只属于你自己的妊娠曲线，赶快试试吧。

快乐孕育小课堂

✿ 增进夫妻感情的最好时机

甜蜜的二人世界即将变为忙碌的三人世界,这对于准爸爸、准妈妈来说是一次夫妻关系的大考验。

整个孕期,由于孕妈妈的生理和心理的变化,你们的生活方式、饮食习惯、作息安排、性生活等方方面面,都受到或大或小的影响。坦诚交流和换位思考是促进夫妻关系稳固和亲密的最佳方法。夫妻双方需要信任理解、体贴谦让、分享快乐、共担忧愁,一同来适应怀孕各期的变化,迎接为人父母的挑战。

试想,原本毫无血缘关系的夫妻,因为有了小宝宝的加入,变成了血脉相连的至爱亲人,这种永恒的亲情是世界上任何感情都无法替代的。所以,不要因为怀孕带来的波折而让你们的感情跌入低谷。反过来想,孕育新生命的人生经历不正是增强夫妻之间关系的最好时机吗?

✿ 准爸爸要做合格的家庭营养师

对孕妈妈来说,看似简单的吃饭问题,也是一门关系到两代人健康的大学问。所谓"先天不足,后天难调",准爸爸应主动担当起家庭营养师的重担,保证孕妈妈的营养,也是为宝宝一生的健康打下良好基础。

当好家庭"御厨"并不简单,不仅要懂得孕妈妈的饮食喜好,还要精通厨艺,掌握用蒸、焖、炖、煮的方法来替代煎、炒、烹、炸,以尽量减少孕妈妈吃油脂过多的饭菜;更为重要的是要了解怀孕各期的营养需求,弄清楚哪类食物富含蛋白质,哪些食物可以补铁,哪种食物可以防止便秘等。

准爸爸要记得按时提醒孕妈妈补充叶酸、钙、铁等营养素,陪伴产检时,还可以向医生询问一些营养问题,这些都是"御厨"的任务啦!

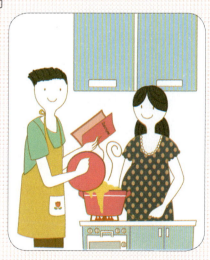

对孕妈妈来说,看似简单的吃饭问题,也是一门关系到两代人健康的大学问。

❁ 准爸爸要做个称职的采购员

有人说：男人的细心是从有孩子开始的。母婴用品的采购事无巨细，对准爸爸来说就像是一次"磨练"。

首先，与孕妈妈一起列出你们的采购清单：入院必备的洗漱、卫生用品、妻子以及宝宝所需的衣物、餐具等；出院后宝宝的童床、纸尿裤、洗护用品等都是必不可少的。然后，将这些采购物品分出妈妈用品、宝宝用品、住院用品、家居用品几大类别，也可以先在网上货比三家，最后再确定相应的购物场所。

购物过程中，还应考虑产品的质量、安全、舒适以及外观、品牌、价格等，最好征求一下孕妈妈的意见。如果不是网购的话，拎东西的任务一定是准爸爸的啦。

❁ 什么是胎教？

有人认为，小宝宝在出生后才开始有喜怒哀乐，这种观点是不对的。孕妈妈腹中的胎宝宝虽然小，也是有血有肉的生命，自然会有喜怒哀乐。当胎宝宝有了自我意识的时候，就能够把感觉或情绪转换为行动，比如当他/她感觉受到外界的压迫时，他/她会猛踢子宫壁，以表示自己的"抗议"。再如，当胎宝宝听到讨厌的声音时，他/她会因为带给自己的不愉快而出现噪动，甚至拼命吸吮手指寻求安慰。所以，为了促进胎宝宝生理上和心理上的健康发育成长，同时又确保孕妈妈能够顺利地度过孕期，所采取的精神、饮食、环境、劳逸等各方面的保健措施，都称为胎教。

在孕四月之后，胎宝宝对来自外界的声音刺激反应逐渐表现出敏感，所以，孕中期开始也是进入音乐胎教的最佳时期。但需要注意的是，胎教不必过于沉迷。如果给胎教做了课程表，几点听音乐，几点读英文，反而使得生活过于拘谨，矫枉过正了。社会上某些推广胎教的商业行为，认为做好胎教，孩子出生就能"技高一筹"，长大会成为"天才"的说法，目前尚无任何科学数据来支撑。

孕五月

孕五月的妈妈需要家人的特别保护和别人的关照了，你可以在任何场所开始行使孕妈妈特有的权力，让孕妈妈和胎宝宝都得到更多的宠爱。

怀孕的第五个月（第17~20周），随着胎宝宝手足运动的增多，孕妈妈已经能够真切地感受到胎动了。这个时候你将会发现，这个似乎那么遥远的"拥有一个自己的宝宝"的梦想，原来真的近在咫尺了。

医生的话

1. 孕妈妈已经进入怀孕第五个月（第17~20周）。
2. 随着胎宝宝手足运动的增多，孕妈妈已经能够感受到明显的胎动。
3. 要按着时间要求到医院进行常规的产前检查。
4. 对平时生活中的疑问和不适症状进行记录，等到医院检查的时候再向医生进行咨询。
5. 本月有一项重要的内容——唐氏筛查，目的是筛查胎宝宝患先天愚型儿的风险。这项检查有严格的时间控制，一般在孕16~20周之间进行，孕妈妈不要错过筛查的最佳时机。
6. 唐氏筛查有高风险的孕妈妈要进一步做羊水穿刺进行确诊。
7. 坚持进行合理的孕期运动，关注体重增长情况。
8. 有针对性的锻炼盆底肌，以帮助顺利分娩。

孕妈妈指南

- 孕妈妈要选择防滑、减震、鞋底较宽、软硬适中、鞋跟约2厘米的鞋子，不宜穿无跟平底鞋，这样不利于承受身体重心的变化。

- 本月的营养需求和孕四月基本相同，要继续适当多吃鱼、禽、蛋、奶、瘦肉及海产品，还有含铁丰富的食物。

- 本月是整个孕程中最安定的时期，孕妈妈应坚持运动。若体重增长有些快，需要增加运动量，但运动量一定要根据自身体能情况而定。

- 孕妈妈要保证每天有充足的睡眠，并进行适当的午休。若工作单位不方便的话，也尽量和单位协调一下，小睡一会儿。

- 要注意自己的行为，要选择走相对平坦的道路，坐牢固安全性高的椅子，不随便倚靠不结实不安全的地方，尽量避开拥挤、嘈杂的公共场合。

- 出门前尤其是旅行的时候，一定要随身携带记录有孕期情况的孕产期保健手册，作为意外情况发生时就诊的参考。

- 如果没有孕期并发症或是孕期合并症的孕妈妈，可以正常出行，但注意要避免长途旅行，短途旅行时也要避免过度疲劳。

- 和准爸爸一起列出婴儿用品和住院分娩用品的清单，并一起开始着手采购吧。母婴店便宜还是网购划算，与老公一起货比三家吧！

准爸爸任务

孕五月开始，如期而来的胎动，一定让准爸爸兴奋不已！带着喜悦和幸福，每天与孕妈妈一起同胎宝宝聊天，这也是很好的语言胎教。

这个月的产前检查很重要，准爸爸最好可以陪伴孕妈妈一起去医院做产检。准爸爸要细心照顾孕妈妈，尤其是进行户外活动时，尽量不要到人多的地方，还要注意避免滑倒或者腹部受到磕碰。

1 身体状况

■ 本月体重增长：＿＿＿＿＿＿＿＿＿＿＿＿＿＿千克

　　孕 17 周体重增加＿＿＿＿＿＿＿＿＿＿千克；

　　孕 18 周体重增加＿＿＿＿＿＿＿＿＿＿千克；

　　孕 19 周体重增加＿＿＿＿＿＿＿＿＿＿千克；

　　孕 20 周体重增加＿＿＿＿＿＿＿＿＿＿千克；

■ 血压＿＿＿＿＿＿mmHg、宫高＿＿＿＿＿＿厘米、腹围＿＿＿＿＿＿厘米

■ 我的感觉

　　□ 胎动　　　　　　　　第一次感觉到胎动的日子：＿＿＿＿＿

　　□ 腹部明显凸出　　　　□ 容易出汗

　　□ 初乳泌出　　　　　　□ 背部疼痛

　　□ 消化不良　　　　　　□ 时有抽筋

　　□ 脉搏加快　　　　　　□ 妊娠纹

　　□ 脚部和脚踝轻微浮肿　□ 乳房明显胀大

　　□ 怀孕的真实感增强　　其他＿＿＿＿＿＿＿＿＿＿

■ 不适症状

时间_____ 孕周_____
不适症状_____
_____
医生建议_____
_____

时间_____ 孕周_____
不适症状_____
_____
医生建议_____
_____

时间_____ 孕周_____
不适症状_____
_____
医生建议_____
_____

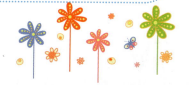

■ 请教医生的问题

问题：_____
_____

医生建议：_____
_____

问题：_____
_____

医生建议：_____
_____

■ 下次预约

预约时间：_____

预约内容：_____

注意事项：_____

■ 备忘录
_____
_____

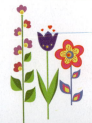

❤2 运动记录

■ 本月进行的运动

运动方式	散步	瑜伽	游泳	体操	其他
每日运动的时间					
运动前心跳					
运动后心跳					
异常情况					

■ 医生建议：

_____

_____

_____

_____

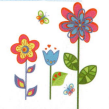

3 饮食记录

- 服用的营养补充剂 _____
- 最近几日的饮食情况（孕检前6日）

注：1份 =1碗，半份 =1/2碗

日期	月 日		月 日		月 日	
	食物	份数	食物	份数	食物	份数
早餐						
加餐						
中餐						
加餐						
晚餐						

- 医生建议：_____

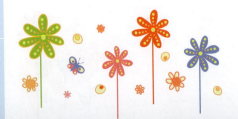

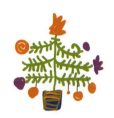

日期	月　日		月　日		月　日	
	食物	份数	食物	份数	食物	份数
早餐						
加餐						
中餐						
加餐						
晚餐						

■ 医生建议：

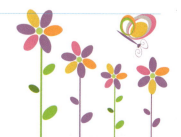

4 给宝宝的话／随笔

☐ 妈妈的话

☐ 爸爸的话

☐ 随笔

5 照片／B超

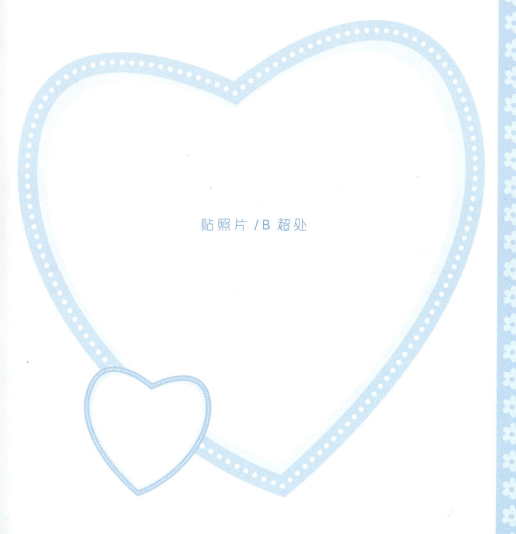

贴照片／B超处

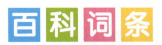

胎动计数：胎动监测是评价胎儿宫内情况最简便有效的方法之一。随着孕周增加，弱的胎动被强的胎动替代，至妊娠足月时，胎动又因羊水量减少和空间减小而逐渐减少。胎动可通过孕妇自测或B超检查检测。若胎动计数＞30次/12小时为正常，＜10次/12小时提示胎儿缺氧。

胎姿势：胎儿在子宫内的姿势称为胎姿势。正常胎姿势为胎头俯屈，颏部贴近胸壁，脊柱略向前弯，四肢屈曲交叉于胸腹前方，整个胎体成为头端小、臀端大的椭圆形。

胎产式：胎体纵轴与母体纵轴的关系称为胎产式。胎体纵轴与母体纵轴平行者，称为纵产式，即所谓的"头位"或"臀位"；胎体纵轴与母体纵轴垂直着，称为横产式，即所谓的"横位"；胎体纵轴与母体纵轴交叉着，称为斜产式。

羊水穿刺：即羊膜腔穿刺术，它是目前产前诊断最常用的一种方法，通常在孕16~21周进行。该项检查实施时，先在B超定位或监测下从孕妇宫腔内吸取一点儿羊水，然后在实验室里经过染色体培养，根据检验结果来诊断胎宝宝是否存在唐氏综合征等。

孕妇瑜伽：瑜伽主要是伸展锻炼，可以增强体力和肌肉张力，增强身体平衡感，提高肌肉柔韧度和灵活性，改善睡眠，缓解紧张和焦虑情绪。孕妇瑜伽比普通瑜伽动作幅度小，更为舒缓。初学者应在专业教练指导下练习，熟练掌握要领后，可以在家练习，但练习时要注意安全，一旦感觉异常或有任何不适，应立即停止或及时就医。

提肛运动（Kegel 运动）：提肛运动又称会阴收缩运动，是指有节律地收缩和放松盆底肌肉，也可以通俗地解释为一提一松地收缩和放松肛门肌肉。这项运动可以加强盆底、会阴和肛门肌肉的力量，增加会阴弹性，有助于阴道分娩。提肛运动不仅适合孕期和产后，也适合于中老年妇女。

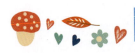

更多学习请登陆快乐孕育孕妇学校
www.kuaileyunyu.com

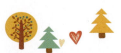

孕五月 身体变化

❀ 怀孕第 5 个月的胎宝宝发育

17 周胎龄的宝宝，胃肠道和肾脏已逐渐发育成熟，能够吞咽羊水并排出少量的尿液。他/她紧闭着双眼，不时倾听着外界的声音，在自己专属的自由空间里扭动、翻转，快乐地成长着。

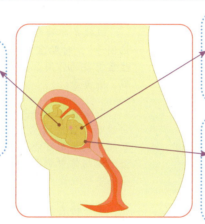

胎宝宝在这一阶段非常活跃，体重增长加速，到 20 周末时体重约 320 克，身长约 25 厘米，从头部到臀部的长度约为 16 厘米。

胎宝宝的皮肤呈暗红色，而皮肤的腺体分泌出一种白色、粘稠的油脂样物质，即为我们常说的胎脂，并且可以看见少许头发。

胎宝宝的感觉器官进入成长关键期，大脑开始划分专门的区域进行嗅觉、味觉、听觉、视觉以及触觉的发育，并且开始对光有明显的感应。

❀ 孕妈妈的身体变化

对很多孕妈妈来说，第一次胎动的感觉终生难忘，有人形容说像鱼儿在游泳，还有人感觉像蝴蝶扇动翅膀。这一时期，胎宝宝的活动明显增多，甚至会伸伸腰、动动腿，孕妈妈的肚子表面偶尔会有凹凸鼓动。随着孕周的增大，大量的雌激素使部分孕妈妈的脸上出现了黄褐斑，身上的皮肤也有色素沉着的表现，乳晕、胎记、雀斑等处的颜色变深。

怀孕的旅程走了一半，孕妈妈的精神状态逐步恢复，大量的雌激素导致盆腔血流量增多，使孕妈妈的性欲较孕早期提高，同房时，容易达到高潮。但是，在怀孕期间，夫妻进行性生活时除了要以体位舒适、动作温柔，还更应注意卫生，以免发生感染。

这个阶段，孕妈妈每周增加的体重约为 360~450 克，脸胖了一点儿，腰也粗了一些，俨然是孕妇的形象了。

营养与饮食

孕期营养补充剂

孕期是否需要补充营养补充剂，要看孕妈妈每天膳食能否满足孕期的需求和她的身体情况。如果孕妈妈营养均衡、身体良好，原则上是不需要补充营养补充剂的。但是，孕期是一个特殊的生理时期，很多营养素的需求较孕前有所增加，孕妈妈可以征询医生意见适量、适时的补充。

❁ 孕期最容易忽略的几种营养素

n-3 多不饱和脂肪酸	可以促进胎宝宝的视网膜、大脑和神经系统发育，若缺乏，可能导致脑发育迟缓、智力受损、机体发育缓慢、视力不好等症状。各种植物油和坚果都富含 n-3 多不饱和脂肪酸。
胆碱	胆碱是卵磷脂的组成成分，又被称为"记忆因子"，对胎宝宝大脑和记忆力的发育起着非常重要的作用。富含胆碱的食物有动物的肝脏、蛋黄等。
牛磺酸	牛磺酸是生物界分布很广的一种氨基酸，它能明显促进胎宝宝的神经传导和视觉功能，如果补充不足可能会引起胎宝宝脑功能发育不全。动物体中都含有牛磺酸，其中鱼、贝壳类含有牛磺酸最多。
各类维生素和矿物质	这些物质是孕期容易忽视的营养素，比如各类B族维生素、脂溶性维生素A、D、E等，还有矿物质铁、锌、硒等。

❁ "脑黄金"的补充

脂肪由饱和脂肪酸、多不饱和脂肪酸和单不饱和脂肪酸组成，n-3 属于多不饱和脂肪酸，它是神经系统细胞生长及功能维持的一种主要营养成分，是大脑和视网膜的重要构成成分。其中 α-亚麻酸和 DHA 属于 n-3 多不饱和脂肪酸中的重要物质，也就是人们俗称的"脑黄金"。正常情况下，人体可以通过膳食获得必需脂肪酸——α-亚麻酸，由身体自行合成 DHA，满足机体的需要。

但是在孕期，胎宝宝大脑中的脑细胞数量呈现快速增长，孕妈妈可以通过摄入一些坚果、胡麻油等富含 α-亚麻酸的食物得到补充，也可补充含有 α-亚麻酸的适合孕产妇服用的营养补充剂。

❀ 孕期营养不是越多越好

天下父母都希望宝宝能够健健康康地成长发育，总想把最好的一切都给他/她，生怕自己的小宝贝缺了什么。不过，营养可不是越多越好，补充过量反而会带来不好的影响。营养过剩可能会引起巨大儿，微量元素过剩甚至会导致中毒反应。

所以，孕期营养要遵循医生的指导，营养补充品更不可"蜂拥而上"，而是要根据孕妈妈的身体需要，循序渐进、适可而止。

❀ 各种维生素过量的危害

维生素A、维生素D、维生素E、维生素K都属于脂溶性维生素，孕妈妈过多服用不易被身体排出，长期大量服用会导致蓄积体内，致使胎宝宝发育异常。孕妈妈维生素的补充，应在医生的指导下进行。切忌过量补充，以免发生事与愿违的情况。

维生素A

维生素A及胡萝卜素都能够顺利地通过胎盘屏障，长期过量服用维生素A不仅对母体不利，也可能导致婴儿骨骼畸形、泌尿生殖系统缺损以及硬腭豁裂。

维生素C

孕妇长期大量服用维生素C有可能发生尿道的草酸盐结石，严重的可能会导致流产。

维生素B_6

在临床上，常用大剂量维生素B_6治疗妊娠呕吐。若母亲过多地服用维生素B_6，胎宝宝容易产生对维生素B_6的依赖。出生后，婴儿体内维生素B_6的来源不如母体里充分，就容易出现兴奋、哭闹不安、易受惊、眼珠颤动等症状。

叶酸

孕妈妈服用过多的叶酸也会对身体产生不良的影响，如可能影响体内锌的代谢而造成锌缺乏，致使胎宝宝发育迟缓；叶酸过量还会掩盖维生素B_{12}缺乏的早期表现，而导致严重的神经系统损伤等。

生活问答

Q: 什么环境适宜孕妈妈居住呢?

A: 朝南、向阳的房间阳光充足，是孕妈妈不错的居室选择。尤其是在秋冬季节，白天的日照有利于孕妈妈对钙的吸收，还可以使室内保持温暖，愉悦孕妈妈的心情。

准爸爸还要注意经常打扫卫生，归置居家用品，以免孕妈妈因行动不便而不小心磕碰。比如说，准爸爸可以将孕妈妈常用的晒衣架、日常用品、衣服、书籍等物品的位置适当调低，方便孕妈妈随手取用；还可以在卫生间等容易滑倒的地方，放置防滑垫，以免孕妈妈走路滑到。

总之，一个干净卫生的居住环境不仅会给孕育中的妈妈提供更多的健康保障，还可以降低外界因素导致伤害的机会，有利于腹中的胎宝宝健康成长。

Q: 怎样保持室内通风与清洁?

A: 保持室内通风远远不止能使孕妈妈呼吸到新鲜空气、保持愉悦心情那么简单。

家具、装修、吸烟、油烟、以及人体本身都会产生空气污染物质，导致室内微生物滋生。不通风的室内环境，最适宜致病菌和病毒的长期存留与繁殖，当污染超过一定浓度后就会危及孕妈妈健康，甚至患上呼吸系统等疾病。所以，及时打扫房间，随时清除生活垃圾，经常开窗通风，保持室内清洁，不仅可以带来清新洁净的居家环境，还可为妈妈和宝宝提供更多的健康保障。

所以，孕妈妈居住的房间应每天开窗通风1个小时左右，以保持清新空气，避免室内细菌滋生。如果是冬季采用炉子取暖的话，更要开窗通气，以免一氧化碳中毒。

每天早、晚开窗可以使室内空气流通，保证室内空气清新。当开窗通风时，孕妈妈应避免被风直吹，尤其在冬季开窗时室温下降较快，更应避免伤风感冒。

Q: 孕期居室能不能摆放花草?

A: 美观的花草绿植有清洁净化空气的作用，所以，很多家庭都喜欢在客厅、居室摆上几盆来装点居家环境。但是对孕妈妈来说却有一定的负面作用。因为，花草在夜间吸进新鲜的氧气，吐出二氧化碳，会使室内氧气减少，不利于孕妈妈的氧气供应；甚至一些花草具有兴奋作用，会使得孕妈妈过度兴奋，夜不能寐。所以，孕妈妈的家里对于花草的摆放则需要格外注意。

有些植物的芳香（如松柏类花木）对人体的肠胃有刺激作用，会影响食欲；有些花草（如茉莉、夹竹桃）散发出的气味，会引发呼吸不适；还有的花草（如洋绣球花）容易使皮肤过敏或是引发瘙痒。如果孕妈妈属于过敏性体质更要注意：有些花草（如紫荆花）所散发出来的花粉容易诱发哮喘或使咳嗽加重。

产后妈妈的居室也要考虑小宝宝的健康需要，所以，上述花草也不适合。如果孕妈妈喜欢用花草美化居室环境，不妨选择芦荟和仙人掌，但应摆放在客厅，而不是卧室。这两种植物无论白天黑夜都能释放氧气，对调节空气质量有一定的作用，它们的香味也比较清淡，对孕妈妈和胎宝宝的刺激较小。

Q：怎样应对空气污染与装修？

A：空气污染严重的环境对孕妈妈和胎宝宝的健康很不利。尤其是在宝宝器官形成、分化的孕早期，如果孕妈妈每日都吸入大量含有二氧化硫、一氧化碳、浮尘、焦油等有毒有害物质的气体，这些物质很可能会通过血液循环进入胎儿体内，从而影响胎宝宝的正常发育。

刚装修完毕的房间不适合孕妈妈居住和工作。即便所有的装修材料都符合环保要求，也应在装修完一段时间后充分通风，待有毒物质挥发、气味散尽时再入住。因为装修过程中，家具、油漆、墙漆、板材等都会有微量有害物质残留，当这些有害物质聚集在一起时，就有可能由"微"变"大"了。

除了开窗通风这一简单有效的净化室内空气的方法外，还可以在室内栽种一些绿色植物来吸收和吸附有害物质。例如常青藤、铁树、薄荷、万年青、雏菊、吊兰、芦荟等，但要避免易引起过敏的植物。

Q：噪音对孕妈妈有什么害处？

A：孕妈妈腹中的胎宝宝非常脆弱，需要妈妈给予他/她来自各方面的保护。整个孕期，孕妈妈都应尽量避免身处噪音污染的环境，因为高分贝的噪音容易损坏胎宝宝的听觉器官，降低他/她的听力。如果孕妈妈在孕期内长期接受超过85分贝以上的声音（重型卡车音响发出的声音约为90分贝），则可能会使宝宝的听觉发育受到严重的影响。

怀孕初期，孕妈妈若接触噪音过多，会加重早孕反应。另外，身处噪音污染环境的孕妈妈，心情也会受到影响，从

准爸爸为什么一定要戒烟？

烟草烟雾中至少含有250种有害物质，其中有近60种是致癌物质。如果夫妻双方或一方经常吸烟或被动吸烟，烟草中的一些有毒物质可以随着烟雾被吸收到母体血液中，使母体内的血氧含量降低，导致胎儿缺氧、生长发育迟缓、流产、死胎、早产、低出生体重等妊娠风险。

也许身为准爸爸的你曾经戒烟失败，正在为是否再次戒烟而迟疑，但无论如何，抓住小宝宝来临的契机，为了自己的健康，更是为了爱人和小宝宝的健康，来一次彻彻底底的戒烟吧！

戒烟不仅需要方法和环境，还需要决心和毅力，更需要家人的体贴和鼓励。祝你戒烟成功，更祝福你的宝宝在无烟的环境下健康成长！

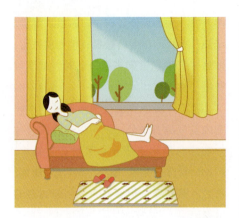

而打乱孕妈妈的正常内分泌，使原本紧张的情绪无法平静，甚至出现精神烦躁不安等情况，不利于胎宝宝的健康生长发育。

Q：孕妈妈要远离哪些家用电器的辐射？

A： 为了给宝宝最好的成长环境，在整个怀孕阶段，孕妈妈都应该远离辐射环境。微波炉、电磁炉、电热毯、电吹风都是日常生活中较为常用的家用电器，但它们也是电磁辐射集中的辐射污染源。建议孕妈妈在居家生活中，尽量谨防和远离，以保护胎宝宝的健康不受到伤害。

电磁炉

电磁炉发射的电磁场很高，孕妈妈在做饭时，腹中的胎宝宝正好处于电磁炉放置的高度，所以，建议孕妈妈把掌勺的任务交给准爸爸，确保自己和宝宝远离炉灶。

微波炉

孕妈妈使用微波炉时，要确保微波炉完全密封，以避免由于门关不严而导致微波外漏。微波炉工作时，与人的距离最好在 1 米以上。微波炉停止工作后，最好静置一会儿后再开启。

电热毯和电吹风也是具有辐射的家用电器，建议孕妈妈在居家生活中，尽量少用和远离，以保护胎宝宝的健康不受到伤害。

Q：孕期可以使用手机、电脑和看电视吗？

A： 现代社会，人们的日常工作和生活已经离不开手机、电脑和电视。与微波炉和电磁炉相比，只要使用的时间不是太长并且注意使用方法，电话、电脑和电视对孕妈妈的危害还是较为微弱的。

孕妈妈睡觉时不要将手机放在枕边；接听手机时，应尽可能在按键几秒后再放到耳边，或者采用免提功能进行通话。另外，有的孕妈妈为了让宝宝听见远方奶奶或是外婆的电话声音，把手机放在肚皮上的做法是很不可取的。

孕妈妈使用电脑时要注意距离不要太近，最好是 50 厘米以上的距离。每天使用电脑的时间不宜超过 4 小时，一周不宜超过 20 小时。

喜欢长时间看电视的孕妈妈可能要改变一下你的爱好。看电视时应注意时间不要太长，还要注意不要距离电视太近，孕妈妈与屏幕之间的距离最好在三米以上。

电视产生的电磁波与电脑终端显示器产生的电磁波相似，与传统的屏幕相比，液晶屏的辐射强度会低一些，也相对更安全。

重要医学常识

❀ 初次胎动

胎动是指胎宝宝的躯体活动，当这种躯体活动冲击到子宫壁时，孕妈妈可以感觉得到。孕8周的时候，胎宝宝已初具人形，四肢开始长出来，这个时候胎宝宝会在腹中蠕动，由于力量非常微弱，所以孕妈妈通常感觉不到。大部分孕妈妈是在怀孕18~20周左右时感觉到胎动，一些敏感的孕妈妈可以在怀孕16周有所感知，没有经验的初产妇或体胖的孕妇，可能推迟到20周才会感觉到。

孕妈妈可以尝试在晚6点到晚10点间感受胎动，因为这个时间段胎宝宝较活跃，而清晨则胎动相对较少。到了孕28周后，孕妈妈不仅可以感受到胎动，还可以在腹壁上看到或摸到胎动。即应开始记录胎动了。随着怀孕周数的增加，胎动会越来越活跃，尤其到了孕29~32周。但到了分娩前期，由于胎宝宝长大了，子宫腔内的活动空间不足，胎宝宝四肢活动的幅度较前减小，孕妈妈胎动的感觉也会明显地减少。

❀ 胎动计数法

胎动是胎宝宝的特殊表达方式，侧面反映他/她在宫内生长发育的情况。所以，胎动计数是孕妈妈需要掌握的一项技能。数胎动时，孕妈妈最好采取半坐位或侧卧位，把两手自然的放在腹壁上。每天上午（8~9点）、中午（12~13点）、晚上（20~21点）在固定的三个时间段内各数1小时，最后把3次相加再乘以4，即为12小时的胎动总数。一般每小时胎动不少于3~5次，每12小时胎动在30~40次以上，反映胎宝宝情况良好。如果因为上班或有其他事情等条件不允许的情况下，每天至少也要在临睡前测一次。

数胎动也有窍门，孕妈妈可以使用花生粒、黄豆等来辅助计数。胎宝宝动一下，就将一颗花生粒放在一旁，到胎动结束时，统计一下共有多少颗花生粒，就是发生了多少次胎动。胎动情况最好能够记录下来，记录内容包括计数、强弱和部位。不仅可以自己掌握胎宝宝的活动情况，也可以到产检时请医生做参考。如果胎动明显增多或减少，则预示胎儿可能遇到困难或危险，应及时就诊。

❀ 异常胎动

胎动突然频繁最有可能的原因是由于胎宝宝缺氧而造成的烦躁不安。当胎宝宝宫内缺氧继续加重时，胎动会逐渐衰弱，次数减少，预示着有多种可能发生，如脐带绕颈、胎盘早剥、前置胎盘。或是孕妈妈用药不当、受外伤撞击等情况也会导致胎儿缺氧。

以下四个引起胎动减少的原因应该

加以重视，一是孕妈妈发烧，此时应该在医生的指导下控制病情；二是吸烟或服用了某种药物导致胎宝宝的活动能力下降；三是胎盘功能不佳，孕妈妈体内的养分不能顺利地传输给胎宝宝；四是脐带受压时胎宝宝获得的氧气不足。

当孕妈妈出现以下任何一种感觉时，都应该意识到这是胎宝宝发出的求救信号，孕妈妈需要立即去医院就诊：

- 如果胎动次数在短时间内明显增加，或下降到每12小时20次以下（或只有原来基础上的一半）；
- 每小时胎动少于3次；
- 胎动在较晚的孕周出现且同时较弱；
- 急速的胎动后突然停止；
- 胎动突然加快同时伴有腹痛、阴道出血、胎动变化；
- 孕妈妈出现怕冷、口臭、食欲不振等情况。

测量宫高腹围

为了全面掌握孕妈妈的健康状况，医生需要结合产前检查的各项检查数据进行综合分析，宫高和腹围就是其中非常重要的两项指标。宫高、腹围的测量一般同时进行，其数据是辅助估算胎宝宝大小和羊水多少、监测胎宝宝体重增长情况的简易方法。

宫高和腹围的测量一般在怀孕第16周后产前检查时开始进行。腹围的测量方法：孕妈妈平卧，将衣服解开，完全暴露出腹部，以脐部为准，拿皮尺水平绕腹部一周，测得的数值即为腹围（单位：厘米）；宫高的测量方法：孕妈妈排空大小便后，取平卧位，测量耻骨联合

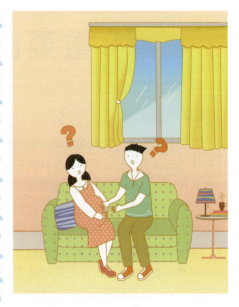

上缘中点到子宫底部最高点的距离（单位：厘米）。

产前筛查

产前筛查是通过一些简单、可行、无创的检查方法，发现可能怀有先天缺陷儿的高危孕妈妈，并通过进一步明确诊断和应对措施，最大限度地减少异常胎宝宝的出生。筛查项目包括唐氏综合征等。

一般的产前筛查是通过化验血液来完成的，孕期血液检查可以筛查出60%~70%的唐氏综合征患儿和85%~90%的神经管缺陷儿。血液筛查对胎宝宝没有损害，孕妈妈大可不必担心。

产前筛查如果发现异常，需要进一步做产前诊断。产前诊断不同于产前筛查，是通过B超、羊膜腔穿刺等更加先进的医学手段，对存在高危风险的胎宝宝进行明确诊断。

❁ 唐氏综合征

正常情况下，人体有23对，共46条染色体，其中21号染色体2条。唐氏综合征宝宝的细胞中有3条21号染色体，共有47条染色体，所以也被称为21—三体综合征，俗称先天愚型，其发病率约为1∶600~1∶1000。女性的生育年龄越大，发病风险越高。

它是目前所知造成智力低下的首要病因。唐氏患儿有特殊的面容，并伴有多种畸形，25%~50% 患先天性心脏病，少数有消化道畸形、听力下降，患急性淋巴细胞白血病也较多。因为此病迄今尚无法根治，所以一直是我国产前筛查的重点。一旦患儿出生，往往给家庭和社会带来沉重的负担。目前，医学上对唐氏综合征尚无有效的防治措施，唯一可采取的手段就是通过唐氏筛查、产前诊断及早发现，及时终止妊娠。

唐氏筛查的时间为孕16~20周。唐氏筛查是通过抽取孕妈妈清晨空腹静脉血来测定，由医生根据孕周、年龄、体重等相关因素进行综合分析，计算出一个风险值。当筛查风险值低于1/270（各实验室的风险切割值不同），称为低风险，表明孕妈妈怀有唐氏儿的几率较小，属于低危人群。但筛查结果不能代表诊断，仍然还有非常小的几率为唐氏儿；筛查高危者，建议进行羊膜腔穿刺或脐静脉穿刺，进一步通过胎儿染色体核型分析来确诊。

❁ 羊膜腔穿刺

羊膜腔穿刺术俗称"羊水穿刺"，一般在孕16~21周时进行。羊膜腔穿刺是最常用的染色体异常疾病筛查手段，它并不是一项常规检查，而是对于高危孕妈妈采取的一项诊断措施。

目前，羊膜腔穿刺都是在超声波的引导下完成的，损伤到胎宝宝的可能性很小。通常在出现下表列出的情况时，医生会建议进行产前诊断——羊膜腔穿刺术：

医生建议进行产前诊断的孕妈妈：

① 产前筛查结果显示高风险的孕妈妈
② 35 岁以上的高龄孕妈妈
③ 生育过染色体异常儿的孕妈妈
④ 夫妇一方有染色体平衡易位的孕妈妈
⑤ 生育过无脑儿、脑积水、脊柱裂、唇裂、腭裂、先天性心脏病患儿的孕妈妈
⑥ 性连锁隐性遗传病基因携带者
⑦ 夫妇一方有先天性代谢病，或已生育过病儿的孕妈妈
⑧ 在妊娠早期接受较大量化学毒剂、辐射和严重病毒感染的孕妈妈
⑨ 有遗传性家族史或有近亲婚配史的孕妈妈
⑩ 原因不明的流产、死产、畸形和有新生儿死亡史的孕妈妈
⑪ 本次妊娠羊水过多、疑有畸胎的孕妈妈

快乐孕育小课堂

❀ 孕妈妈要消除焦虑

由于担心胎宝宝的健康情况以及可预见的分娩痛苦，大约90%的孕妈妈在孕期会出现不同程度的焦虑情绪。科学表明，当孕妈妈情绪低落时，胎宝宝的面容也会变得踌躇，孕妈妈开心时，胎宝宝的表情就会舒展。所以，孕妈妈的情绪管理越来越受到重视。

孕妈妈缓解焦虑的有效办法就是放松思想、树立自信。当然，这与准爸爸以及其他家庭成员的理解和支持密不可分。当孕妈妈倾诉出内心压力并获得安慰时，她的情绪会渐渐安定下来。

妊娠分娩是正常的生理现象，孕妈妈无需为自己或是胎宝宝的健康而过分焦虑。即使有身体的不适，定期进行产前检查，积极配合医生的治疗，就会取得很好的效果。如果过分担心，整日忧心忡忡，则对胎宝宝的健康非常不利，说不定还会给自己带来很多不必要的麻烦。

❀ 准爸爸要做孕妈妈的"开心果"

由于体内激素分泌和代谢变化引起情绪波动，孕妈妈经常会受到紧张、不安情绪的困扰，内心更渴望得到无微不至的心理关怀与照顾。在等待着宝宝来临的时间里，准爸爸千万不要忽略了孕妈妈的"心理营养"。

学着给孕妈妈和胎宝宝讲故事或笑话：随着孕周的增加，孕妈妈"笨重"的身体带来的不适，可能会加剧孕妈妈的烦躁心理。这时，准爸爸的故事或者笑话，可以分散孕妈妈的不良情绪，让她愁眉尽展，心情舒畅。

不断给孕妈妈惊喜：给孕妈妈送一件小小的礼物，或者把你想说的话写成"情书"，发给辛苦的孕妈妈，她一定会感动不已。

展现你的厨艺：继续做孕妈妈的"御厨"，不断地展示你的新厨艺，换个口味，换种心情。

为她按摩：学一些按摩手法，为孕妈妈做个小小的按摩，让她的身体舒服一些。

陪伴：尽可能多地抽出一些时间陪她一起去产前检查，或者进行孕期运动。

准爸爸就像孕妈妈的"开心果"，你的陪伴和分享越多，她的心情就会越舒畅，当然，你们共同的胎宝宝生长情况也会越好。

快乐孕育 孕五月

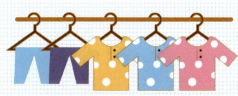
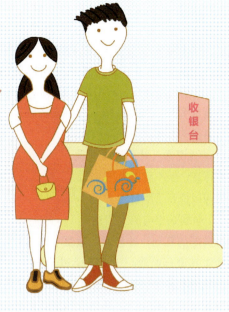

❀ 准爸爸的采购清单

孕中期是采购母婴用品的最佳时机。因为再往后的几个月时间，孕妈妈的腹部增大，行动会更为不便。准爸爸需要积极准备，与孕妈妈一起列出你们的采购清单。

◎ **准爸爸用品：**
- ☐ 笔记本　　☐ 照相机　　☐ 摄相机

◎ **孕妈妈用品：**
- ☐ 孕妇装　　☐ 袜子　　　☐ 防滑拖鞋
- ☐ 孕妇内衣　☐ 内裤　　　☐ 托腹裤
- ☐ 哺乳文胸　☐ 腹带（产后康复用）
- ☐ 吸奶器　　☐ 加长卫生巾

◎ **宝宝用品：**
- ☐ 婴儿床　　☐ 推车
- ☐ 婴儿衣物　☐ 包被　　　☐ 褥子　　　☐ 浴巾
- ☐ 纸尿裤　　☐ 婴儿湿纸巾
- ☐ 护臀霜　　☐ 润肤油　　☐ 浴盆　　　☐ 婴儿洗衣液
- ☐ 奶瓶/奶嘴（医院倡导母乳喂养，住院期间不建议使用），

温馨提示 总之事无巨细，特别是妈妈出院后一段时间不能外出，所以应尽可能将妈妈住院期间以及宝宝衣食住行等方方面面的用品都考虑周到。

❀ 如何进行胎教？

语言胎教、行为胎教、手工胎教、母仪胎教、营养胎教、音乐胎教等都是孕妈妈经常采用的胎教方式。

在进行胎教时，应选择最轻松的环境、自己最舒服的姿势，放松心情，可以先轻轻抚摸自己的肚皮，用平静、较低的语调说话，然后逐渐提高些声音，但不可以大声喊叫以惊吓了胎宝宝。

孕妈妈应与胎宝宝进行良好的互动，并科学、适度地对其进行胎教，千万不能过于严格，也不要过于紧张，情绪紧张反而会适得其反。总而言之，孕妈妈的情绪对胎宝宝的喜怒哀乐产生着直接影响，孕妈妈修身养性、陶冶情操，每天保持愉悦的心情就是对胎宝宝最好的胎教。

胎教不一定要固定时间，孕妈妈可以根据自己的时间和心情来选择，比如早晨起床或是晚上入睡时，就可以摸着肚子向胎宝宝问好和道晚安。

胎教也不是一次只能进行一种，可以同时融合多种胎教，比如孕妈妈在做手工的时候，可以放着音乐，边制作边和胎宝宝说话，告诉他/她制作的过程以及自己的心情。这样就融合了手工胎教、音乐胎教、语言胎教。

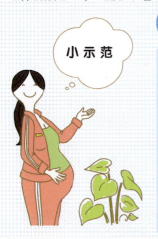

小示范

生活内容	胎教方式
起床	向胎宝宝问好
工作时间	听些轻音乐
打扫屋子	哼唱歌曲
午休前	抚摸肚子与胎宝宝聊聊天
休息时	给胎宝宝讲故事、做手工等
临睡前	和准爸爸一起聊天，和胎宝宝道晚安

孕六月

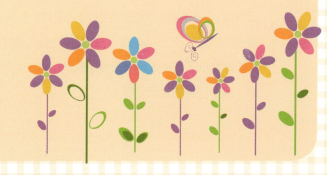

孕妈妈在怀孕6个月时已经"孕味"十足了，妈妈肚子里的胎宝宝虽然逐渐发育成熟，但仍然很脆弱，一定要多休息，注意安全。

怀孕的第六个月（第21~24周），胎宝宝生长发育加快，胎动比之前更加明显了。孕妈妈的腹部隆起，俨然一个大腹便便、行动不便的孕妇！孕中期阶段不久就要结束了，祝愿全家期盼的小生命在浓浓的爱意浇灌下健康成长。

医生的话

1. 孕妈妈已经进入怀孕第六个月（第21~24周）。
2. 胎儿生长发育加快，胎动较之前明显。
3. 孕妈妈活动不便，易感疲惫和腰痛等不适，应多休息，注意安全。
4. 从怀孕20周开始，孕妈妈要经常监测血压，警惕妊娠期高血压疾病的发生。
5. 注意观察是否有下肢水肿或全身浮肿情况，及时发现这些表现是由妊娠期高血压疾病引起还是单纯的由于血容量增多、血液循环不畅或久站等引起。
6. 有些孕妈妈的乳头扁平或凹陷，为避免过度刺激乳头，引起宫缩，并不提倡在孕期进行纠正。
7. 在本孕月的产前检查项目中，有一项筛查胎儿畸形的B超检查，孕妈妈应记得按时到医院检查并听从医生指导。
8. 对于腹部增长较快的准妈妈可以开始选择左侧卧位了。
9. 开始感觉到子宫的收缩，只要不影响正常的生活工作就没有关系，这是正常的生理反应。

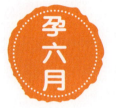

孕妈妈指南

快乐孕育 孕六月

- 继续均衡各种营养的摄入，满足自身和胎宝宝的需要，增加蛋白质、钙、铁的需要量，当然，增加营养的同时，注意控制体重在适量的范围内增长。

- 每天吃饭要控制盐的摄入量。盐摄入过多有可能会引起下肢和全身的浮肿，以及血压增高。每天盐的摄入量不宜超过6克。

- 孕妈妈的孕程已走过一半，腹部也越来越凸出，随着身体重心的改变，走路较以前不平稳，弯腰或变换其他姿势的时候，腰痛的感觉明显，应注意动作缓慢。

- 尽可能走平稳的道路，当需要上下楼梯或者登高运动时，要尽量借助依靠物，不能逞强，这个阶段要特别注意安全。

- 应加强孕期运动。除了每天要户外散步，还要选择做适合自己体能的体操、瑜伽等运动，活动筋骨，增强体质。

- 在活动和工作之后，要注意休息和睡眠。保持每天午睡的良好习惯，每天的睡眠时间也应该保证最少8小时。

- 这段时间可以进行一些短途的旅行和性生活，只要活动不剧烈，活动量适度都是可以的。

- 为胎宝宝选择适合的胎教方案，音乐胎教、手工胎教、语言胎教等多种胎教方式可以搭配进行，只要孕妈妈自己和胎宝宝感觉舒适愉悦就是最好的胎教。

准爸爸任务

随着孕妈妈的行动越来越笨拙，准爸爸应尽量包揽所有家务，外出采购母婴用品时也不要让孕妈妈拎重物，尽量减轻她的辛苦。

准爸爸和孕妈妈一起对宝宝进行胎教，和胎宝宝多进行交流；并要抽出时间陪着孕妈妈到医院进行产检，陪同孕妈妈一起到孕妇学校学习孕产期保健知识；此外，多陪伴孕妈妈进行一些户外活动，对于缓解孕妈妈的紧张情绪很有帮助。

❤ 1 身体状况

■ 本月体重增长：＿＿＿＿＿＿＿＿＿＿＿＿＿千克

孕 21 周体重增加 ＿＿＿＿＿＿＿＿＿＿ 千克；

孕 22 周体重增加 ＿＿＿＿＿＿＿＿＿＿ 千克；

孕 23 周体重增加 ＿＿＿＿＿＿＿＿＿＿ 千克；

孕 24 周体重增加 ＿＿＿＿＿＿＿＿＿＿ 千克；

■ 血压 ＿＿＿＿＿ mmHg、宫高 ＿＿＿＿＿ 厘米、腹围 ＿＿＿＿＿ 厘米

■ 我的感觉

☐ 胎动更明显　　　　☐ 妊娠纹、妊娠斑加深

☐ 腰背易疲劳酸痛　　☐ 健忘

☐ 消化不良　　　　　☐ 食欲增加

☐ 腿部静脉曲张　　　☐ 腹部发痒

其他 ＿＿＿＿＿＿＿＿＿＿＿＿＿＿＿

■ **不适症状**

时间_____ 孕周_____

不适症状_____

医生建议_____

时间_____ 孕周_____

不适症状_____

医生建议_____

时间_____ 孕周_____

不适症状_____

医生建议_____

■ 请教医生的问题

问题：

医生建议：

问题：

医生建议：

■ 下次预约

预约时间：

预约内容：

注意事项：

■ 备忘录

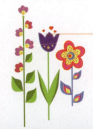

❤️2 运动记录

■ 本月进行的运动

运动方式	散步	瑜伽	游泳	体操	其他
每日运动的时间					
运动前心跳					
运动后心跳					
异常情况					

■ 医生建议：_____

_____

_____

_____

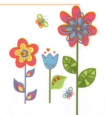

3 饮食记录

- 服用的营养补充剂 _____
- 最近几日的饮食情况（孕检前6日）

注：1份＝1碗，半份＝1/2碗

日期	月 日		月 日		月 日	
	食物	份数	食物	份数	食物	份数
早餐						
加餐						
中餐						
加餐						
晚餐						

- 医生建议：

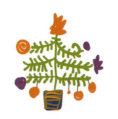

日期	月 日		月 日		月 日	
	食物	份数	食物	份数	食物	份数
早餐						
加餐						
中餐						
加餐						
晚餐						

■ 医生建议：

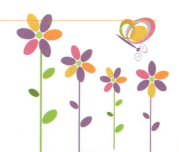

4 给宝宝的话/随笔

☐ 妈妈的话

☐ 爸爸的话

☐ 随笔

5 照片／B超

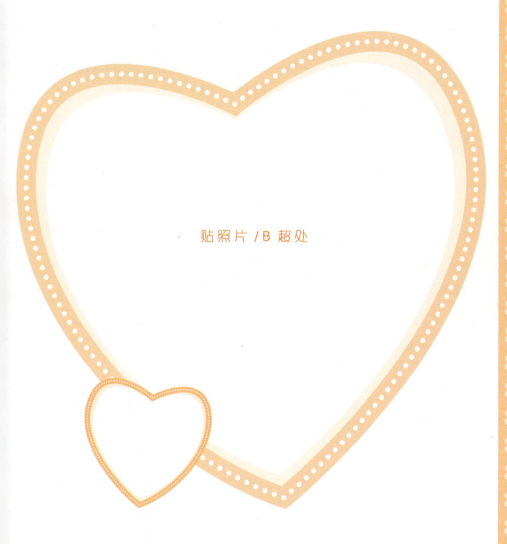

贴照片／B超处

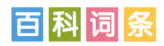

胎体：怀孕 20 周后，经腹壁能够触摸到子宫内的胎体。怀孕 24 周后触诊时，能区分出胎头、胎背和胎儿肢体。

胎儿影像学检测：B 型超声是目前使用最广泛的胎儿影像学监护仪器，可以观察胎儿大小（包括胎头双顶径、腹围、股骨长）、胎动及羊水情况；还可以进行胎儿畸形筛查，发现胎儿泌尿系统、消化系统和胎儿体表畸形，其中胎儿心脏超声是目前最先进的超声仪器。

胎儿血流动力学检测：彩色多普勒超声检查能检测胎儿脐动脉和大脑中动脉血流。脐动脉血流常用指标有 S/D（收缩期/舒张期比值）、搏动指数、阻力指数，随着孕期增加，这些指标值应呈下降趋势，从侧面判断胎儿的发育是否正常。如果在舒张末期脐动脉无血流时，提示胎儿处于极度危险状态。

胎儿电子监护：胎儿电子监护仪在临床广泛应用，能够连续观察和记录胎心率的动态变化，也可了解胎心与胎动及宫缩之间的关系，评估胎儿宫内安危情况。正常妊娠 36 周开始，高危孕妇可酌情在 30~32 周开始。

胎儿心电图：常用间接法检测胎儿心电图，通常于妊娠 12 周后即能显示较规律的图形，于妊娠 20 周后的成功率更高。胎儿心电图对诊断胎心异常有一定参考作用。

便秘：便秘是由于肠蠕动及肠张力减弱，排空时间延长，水分被肠壁吸收，加之增大妊娠子宫及胎先露部对肠道下段压迫，而引起的大便干燥、排便困难等不适症状。便秘是孕产妇的常见情况，长期便秘容易引发痔疮、肛裂等情况，应平衡膳食，积极预防。

痔疮：痔疮包括内痔和外痔，是直肠下端黏膜下或肛管边缘皮下的内痔静脉丛或外痔静脉丛扩大和曲张所致的静脉团，常有便秘、大便带血、痔块脱出、疼痛或瘙痒感。

孕妇为痔疮的高发人群之一，可在怀孕期间首次出现，也可使已有的痔疮复发和恶化。原因是怀孕后增大的子宫或便秘使痔静脉回流受阻，引起直肠静脉压升高。

 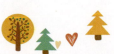

更多学习请登陆快乐孕育孕妇学校
www.kuaileyunyu.com

孕六月 身体变化

❀ 怀孕第 6 个月的胎宝宝发育

从第 21 周开始，随着脂肪的增加，胎宝宝的体重增长加快，体形显得越来越匀称。宝宝这时候仍很脆弱，如果脱离了母亲的营养与呵护，成活的几率极小。

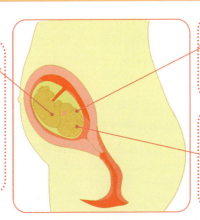

到 24 周末，胎宝宝的体重已经增至 630 克左右，身长约 30 厘米，从头部到臀部的长度约为 21 厘米。

胎宝宝的消化系统更加健全，可以轻松地吞咽羊水满足自身需要。

胎宝宝的五官已经发育成熟，甚至可以看见眉毛，经常会吸吮自己的拇指，样子看上去很可爱。

他/她的感官系统基本成型，皮肤有了触觉，听觉更加敏锐，对外界的感觉日益增强，噪音会使胎宝宝躁动不安。

❀ 孕妈妈的身体变化

孕妈妈在孕六月时已经孕味十足，此时的子宫有一个篮球大小，并在肚脐上方 1~2 指的地方可以触摸得到。

这时期也是怀孕过程中最舒服、最安全的阶段。

随着体重的增加，孕妈妈活动后比平时更容易出汗，腰部和背部也比较容易出现疲劳、酸痛等症状。脸上的妊娠斑和腹部的妊娠纹的颜色看起来比之前要深一点儿，爱美的孕妈妈们会略感失落。

不过，随着胎动的明显增加与少量乳汁的分泌，短暂的失落感会被幸福感所取代。

另外，由于明显隆起的子宫使胃肠上移，可能会引起消化不良或胃部灼热感，孕妈妈应该少食多餐，减少食物在胃内的堆积，有利于食物的消化吸收，还可以提高自身的舒适度。

营养与饮食

孕期饮食的误区

❀ 一人不需要吃两个人的饭

怀孕后，孕妈妈需要增加进食量，以提高营养供应的方式来保证自身和胎宝宝的健康发育。但增加进食量，并不是说要吃平时的两倍或多倍。一般情况下，孕中期的孕妈妈每天只需要比平时增加200千卡能量就足够了，也就是多喝2杯鲜牛奶的热量。

孕妈妈如果进食过量，摄入过多的脂肪和糖，产生更多的能量，就会促使宝宝生长发育过快，体重增长较多，成为超过4000克的巨大儿。不仅会给孕妈妈日后自然分娩造成困难，还容易使孕妈妈因营养过剩而肥胖，带来高血压、心血管病和糖尿病的风险，而巨大儿自身在未来也有受这些疾病困扰的风险。

此外，孕妈妈进食过多的蛋白质，身体会因增加蛋白质的代谢而加重肾脏的负担。所以，为了两代人的健康，孕妈妈的均衡营养以及多样化的饮食很重要。

❀ 一天一个鸡蛋就够

蛋类的营养素含量不仅丰富，而且质量非常好，是营养价值很高的动物性食物。蛋类蛋白质的组成与人体需要模式最为接近，营养价值很高，蛋黄中的维生素和矿物质含量丰富，种类较为齐全，包括维生素A、维生素B、维生素C、维生素D、维生素K，还有钙、磷、铁、锌、硒等矿物质。

鸡蛋蛋白质的氨基酸组成与人体蛋白质氨基酸模式最为接近，很多家庭仍会让孕妈妈多吃鸡蛋来进补。但是，尽管鸡蛋含有丰富的蛋白质，可是孕妈妈的胃容量有限，吃多了就会影响其他食物的摄入，而导致营养不均衡。如果每天吃太多的鸡蛋，还会导致蛋白质摄入过多，造成蛋白质生物利用率降低，没有被充分消化吸收，其实是一种隐形的浪费。另外，蛋白质的吸收与代谢还会增加孕妈妈肠胃和肾脏的负担。所以，鸡蛋不宜多吃，每天吃一个即可。

❀ 孕妈妈勿把饮料当成水

许多孕妈妈喜欢将饮料当成饮用水，其实两者功能上存在很大区别。饮料中往往会添加糖、香精及色素，孕妈妈长期饮用不但不能给身体"补水"，还会降低食欲，影响消化和吸收。特别是孕妈妈长期饮用含咖啡因的饮料或碳酸饮料，不但会出现热量过剩，还可能会刺激血脂上升、增加心血管的负担。

此外，一些孕妈妈认为水中含矿物质越多越好，或者水越纯越好，甚至将医疗用水当成饮用水，这些都是饮水误区。

孕妈妈应注意日常及时补充水分，如果等到口渴才喝水，此时身体就已经处于缺水状态了。建议孕妈妈将水杯放在显眼之处，不时地喝上一两口。

❀ 喝浓茶要适度

怀孕后出现疲惫、嗜睡等都属于正常现象，如果希望提神，可以适度喝茶，但不建议长期喝浓茶。因为茶叶中含有鞣酸、咖啡因等成分，其中鞣酸可影响人体对铁的吸收，降低铁的利用率，增加贫血的风险。长期喝浓茶，会对孕妈妈产生一定的兴奋作用，从而刺激胎动的增加，进而影响到胎宝宝的发育，甚至使其体重减轻。此外，喝浓茶还会使得孕妈妈尿量增多，血液循环加快，带来心脏和肾脏的负担。所以，孕妈妈还是尽量不要喝浓茶。

❀ 维生素不可替代蔬菜、水果

很多孕妈妈认为只要平时多吃些营养补充品类的维生素，不吃或是少吃蔬菜和水果也能补足所需的量。但实际上，蔬菜和水果除含有较多的维生素之外，还有其他人体必须的纤维素，这是维生素补充剂不能取代的。除此之外，作为营养补充品的维生素与蔬菜、水果中存在的天然维生素被人体吸收的效果还是有很大差别的。如果长期以维生素来替代水果、蔬菜，还可能会降低人体从天然食物中获取维生素的能力。

❀ 咖啡不能当饮品

很多都市白领喜欢喝咖啡，觉得既能提神醒脑，又香浓可口，有人用喝咖啡代替喝水，有的人更是咖啡杯不离手。但是，孕妈妈在喝咖啡这件事情上，必须加以控制。因为咖啡中含有大量的咖啡因，而咖啡因可以促使中枢神经系统兴奋，导致呼吸加快、心动过速、失眠等不良反应；如果长期大量喝咖啡，咖啡因会通过胎盘进入胎宝宝的体内，影响到他/她的骨骼，甚至是大脑、心脏等重要器官的发育。所以，有大量喝咖啡习惯的孕妈妈，应尽量改掉这一习惯。

❀ 骨头汤含钙并不多

很多孕妈妈都有喝骨头汤的习惯，由于制作简单，准爸爸也经常愿意精心熬制。很多人认为骨头汤煮得时间越长，味道越鲜美，汤里的营养越丰富，其实这也是一个营养误区。因为骨头中所含的钙不会随着煮的时间延长而分解到汤中，长时间炖煮反而会破坏骨头中的维生素。而且，长时间炖煮的骨头汤中含有大量的脂肪，会导致孕妈妈及宝宝的体重过多增长。因此，孕妈妈喝骨头汤也有学问。

一般来说，家庭熬制骨头汤以 1~2 小时为宜，并且在煮骨头汤的同时，添加点食醋，有助于钙从骨头中溶解出，可增加汤中钙的含量，即便如此，骨头汤的含钙量还是很低，起不到多少补钙的作用。孕妈妈补钙，还是需要更多摄入奶制品及豆制品。

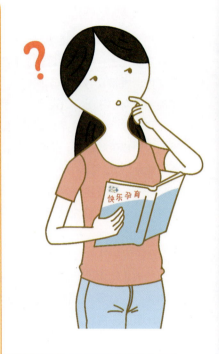

❀ 盲目节食不可取

孕期节食的代价有可能造成胎宝宝营养不良，发育迟缓，体重过轻，增加宝宝未来的患病风险。还有一种情况就是孕妈妈由于体重增长过快而一味采用节食的方法控制体重，这也同样是不可取的。孕妈妈体重增长过快时，应从改变饮食习惯入手，控制高脂、高糖食物的摄入，注重均衡营养，更重要的是适当增加运动。孕妈妈切勿盲目节食，以免给自己和胎宝宝产生极大危害。

❀ 味精要慎用

味精有给食物提鲜的作用，但过量使用味精会使人体产生不良反应。

对于孕妈妈来说，食用味精过多可能会导致胎儿缺锌，进而影响胎宝宝智力及体格发育，此外还可能造成血液中谷氨酸含量增高，限制人体对钙、镁、铜等必需矿物质的吸收。如果孕妈妈感觉食物不鲜香，平时不妨自己用鸡骨或者猪骨熬点高汤作为调味备用，效果比味精要好很多。

味精在 70~90 摄氏度溶解最好，菜肴口感最佳，超过 130 摄氏度则会变质为有毒的焦谷氨酸钠，对人体产生危害。所以，炒菜或煲汤时要在即将出锅时再放入味精。

生活问答

Q：孕期出行需要注意哪些情况？

A：舟车劳顿的旅行不适合孕妇。孕期能否出行，第一要看身体状况，第二要看行程安排。行程中必须及时监测自己的身体状况，出现异常情况要及时就医。

孕妈妈出行应避免劳累，尽量不要打乱原有的作息与饮食习惯，出行时应随时准备好食物和水，还要带上医生许可的止泻药、晕车药以及外伤药膏、创可贴、驱蚊止痒用品等。

外出目的地应远离传染病流行区域，避免到人群拥挤的景点，像美术馆、博物馆、平原风景区、各大公园等都是孕妇比较理想的旅行场所。选择住处时，要避免住在没有安全环境，没有卫生保障，附近没有医疗机构的地方。孕妈妈出行，应随身携带保健手册，以备不时之需。

Q：孕妈妈乘坐公交车要注意什么？

A：孕妈妈上下班乘坐公交车时千万要牢记，"宁等十分，不抢一秒"，要注意保护好自己的身体，确保"两个人"的平安。以下几点建议仅供参考：

1. 尽量避开上下班高峰期，减少被挤撞的风险。
2. 孕期衣服比较肥大，乘坐公交车时注意不要被勾到或夹住，防止摔倒。
3. 如果公交车上已经挤得像沙丁鱼罐头了，那就等下一趟吧；不要因着急而不顾及自己和腹中宝宝的安危。
4. 孕妈妈在上下车时要注意脚下台阶，不要和他人争抢。
5. 孕中、晚期时，孕妈妈腹部已明显隆起，上车后应尽量给自己找个座位。
6. 乘车中一旦出现见红、破水等情况，孕妈妈应紧急求助乘客或公交车司机，尽快到医院就诊。

Q：孕妈妈自驾车要注意什么？

A：一般情况下，孕妈妈开车旅行不会有特殊的危险，但切记不宜长时间开车。因为开车时，需要孕妈妈精神高度集中，如果总保持一个姿势窝在驾驶座位，骨盆和子宫的血液循环就会比较差，加之汽油以及汽车尾气的污染，都可能对胎宝宝的健康发育造成不良的影响。

当孕妈妈自驾时，应在开车前将坐椅靠背调节到最舒适的位置，最好准备一个靠垫放在腰部位置；注意系好安全带，安全带的肩带应跨越子宫上方，在胸部位置而不是压迫在隆起的肚子上。孕妈妈开车更容易驾驶疲劳，当路途较远时，途中最好每1~2小时停下车，下来走动几分钟，舒缓一下精神，舒展一下四肢，让腿部的血液顺畅。

孕妈妈开车时应注意开窗通风，保持车内空气质量。另外，驾驶途中可播放一些愉悦的音乐，放松自己心情的同时也是在给宝宝胎教。

Q：孕妈妈乘飞机要注意什么？

A： 孕早期的胎宝宝发育不稳定，易发生流产；孕晚期容易诱发宫缩引起早产，所以，不建议处在孕早期和孕晚期的孕妈妈乘坐飞机。孕中期虽属于整个孕程相对稳定的时期，但即便孕妈妈状态较佳，最好还是根据孕期各项检查结果，在征求医生意见后方可出行。

乘坐飞机前，应检查是否随身携带了自己的孕期保健手册，以便在异地就诊时可以供医生参考。乘座飞机时，需要由家人陪同，安全带需要系在腹部下方。飞机上空间狭窄，但也不要维持同一姿势太久，孕妈妈可选择靠近过道的位置，便于经常起身走动。需要注意的是，因为高空气压的改变，腹内压力会增大，有诱发宫缩导致早产的可能，所以一旦身体出现不适，应及时报告乘务员，请求航空公司的帮助。

为保障母婴安全，大多航空公司也对孕妈妈乘机有相应的规定，以下内容仅供大家参考：

1. 怀孕不足8个月（32周）的孕妇乘机，除医生诊断不适应乘机者外，按一般旅客运输。

2. 怀孕超过8个月（32周）但不足35周的孕妇乘机，应办理乘机医疗许可；该乘机医疗许可应在乘机前7天内签发有效。

3. 下列情况，一些航空公司一般不予承运：A. 怀孕35周（含）以上者；B. 预产日期在4周（含）以内者；C. 预产期临近但无法确定准确日期，已知为多胎分娩或预计有分娩并发症者；D. 产后不足7天者。

4. 孕妈妈在购票乘机时一定要如实说明自己的具体情况，以便服务人员告知各航空公司对孕妈妈乘机的具体相关规定以及医疗服务等相关信息。

孕妈妈最好在计划出行前向搭乘的航空公司咨询有关规定，以减少不必要的麻烦。

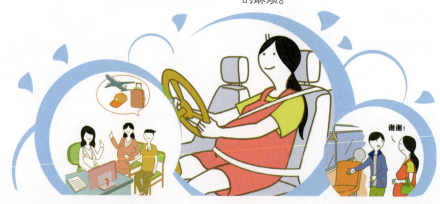

Q：孕妈妈为什么要尽量避开拥挤环境？

A：女性怀孕后尽量避开人多拥挤的环境，例如上下班高峰的交通车以及农贸市场等公共场所，以免在挤车、碰撞、摩擦中，腹部受到挤压或撞击，发生流产或早产。人多拥挤的场合中各种致病微生物的密度高，数量大，有些细菌、病毒对正常人没有太大影响，但对孕妈妈和胎宝宝来说，可能后果会很严重。

酷爱"Shopping"的孕妈妈，需要适当克制自己的购物欲望，减少逛街的时间；上班一族的孕妈妈，可以与单位协商，能否给予孕产妇特殊的关照政策，例如可以晚到早走，以避开人流高峰时段。

Q："驴友"孕妈妈出行要注意什么呢？

A：孕中期阶段，孕妈妈精力充沛，爱好旅游的"驴友"孕妈妈往往按捺不住出游的心思，但是孕期能否外出旅游要依孕妈妈的身体情况而定。通常情况下，因为孕中期的孕妈妈对旅游的辛劳具有一定的承受能力，加之环境优美的自然环境可以愉悦心境，所以孕妈妈可以适度地参加一些户外旅游活动。但需要注意以下情况：

1. 忌探险旅游：可选择有青山绿水、潺潺流水、鸟语花香的地方，这对孕妈妈、胎宝宝而言，是一种享受。应避免登山、攀岩、漂流之类的旅游活动。

2. 忌单独出游：旅行中应全程有旅伴照应，且要随身携带孕期保健手册和紧急联系人等资料，以便发生紧急状况时让救护人员及时掌握情况。

3. 远离热点旅游路线：尽量不要在节假日等人流高峰时出游，远途旅行之前最好听取一下医生的意见，有孕期合并症的孕妈妈应禁止远行或到医疗不便的地方旅行。

Q：孕晚期为什么不宜旅行？

A：孕晚期，孕妈妈身体变化大，体态臃肿，精神疲惫，活动能力会明显地下降，适应外界环境的能力也远远不如从前的日子，建议安心在家中待产，尽量不要外出旅行。

因为孕晚期已经临近预产期，如果进行长途旅行，不免遭遇途中颠簸、环境变化、作息打乱等情况，极易使孕妈妈精神紧张和身体疲惫。如果是节假日或者春运期间，更是人群拥挤难免碰撞，还有车船上人员密度大，空气污浊，这些对于孕妈妈来说都是十分不利的。尤其是对于多胎妊娠、曾经早产、年龄大于35岁或小于20岁，以及怀疑有子宫口松弛等高危因素的孕妈妈来说，发生早产和急产等意外的可能性更大。

分娩非同小可，关系着母子两代人的生命。旅途中医疗条件难以保证，很有可能因突发情况而无法获得及时救助。因此，孕晚期应以安全为重，不建议外出旅行。

重要医学常识

❁ B 超筛查

B 超是一种超声波，是产检中的重要检查项目之一。现代医疗检验技术越来越先进，通过黑白 B 超、彩超、三维 B 超甚至 4D 超声检查，不但可以了解胎宝宝的生长发育状况，及时发现明显的异常情况，还可以得知他/她的身体长短，预估足月生产时的重量。B 超下观察胎宝宝时，甚至还可以清楚地看到他/她在孕妈妈腹中打哈欠、吸吮拇指、揉眼睛、微笑等可爱的动作，有些孕妈妈在做 B 超时看到这些情景，会激动不已。整个孕期，凡是按时进行产前检查的孕妈妈都会在医生的建议下分阶段接受 B 超检查。

孕中期 16~24 周是整个孕期中最重要的一次超声检查，是 B 超排查胎宝宝严重畸形的较佳时机。由于胎宝宝的大小适中，羊水适量，活动空间较大，B 超下可以多方位，多角度地对胎宝宝的大脑、脊柱、四肢、心脏、肝脏等大器官进行认真地扫查，评估胎宝宝各器官的发育情况，以便及早发现异常、及早诊治。但是，像副耳、多指、并指等小的畸形可能由于体位关系，B 超下会显示不清。

❁ 超声心电图检查

胎儿先天性心脏病是近年来新生儿出生缺陷中最多的一种疾病，并且其发病率呈逐年上升趋势。这不仅给患儿带来痛苦，也为家庭和社会带来了沉重的精神及经济负担。而应用超声心动图检查，可筛查出如单心房、单心室、大面积房室间隔缺损、严重大血管畸形、心脏肿瘤、严重心律失常及胎儿心功能不全等严重胎儿心脏畸形。所以，孕期开展胎儿超声心动图检查来监测胎儿健康情况非常必要。

在产前检查中，如发现孕妈妈有先心病家族史；孕早期有病毒感染、感冒、高热病史及其他一些特殊情况；接触致畸因素；高龄孕妇、有不正常妊娠、流产、引产史、先天性心脏病生育史等；患有糖尿病、结缔组织病（如系统性红斑狼疮）、慢性酒精中毒等；孕期常规超声检查发现胎儿心律失常、胎儿宫内发育迟缓、羊水异常、染色体异常、胎儿水肿或合并有其它器官畸形等情况时，需要进行胎儿超声心动图的检查。

❁ B 超对胎宝宝的影响

B 超在孕期诊断胎儿畸形、发育异常及胎盘、脐带、羊水的病变中发挥着重要的作用。为了减少孕妈妈和胎宝宝的风险，遇到以下情况时，医生会建议孕妈妈做 B 超检查。

◎ 需要排除宫外孕、葡萄胎；
◎ 孕早期有阴道出血，诊断是否有先兆流产；
◎ 孕妈妈记不清末次月经需要确定孕龄，推算预产期；
◎ 胎位不正、胎心率难找到时；
◎ 需要了解胎宝宝生长发育，羊水量和性状，胎盘位置和成熟度，脐带是否绕颈、绕体，是否有胎儿畸形等情况。

B 超检查是监测胎儿正常生长发育的重要手段。现在医院所用的普通 B 超或彩超探头发射的声波强度极小，并且超声检查的时间只有几分钟，不会影响胎儿的身心发育，孕妈妈不必担心孕期 B 超检查会对胎宝宝有影响，不然，你的紧张情绪可能会比 B 超检查本身更能影响到胎宝宝。

✿ 解读 B 超单

指标 1　胎心率
医生说：胎心率也称"胎心搏动"，是指胎宝宝每分钟心脏跳动的次数，正常范围是 120~160 次/分钟。

指标 2　胎盘
医生说：B 超单子中，一般会描述胎盘在子宫附着的部位及成熟度。胎盘成熟度分为四级：
0 级　表示胎盘还未成熟；
Ⅰ级　表示胎盘未成熟；
Ⅱ级　表示胎盘近成熟；
Ⅲ级　表示胎盘已成熟。

指标 3　双顶径（BPD）
医生说：双顶径也叫作胎头大横径，通过测量胎宝宝的头两侧顶骨从左到右最长的部分，以推测胎宝宝的体重和发育状态，判断是否有头盆不对称，是否能顺利分娩。

指标 4　枕额径（OFD）
医生说：枕额径是指胎宝宝鼻根上方到枕骨隆突间的距离，又称前后径。也是测量胎宝宝的头从前到后最长的部分，它是判断胎儿发育情况及分娩时能否顺利通过产道的依据。

指标 5　股骨长（FL）

医生说　股骨长是指胎宝宝大腿的长度，也叫做大腿骨长。随着胎宝宝的逐渐发育，股骨成为胎宝宝身体中最长的一部分，其数值用于和双顶径（BPD）一起来推算胎宝宝的体重。

指标 6　肱骨长（HL）

医生说　肱骨长是指胎宝宝上臂骨的长度。

指标 7　头围（HC）

医生说　头围是指环绕胎宝宝的头一周最大的长度，也叫作胎头周长。用于确认胎儿的发育状态。

指标 8　腹围（AC）

医生说　腰围是指胎宝宝肚子一周的长度，也叫腹部周长。用于和躯干前后径（APTD）、躯干横径（TTD）一起来推测胎儿的发育。

指标 9　胎方位

医生说　胎方位是指胎宝宝先露部的指示点与母体骨盆的关系。胎方位的写法可由 3 个字母来表示：

第一个字母：代表胎宝宝先露部位在骨盆的左侧或右侧，简写为左（L）或右（R）；

第二个字母：代表胎宝宝先露指示点名称，头顶先露为"枕（O）"；臀部先露为"骶（S）"；面部先露为"颏（M）"；肩部先露为"肩（Sc）"；

第三个字母：代表胎宝宝先露部位的指示点在骨盆前（A）、后（P）或横（T）的位置。

最常见的胎位是枕左前（LOA），代表胎宝宝是头部先露出，枕骨在骨盆的左侧，先露部位的指示点枕部在骨盆的左前方。

指标 10　羊水指数

医生说　羊水指数是指做 B 超检查时，以孕妈妈的脐部为中心，分上、下、左、右四个象限，将四个象限的最大羊水深度相加所得的数据。

快乐孕育小课堂

❀ 应对孕妈妈的坏情绪

　　孕妈妈要时常告诫和提醒自己：消极情绪对自己和胎宝宝的健康都会产生负面影响。也许你的孕期经历了酸甜苦辣，但无论如何，你必须要学会自我宽慰，遇事不钻牛角尖，面对坏情绪要采取不生气、不着急、不烦恼的"三不原则"。

　　快速转移注意力是孕妈妈快速排除坏情绪的好办法，玩有趣的游戏、读有趣的书籍、听优美的音乐、看一场喜剧电影都会有所帮助；还可以写日记、写信、给好朋友打电话聊天。另外，孕妈妈每天坚持散步或者做其他运动半个小时，或者请准爸爸做轻柔的按摩，都会对身心放松有很好的帮助。

　　见证宝宝一天一天茁壮成长让孕妈妈喜悦并幸福着，继续保持恬静愉快的心情吧，相信你已经越来越适应初为人母的角色了。

❀ 准爸爸做孕妈妈最好的陪伴者

　　准爸爸是孕妈妈最亲爱的人，也应该是孕妈妈身边最好的陪伴者，因为在怀孕这一特殊的生理时期，她对你的依赖已经超出以往。

　　准爸爸的悉心陪伴不仅可以照料孕妈妈的生活起居，更重要的是可以让她获得心理抚慰，缓解生理和心理的压力。当她有不良情绪时，你可以用诙谐的语言帮她调节情绪，令她破涕为笑；当她去产前检查时，你可以帮助记下医生的叮嘱；当她感觉到胎动的时候，你可以与她一起分享幸福和喜悦。

　　准爸爸也需要多与孕妈妈沟通，让她理解你的一番爱心。如果你的工作辛苦或者遇到工作压力时，应尽量委婉表述，因为你的坏情绪可能会感染到孕妈妈和腹中的宝宝。

❀ 准爸爸产假

　　目前，我国的劳动法并没有关于准爸爸陪产假的相关规定。但是，在很多地区《人口与计划生育条例》中规定了孕妈妈在生产时准爸爸可享受"男方护理假"，例如《北京市人口与计划生育条例》、《河北省人口与计划生育条例》、《山东省人口与计划生育条例》、《浙江省计划生育条例》等。所以，准爸爸能否休陪产假，具体要参照各地、各企业的实际情况。

　　建议准爸爸在孕妈妈分娩前咨询好所在地区及企业的相关政策规定，合理安排好新妈妈的产后起居和小宝宝的日常护理。

❀ 准爸爸的胎教参与

准爸爸在胎教中扮演着非常重要的角色，如果准爸爸与孕妈妈一起进行胎教活动，不仅可以使孕妈妈身心愉悦，有效增进夫妻感情，重要的是对胎宝宝的健康成长非常有利。尤其是对于情绪容易不稳定的孕妈妈而言，如果准爸爸常常参与到胎教活动中，可以让她感受到准爸爸对自己和宝宝浓浓的爱，从而精神舒畅，不胡思乱想。

孕妈妈可以随时跟胎宝宝互动，胎宝宝也许早已经熟悉妈妈的声音。但是，准爸爸和胎宝宝之间的互动对于他/她的健康发育来说有促进作用，千万不要忽略。有研究表明，夫妻共同配合的情况下，胎教的效果还可以更好。

父子/女亲情生来就是一种非常奇妙的关系。当准爸爸抚摸着孕妈妈的肚子，以浑厚、温和的声音与胎宝宝说话、讲故事、唱歌时，父亲的体贴话语和温柔抚慰，既能够赶走孕妈妈的焦虑情绪，胎宝宝也会被妈妈愉快的心情所感染。准爸爸的抚摸甚至可以让处于躁动的胎宝宝慢慢地安静下来。

语言胎教和抚摸胎教对准爸爸来说最容易做到，这样不仅能够加深胎宝宝对准爸爸声音的记忆，还能够增进父子/女的感情。与孕妈妈高、尖、细的声音相比，胎宝宝更容易接受准爸爸浑厚的中、低音，这种特有的声音像一种神奇的力量，对宝宝的智力发育、心理健康以及未来的认知能力、性格塑造等方面有着重要的意义。

准爸爸参与胎教需要做到坚持。从孕中期开始，即使工作再忙，也希望准爸爸每天能够抽出5~10分钟时间与胎宝宝聊天，或是准备一些优美动人的童话故事、纯真欢快的儿童歌曲、朗朗上口的古典诗歌作为与胎宝宝的对话内容。这样不仅可以增进胎宝宝的安全感，还可为将来三口之家的亲密和谐打下良好基础。

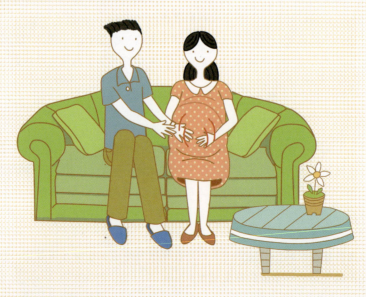

孕七月

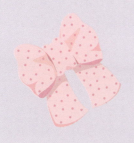
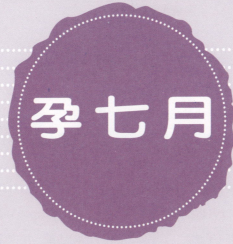
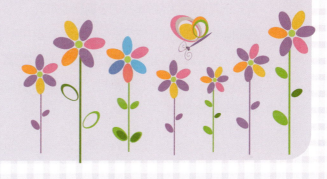

孕七月

漫长的孕中期,终于到了末尾。进入了怀孕的第七个月,胎宝宝的动静也越来越大,你是不是已经开始紧张了?

怀孕的第七个月(第25~28周),孕妈妈体态稍显臃肿,行动也越来越不方便,还时常腰酸背痛。但宝宝的胎动仍然能给你带来喜悦,这也正是胎教的好时机。均衡的饮食,适宜的活动,会让胎宝宝更健康更聪明!

医生的话

1. 孕妈妈已经进入怀孕第七个月(第25~28周)。
2. 孕妈妈体态稍显臃肿,行动也越来越不方便,还时常会有腰酸背痛的感觉。
3. 这个月的孕妈妈,不要忘记到医院进行葡萄糖耐量的检查,即常说的糖筛,以排除妊娠期糖尿病的可能。
4. 随着胎宝宝日渐增大,孕妈妈的心脏负担加重,加之孕期血容量的增多,容易出现妊娠期贫血现象,产检时可以请医生根据你的血色素检验结果给予指导。
5. 这一时期是孕中期的末尾,胎动仍较频繁,正是胎教的好时机。
6. 很快将进入孕晚期,均衡的饮食,适宜的活动,预防贫血、妊娠期糖尿病,防止静脉曲张和下肢水肿,都是孕妈妈和准爸爸需要重点了解掌握的孕期保健知识。
7. 控制体重的增长在正常范围之内,整个孕中期(第14~27周末)孕妈妈的体重增长约在5~6.5千克范围。
8. 孕妈妈应采取左侧卧位的姿势,避免仰卧位低血压。
9. 提前学习分娩技巧并进行练习。

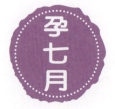

孕妈妈指南

快乐孕育 孕七月

- ♥ 这个月的孕妈妈不稳定的身体重心会使其上身呈后倾姿势，甚至连看到自己的脚都有点儿困难，提醒孕妈妈在活动，尤其是上下楼梯时要格外小心。

- ♥ 长时间的站立或压迫下半身，都可能引起静脉曲张或下肢水肿，孕妈妈应尽量在站立一段时间后，躺下或坐下来把脚抬高，可以有效解除疲劳。

- ♥ 孕妈妈的体重和腹部负担逐渐加重，提醒孕妈妈要注意行动舒缓，避免不协调的动作，避免冲撞、颠簸等行为。

- ♥ 孕妈妈要学会随时保护自己日益增大的肚子，上下班或出行时尽量不选择高峰，以免磕碰挤压到腹部。

- ♥ 这段时期也是孕妈妈便秘或痔疮的高发期，所以孕妈妈日常饮食要注意粗细搭配，多吃富含纤维素的食物，切勿滥用泻药。

- ♥ 进入孕晚期后，有些孕妈妈开始出现了妊娠纹。孕妈妈除了通过控制体重来缓解妊娠纹之外，还要学会做腹部的按摩和护理等辅助手段来缓解。

- ♥ 孕妈妈要继续坚持做孕期运动，这个月可以开始选择对自然分娩有帮助的动作和运动加以练习。

- ♥ 进入孕中晚期，孕妈妈开始补充钙剂，此时，孕妈妈要多晒太阳来帮助钙剂的吸收，需要注意的是，晒太阳时避免让阳光直射在脸上。

准爸爸任务

陪着孕妈妈到医院进行产检，一起参加孕妇学校学习孕产期保健知识；陪同孕妈妈记录胎动情况，一起对胎宝宝进行胎教，和他/她多进行交流；确保腹鼓如丘的孕妈妈出行安全，继续做好"护花使者"是准爸爸的首要任务。

给宝宝取名字也是一件非常重要而有趣的事，准爸爸与孕妈妈商量未来宝宝的名字，也是递增夫妻和谐情感、改善准妈妈焦躁情绪、培养亲子关系、体验三口之家幸福感的好时机。

❶ 身体状况

■ **本月体重增长：**_____ 千克

　　孕 25 周体重增加 _____ 千克；

　　孕 26 周体重增加 _____ 千克；

　　孕 27 周体重增加 _____ 千克；

　　孕 28 周体重增加 _____ 千克；

■ 血压 _____ mmHg、宫高 _____ 厘米、腹围 _____ 厘米

■ **我的感觉**

　　□ 胎动频繁　　　　　□ 呼吸急促、气短

　　□ 静脉曲张　　　　　□ 失眠

　　□ 背疼　　　　　　　□ 抽筋

　　□ 下肢水肿　　　　　□ 便秘或痔疮

　　□ 乳房胀痛　　　　　□ 下腹部一侧疼痛（因支撑子宫的韧带拉伸所致）

　　□ 肚脐凸出　　　　　□ 行动笨拙

　　□ 对于母亲身份有了更多的认识　　其他 _____

■ 不适症状

时间_____ 孕周_____

不适症状_____

_____

医生建议_____

_____

1

时间_____ 孕周_____

不适症状_____

_____

医生建议_____

_____

2

时间_____ 孕周_____

不适症状_____

_____

医生建议_____

_____

3

■ 请教医生的问题：

问题：_____

_____

医生建议：_____

_____

问题：_____

_____

医生建议：_____

_____

■ 下次预约

预约时间：_____

预约内容：_____

注意事项：_____

■ 备忘录

_____

_____

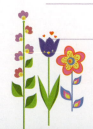

❤ 2 运动记录

■ 本月进行的运动

运动方式	散步	瑜伽	游泳	体操	其他
每日运动的时间					
运动前心跳					
运动后心跳					
异常情况					

■ 医生建议：

_____

_____

_____

_____

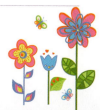

3 饮食记录

- 服用的营养补充剂 _____
- 最近几日的饮食情况（孕检前6日）

注：1份=1碗，半份=1/2碗

日期	月 日		月 日		月 日	
	食物	份数	食物	份数	食物	份数
早餐						
加餐						
中餐						
加餐						
晚餐						

- 医生建议：_____

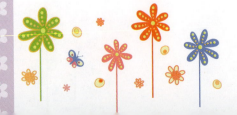

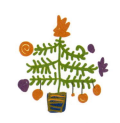

日期	月 日		月 日		月 日	
	食物	份数	食物	份数	食物	份数
早餐						
加餐						
中餐						
加餐						
晚餐						

■ 医生建议：

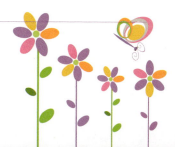

4 给宝宝的话／随笔

■ 妈妈的话

■ 爸爸的话

■ 随笔

❤ 5 照片／B超

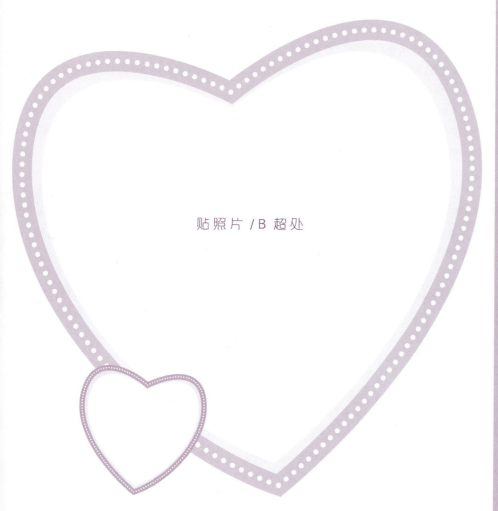

贴照片／B超处

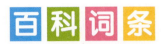

骨盆测量：孕妇骨盆大小及其形状对分娩有直接影响，也是决定胎儿能否顺利经过阴道分娩的重要因素。产前检查时必须做骨盆测量，通常包括外测量和内测量两种。骨盆外测量能间接判断骨盆大小及其形状，操作简便；骨盆内测量一般在怀孕28~36周，此时阴道相对松软，适合测量。

胎先露：最先进入骨盆入口的胎儿部分称为胎先露。纵产式有头先露和臀先露，横产式为肩先露。分娩时，如果胎先露为肩先露，则为剖宫产的指征。

血糖：血液中含的糖称为血糖，绝大多数情况下都是葡萄糖。体内各组织细胞活动所需的能量大部分来自葡萄糖，所以血糖必须保持一定的水平才能维持体内各个器官和组织的需要。空腹血糖是诊断代谢紊乱最常用和最重要的指标。正常人在空腹状态下的血糖浓度为3.9~6.1mmol/L。孕中、晚期正常空腹血糖＜5.1mmol/L。

色素沉着：女性体内分泌的雌、孕激素有黑色素细胞刺激效应，当怀孕后，增多的雌、孕激素刺激黑色素细胞，使体内黑色素增加，导致孕妇乳头、乳晕、以肚脐为中点的腹白线、外阴等处会出现色素沉着。

妊娠黄褐斑：孕期女性的颧颊部、眶周、前额、上嘴唇和鼻部会出现边缘较明显，呈蝶状的褐色斑，称为妊娠黄褐斑，一般在产后一段时间可自行消退。

妊娠纹：怀孕后，孕妇体内增多的糖皮质激素，有分解弹力纤维蛋白的作用，可使弹力纤维变性；再加上随着孕周的增加，子宫逐渐增大，孕妇腹壁皮肤张力加大，会造成皮肤变性的弹力纤维断裂，使腹部出现大量紫色或淡红色、不规律平行、略凹陷的条纹，称为妊娠纹，一般见于初产妇。而旧妊娠纹呈银色光亮，见于经产妇。

更多学习请登陆快乐孕育孕妇学校
www.kuaileyunyu.com

孕七月 身体变化

❀ 怀孕第7个月的胎宝宝发育

孕七月胎宝宝最大的变化是比较高级的脑部功能发育越来越完善,不过,胎宝宝还需要在妈妈的这个"小房子"里再住上两三个月,继续养养身体,才可以适应外面的世界。

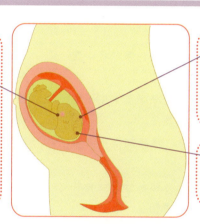

通过大脑发出的命令,胎宝宝可以做出眨眼睛、咳嗽等动作反应。
神经系统和感官系统也出现了显著变化,尤其是听觉。但视力还不是很好。嗅觉也已经开始有反应了。气管和肺部还未发育完全。

胎宝宝的体重已经增至1000克左右,身长约35厘米,身体各个器官已经齐全,虽然他/她越来越"成熟",但是还很幼嫩。

如果是个小伙子的话,他的睾丸这时候也开始向阴囊下沉。

❀ 孕妈妈的身体变化

胎宝宝日渐成长,孕妈妈增大的子宫接近了肋骨下缘,使部分胸、腹腔脏器上移,导致孕妈妈时常感觉呼吸急促,甚至在活动时容易气喘吁吁,有的孕妈妈连自己洗脚、系鞋带都会感到很吃力。不过,个体之间也会有所差异,有些孕妈妈未因为子宫增大而感到不适,并不代表胎宝宝生长缓慢或异常。所以当反应子宫大小的宫高、腹围值比标准值增多或减少了几厘米时,也不必太担心。

随着隆起腹部皮肤的伸展,妊娠纹也悄悄出现在孕妈妈的肚皮上,有些孕妈妈还会出现后背和腿部疼痛、乳房胀痛、腿部抽筋等情况。但也有些孕妈妈很幸运,整个孕期身体的不适反应较小,会相对舒适一些。

有的孕妈妈会感到眼睛不舒服,怕光、干涩,这是正常的孕期反应,不必担心。如果感觉眼部非常疲劳或不适时,可以在产检时向医生说明并在医生指导下用药。

营养与饮食

孕期饮食的学问

❀ 预防"病从口入"

"病从口入"是预防疾病最基本的常识。孕妈妈的抵抗力会较孕前有所下降,如果没有把好"关口",极有可能影响健康,甚至殃及胎宝宝。所以,预防"病从口入"是减少孕妈妈生病的首要原则之一。

孕妈妈的日常饮食中应注意以下事项:

◎ 远离生冷以及半生不熟的食物和饮品。

◎ 肉食、蔬菜加工前要洗净。

◎ 生食与熟食分开储备和清洗,以免相互污染。

◎ 处理生、熟食品的刀具、菜板等用具要分开,必须共用时应先放熟食再放生食。

◎ 不要购买未经检验的肉、禽类食物以及螺、蚌、蜗牛等含有寄生虫的食物。

◎ 不吃以前从没吃过的食物,以减少过敏的风险。

◎ 饭前便后勤洗手。

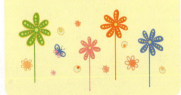

❀ 要按时吃早点

对于孕妈妈来说,良好的早餐习惯,不仅为自己提供了能量,还是胎宝宝健康生长发育的有利保障。

经过一夜的睡眠,呼吸、皮肤、小便,身体已经消耗了大量水分和营养,前一天的晚饭也基本消耗殆尽。所以,清晨体内的血糖水平较低,需要通过早餐来补充能量。吃早餐可以提高上午的精神状态,使人精神愉悦。不吃早餐,则可能因为体内血糖水平过低从而导致脑细胞活力不足,容易使人出现疲倦、注意力不集中等情况。

孕妈妈可以通过早餐摄取充分的营养。通过奶、豆制品和蛋类摄取足够的钙和蛋白质,确保胎儿发育所需;通过瘦肉补充铁元素,增加孕妇血液总量,保证供给胎儿足够的营养;通过蔬菜水果的补充,帮助孕妇摄入维生素、矿物质和膳食纤维;通过吃全麦面包、玉米等,补充丰富的B族维生素、膳食纤维和镁、钾、磷等矿物元素。

怀孕期间的饮食营养可是一门大学问,它不仅影响到胎宝宝的正常发育,也关系到出生后婴幼儿的体质和智力,甚至和成年后患代谢综合征都有一定关系。在怀孕期间,孕妈妈该吃哪些东西?哪些东西对孕妈妈身体有益?哪些东西吃了又有益胎宝宝的健康呢?

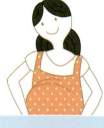

快乐孕育

孕七月

✿ 孕妈妈吃鱼的好处

鱼类含有丰富的氨基酸、卵磷脂,钙、钾、锌等矿物质,是宝宝发育,尤其是大脑发育所需要的重要营养成分。

鱼的蛋白质丰富,含量平均为18%左右,高于肉类,其氨基酸组成与人体需要的接近,孕妈妈食用后易于消化吸收,利用率较高。

而且,鱼肉含有一定数量的维生素A和D,并且脂肪含量相对较低,可提供ω-3多不饱和脂肪酸(如EPA和DHA),对宝宝的脑组织、视网膜功能发育都极为重要。因此,孕妈妈选择动物性食物应首选鱼类。

然而,鱼肉虽好,但孕妇和哺乳期妈妈不宜经常食用海鱼、海藻和小鱼虾。这些海产品富含甲基汞,过量摄入会影响胎婴儿的健康生长发育。孕妈妈应每周最多食用1~2次,每次100克左右,尽量不要吃剑鱼、金枪鱼等汞含量高的海鱼,可选择食用没有受到汞污染的养殖鱼类。

✿ 孕妈妈要多喝牛奶

牛奶中富含优质蛋白,对补充孕妈妈和胎宝宝对蛋白质的需要有十分重要的意义。牛奶同时也是钙的良好来源。尤其是孕中期后,胎宝宝的骨骼生长加快,其体内每天需要沉积100毫克以上的钙,母体对钙的需求量明显增加。所以,孕妈妈每天应当喝300毫升纯牛奶或500毫升低脂牛奶,补充蛋白质,并满足孕妈妈和胎宝宝对钙的需求。

但每日过多饮用牛奶以及钙强化食品,会导致孕妈妈补钙过量(每天2000毫克以上),胎儿可能会出现高钙血症,出生后的宝宝会出现牙齿过早萌出,囟门提前闭合等不良状况。

建议牛奶和谷类一起食用。因为牛奶中的蛋白质要经过蛋白酶分解成氨基酸后才能被人体吸收,而空腹状态下,胃肠排空很快,牛奶有可能还来不及消化就被排到了大肠。另外,如果早晨只把牛奶当作早餐可能会导致能量供应不足,人体吸收的蛋白质很快转化成能量而供人体活动需要,起不到主要构成机体组织、器官的作用。另外,空腹饮奶不适于有乳糖不耐受症的孕妇。

❀ 孕期适合多吃的水果

孕期建议适当多吃应季水果，这些水果添加的人工因素少一些，是大自然原始的馈赠。适合孕妈妈吃的水果有：苹果、樱桃、草莓、梨、猕猴桃、柚子、橙子、葡萄、火龙果等，这些水果都含有多种维生素、矿物质和膳食纤维。有些水果含糖较高，如荔枝、龙眼、菠萝、香蕉、榴莲等热带水果，要适量食用。

不过，孕妈妈需要注意，水果也不能吃过量。因为水果中含有大量的蔗糖、葡萄糖和果糖，这些过量的糖类经消化吸收后可以转化为中性脂肪，从而引发高脂血症，还可能引起血糖增高。吃好水果也是一门学问，一般情况下，一天吃水果总量不应超过 0.5 千克。

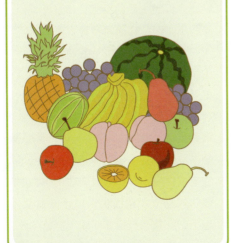

❀ 孕期适合多吃的蔬菜

蔬菜是孕妈妈日常饮食中必不可少的食物。孕晚期时每天摄入量应达到 400~500 克才能满足营养的需要，以下是几种食用蔬菜具有的营养价值及功效。

萝卜：萝卜含有维生素 B_2、钙、铁、磷等多种营养成分，是物美价廉的蔬菜。尤其是胡萝卜中富含的胡萝卜素，对胎宝宝的发育非常重要。

白菜：白菜中钙和维生素 C 的含量均比苹果还要高出 6 倍以上，维生素 B_2 的含量也高于苹果和梨 3~4 倍，所以，白菜有"百菜之王"的美誉，对孕妈妈和胎宝宝也自然好处多多。

黄瓜：黄瓜以其营养丰富、糖分少、脂肪低，不会造成妊娠糖尿病而备受孕妈妈青睐。

西红柿：西红柿中富含维生素 C、胡萝卜素、维生素 B 族和纤维素等多种营养成分，可有效帮助孕妈妈改善消化不良，增强食欲。此外，西红柿中的类黄酮还有减少孕妈妈皮肤色素沉着的功效。

茄子：茄子营养丰富，其营养价值可与西红柿媲美，且蛋白质和钙含量还高于西红柿 3 倍之多。此外，茄子所含的维生素 E 可帮助孕妈妈增强疾病抵抗力。

❀ 留住蔬菜的营养

蔬菜中富含各种维生素，如果烹调方法不当，则会流失很多。做到以下几点可以更多地保留住蔬菜中的营养：

◎ **大火烹调**：建议旺火炒菜，因为持续高温下，某些维生素容易被破坏而造成营养流失。

◎ **加少许醋**：炒菜时添加少许的醋，也有助维生素的保存。

◎ **吃新鲜蔬菜**：蔬菜放置时间越长，营养流失越多，所以建议吃新鲜的蔬菜。

◎ **先洗再切**：先洗菜再切菜，不会导致大量维生素流失水中。

◎ **烧好菜马上吃**：烧好的菜在温热状态下持续越久，营养流失会越多。

◎ **吃菜要喝汤**：烧菜时大量维生素会溶解在汤里，不要将汤扔掉。

❀ 孕妈妈吃菠菜的学问

菠菜中含有丰富的维生素，如β-胡萝卜素、维生素C、维生素K、叶酸等，还含有钾、镁、铁、钙等矿物质和膳食纤维，是孕妈妈可以经常食用的四季蔬菜。不过需要注意的是，菠菜中含有草酸，会影响人体对钙、铁、锌等矿物质的吸收、利用。所以，在烹调菠菜时，最好将菠菜在开水中焯一下，这样可以减少菠菜中大部分的草酸含量，并且不要喝菠菜汤。建议在制作菠菜的同时，不宜加入豆腐等高钙食物，影响钙的吸收。

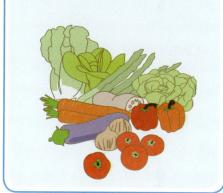

孕期吃点玉米

玉米是杂粮中的保健佳品，相对别的主食，玉米中维生素E含量较多，β-胡萝卜素和叶黄素含量高，玉米胚芽中还含有亚油酸，并且还含有一定量的蛋白质、膳食纤维和矿物质；对人体的健康颇为有利。孕妈妈在饮食中适当补充玉米，对宝宝的发育大有裨益。而且，玉米中的粗纤维较多，不少孕妈妈在怀孕期间容易出现便秘的现象，食用玉米后有利于消除便秘。但玉米最好和米、面等搭配着吃。

生活问答

Q：什么样的睡眠姿势最科学？

A：由于心脏位于左侧，为了减少对心脏的压力，通常人们的睡眠姿式以右侧卧为好。对于孕妈妈来说，则是采取左、右侧卧的姿势均可。因为侧卧的睡姿可以加快子宫和胎盘的血流量，保证给胎宝宝充足的营养和氧气，有利于胎宝宝的生长发育。侧卧的同时，如果把腿垫高还能有助于缓解腿部浮肿。

如果孕妈妈卧床休息时采取仰卧位时，子宫会压迫下腔静脉，使下肢静脉血液回流受阻，可能会引起下肢水肿、静脉曲张；不过习惯了仰卧或俯卧睡姿的孕妈妈也不用担心，一时改不过来也没有关系，休息时可有意识地将自己的睡姿与左、右侧卧位交替，逐渐习惯。

Q：孕妈妈适合睡什么样的床？

A：孕妈妈的睡眠质量关系到自身及胎宝宝的健康。很多孕妈妈的家庭成员出于关爱，会认为越是柔软的床或床垫才更能保障孕妈妈高质量的睡眠，甚至会提出给孕妈妈换床，其实这种做法并不科学。

孕妈妈的睡床应以舒适为原则。通常情况下，孕前睡的床如果感到舒服，孕期就没有必要更换。如果给怀孕前喜欢睡硬板床的孕妈妈换上柔软的床垫，她不见得会感觉舒服，反而有可能因为不习惯软床而辗转难眠，起不到提高睡眠质量的作用。

Q：孕妈妈需要睡午觉吗？

A：睡午觉对于孕妈妈来说是缓解疲劳，促进大脑和身体恢复的好方法。孕妈妈的睡眠时间要比孕前多一些，如果休息时间少、睡眠不足，可能会引起过度疲劳、食欲下降，从而发生营养不足、身体抵抗力下降等情况，这些因素都可能增加孕妈妈和胎宝宝感染疾病的几率。

孕妈妈的午觉时间以 30~60 分钟为宜，如果身体需要，也可以适当延长一些；平常劳累时，也可以躺下来休息一会儿，总之以缓解疲劳、充分休息为主。孕妈妈午睡的时候，尽量不要在桌子上趴着睡觉，最好能脱下鞋子，侧卧位，全身放松地休息。

Q：孕中期怎样改善睡眠？

A：很多孕妈妈都认为孕期睡眠宜采用左侧卧位。其实，孕妈妈在睡眠时，无论左右只要侧卧位都是可以的。原因就是无论左、右侧卧位都可以减轻子宫对腹主动脉和髂动脉的压迫，改善血液循环，增加对胎宝宝的供血量，有利于他/她的生长发育。

仰卧和俯卧的睡姿都可能会使孕妈妈产生压迫症状，甚至会导致呼吸困难。如果孕妈妈感觉双腿沉重，可适当采取仰卧位，用松软的枕头稍抬高下肢，缓解腰酸背痛的症状。

坚持孕期瑜伽等运动，或者在临睡前喝一杯温牛奶，通常可以使孕妈妈睡得更香。保持规律、充足的睡眠不仅可以促进胎宝宝的营养吸收，而且还会使孕妈妈的不良情绪得到改善。

Q：一直躺着对胎宝宝好吗？

A： 怀孕第一个月，孕妈妈可能还不知道自己已经怀孕，但疲倦、嗜睡、慵懒的表现却不能自已，有的孕妈妈甚至连续几天一直躺在床上。

孕妈妈需要得到足够的休息，但对于没有习惯性流产、先兆流产的准妈妈来说，并不建议总躺在床上。卧床太久，偶尔起床时还容易出现胸闷、头晕、血压下降等不适症状。所以不妨站起来走动走动，进行适量的活动，以缓解身体的倦怠感。

对于有习惯性流产的孕妈妈来说，则应尽量减少活动，在没有阴道流血的情况下，可下床进行轻微的活动，如有异常，则需要积极配合医生对症治疗。然而，也不能单纯地认为卧床休息就等同于"保胎"。

Q：睡眠不佳怎么办？

A： 虽然怀孕的迹象尚不明显，但黄体酮的变化会让孕妈妈情绪不安，甚至精神和心理上都变得比较脆弱和敏感，加之饮食的变化，入睡困难、睡眠浅、早醒、睡眠易中断等睡眠问题也时有发生。要想应对失眠，首先要了解失眠的原因，对症下药。

- 寻求准爸爸、家里亲人、闺蜜的体贴与关怀，释放压力是稳定准妈妈心情缓解失眠的有效方法；
- 牛奶、小米、糯米等是有利于睡眠的食物，具有安神补脑的作用；
- 早孕反应所致的烧心感是影响睡眠的重要因素，建议不要吃得过多过饱，或者在吃完东西后立即躺下；如果半夜容易饿醒，可尝试在睡前3小时少量加餐；
- 饮食不当，过辣或者过酸都可能引起胃部不适，也会影响睡眠，建议少吃过于刺激的食物以及不易消化的油腻食物；
- 如果是因为尿频带来的睡眠问题，建议在睡前少喝汤水；
- 如果腿部抽筋对睡眠有影响，可调整睡姿或者补钙。

重要医学常识

❀ 糖筛

妊娠期糖尿病是指在怀孕以后新出现的糖尿病，糖筛是葡萄糖耐量试验的简称。一般在孕24~28周进行妊娠期糖尿病的筛查。目前推荐的筛查方法有葡萄糖负荷试验（GCT）或75克口服葡萄糖耐量试验（OGTT）。

孕中、晚期正常空腹血糖为＜5.1mmol/L，一旦被检查出患有妊娠期糖尿病，就一定要尽量控制血糖，尤其要管住自己的嘴。均衡饮食既能保证有效控制血糖，又能使妊娠和分娩顺利完成。孕妈妈应少食多餐，主食适当，粗细粮搭配，控制甜食，选择甜度较低的水果。如有必要，可以在医生的指导下使用胰岛素。

❀ 糖筛的方法及参考值

方法一：葡萄糖负荷试验（GCT）

检查方法

随机口服50克葡萄糖（溶于200毫升水中，5分钟内服完），从饮第一口糖水开始计算时间，1小时后抽取静脉血，测血浆里的葡萄糖值。

50g GCT 参考值

血糖≥7.8mmol/L(140mg/dL) 为异常，需进一步做OGTT试验确诊。

方法二：葡萄糖耐受试验（OGTT）

有妊娠期糖尿病高危因素的孕妇或有条件的医疗机构可以不必进行50克GCT，在孕24~28周直接进行75克OGTT。

检查方法

共抽血3次，空腹抽血一次，空腹抽血是要先测定空腹血糖，然后用200~300毫升水溶解75克葡萄糖，孕妈妈5分钟内喝完，从喝第一口糖水时开始记录时间，在喝糖水1小时、2小时后再分别抽血一次测静脉血糖。

快乐孕育 孕七月

75gOGTT 的正常范围

时间		正常范围
空腹	孕早期	<7mmol/L
	孕中、晚期	<5.1 mmol/L
1 小时（60 分钟）		<10.0 mmol/L
2 小时（120 分钟）		<8.5mmol/L

若 1. 孕中、晚期正常空腹血糖为 <5.1mmol/L
　 2. 孕早期的孕妈妈空腹血糖 ≥ 7mmol/L，应诊断为孕前糖尿病
　 3. 孕中、晚期的孕妈妈空腹血糖 ≥ 5.1mmol/L，应诊断为妊娠期糖尿病

注意事项：

OGTT 检查的前一天，晚餐后应禁食 8~14 小时至次日早晨（最迟不超过上午 9 时）。试验前连续 3 天正常体力活动、正常饮食，并保证每日进食碳水化合物不少于 150 克，检查期间禁食、静坐、禁烟。

✿ 容易发生妊娠期糖尿病的人群

- 糖尿病家族史
- 年龄 > 30 岁
- 肥胖
- 巨大儿分娩史
- 无原因反复流产史
- 死胎
- 死产
- 足月新生儿呼吸窘迫综合征儿分娩史
- 胎儿畸形史

怀孕期间的糖尿病有两种情况：

一种为怀孕前已有糖尿病的患者怀孕，又称糖尿病合并妊娠；另一种为怀孕前糖代谢正常或有潜在糖耐量减退，怀孕期才出现或发现糖尿病，又称妊娠期糖尿病。

如有上述情况，一定要注意饮食、实时监测血糖。

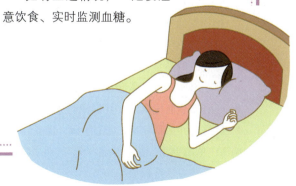

❀ 哪些孕妇容易发生妊娠期高血压疾病

- 初产妇
- 孕妇年龄过小或大于 35 岁
- 多胎妊娠
- 妊娠期高血压病史及家族史
- 慢性高血压
- 慢性肾炎
- 抗磷脂抗体综合征
- 糖尿病
- 肥胖
- 营养不良
- 低社会经济状况

有这些高危因素的孕妇容易发生妊娠期高血压疾病，但并不意味着一定会发生，因此不必紧张。多数病例在怀孕期出现一过性高血压、蛋白尿症状，分娩后随之消失。

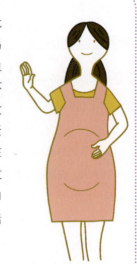

❀ 高危孕妇

高危妊娠的定义：本次妊娠对孕产妇及胎婴儿有较高危险性，可能导致难产或危及母婴健康。具有高危妊娠因素的孕妇，称为高危孕妇，需要增加产前保健的次数和内容。

看看自己属于高危孕妇吗？

◆ 年龄＜18 岁或＞35 岁；

◆ 有异常孕产史者，如流产、早产、死胎、死产、各种难产及手术产、新生儿死亡、新生儿溶血性黄疸、先天缺陷或遗传性疾病；

◆ 妊娠期接触有害物质，如放射线、同位素、农药、化学毒物、一氧化碳中毒及服用对胎儿有害药物；

◆ 母婴血型不合；

◆ 孕期出血，如前置胎盘、胎盘早剥；

◆ 妊娠期高血压疾病、妊娠期糖尿病；

◆ 妊娠合并内科疾病，如心脏病、肾炎、病毒性肝炎、重度贫血、病毒感染（巨细胞病毒、疱疹病毒、风疹病毒）等；

◆ 早产或过期妊娠史；

◆ 胎位、胎盘及脐带异常。

- 产道异常（包括骨产道及软产道）；
- 多胎妊娠，羊水过多、过少；
- 辅助生殖；
- 曾患或现患有生殖器官肿瘤者等。

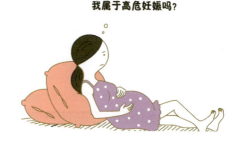

❀ 孕妈妈护理乳房

进入孕中、晚期后，孕妈妈胸部会明显增大，部分孕妈妈乳头开始分泌少量白色乳汁。为了给产后母乳喂养提前做好准备，可以进行适当的乳房按摩，以促进血液循环和乳腺管畅通。需要提醒的是，乳房护理时应注意动作轻柔，过多过强的乳头刺激有引起子宫收缩的可能，甚至增加早产或流产的危险。如清洗时发生明显宫缩，应马上停止，必要时还应及时到医院就诊。乳房护理的注意事项：

- 清洗乳房皮肤：洗澡时注意清洁乳房皮肤，使用温水清洗即可，不要使用香皂，以免破坏乳房皮肤上的自然保护层。

- 清除分泌物：将皱褶处以及堵塞在乳头上的分泌物清洗掉。如分泌物粘得很牢固，可先用植物油（麻油、花生油等）涂敷，等浸泡变软后再清除。

- 可用热毛巾在乳房上进行热敷，毛巾的温度不可过高，以皮肤舒适为宜。

- 对两侧乳房进行轻柔的按摩。

- 禁用丰乳霜或减肥霜，可在乳房上涂少量橄榄油等护肤品。

- 如有乳头凹陷和扁平的情况，不需要提前处理，分娩后及时矫正即可。

❀ 乳房按摩手法

孕中、晚期开始按摩乳房，不仅可以为母乳喂养做好准备，还可以起到防止乳房下垂的作用。按摩时应注意动作轻柔，每次进行按摩的时间大约为 10 分钟。按摩过程中如果发现有硬结并伴有疼痛，应及时就医或记得在产前检查时告诉医生。

在进行乳房按摩之前，可以先对一侧乳房进行热敷，然后再做另一侧，具体的按摩方法介绍以下几种：

◎ 螺旋形按摩：一只手托住乳房，另一只手的食指和中指放在乳房上方，自乳根向乳头方向轻柔地打小圆圈；

◎ 指压式按摩：双手张开，手指放于乳房两侧，向下轻柔挤压；

◎ 环形按摩：双手分别放在乳房上、下方，五指并拢，以打小圆圈的方式慢慢地从乳根按摩到乳晕。

快乐孕育小课堂

❋ 孕妈妈要理解准爸爸

男人们貌似强大，但内心永远是长不大的孩子。自孕妈妈怀孕开始，准爸爸承担了照料起居、承担家务的重任，也面临了未来家庭开支、孩子养育、职业发展等方面的压力。平日喜欢泡吧、打球、下棋、聚会的他，因为照顾家庭而减少了可以与朋友交流和释放压力的活动，也会产生紧张、焦虑情绪，也需要孕妈妈给予更多的理解和关爱。

当准爸爸做的家务活达不到标准时，孕妈妈不必苛刻强求，因为他已经尽力；当准爸爸遇事考虑不够周全时，孕妈妈不必大发雷霆，因为男人天生就比女人粗心大意。另外，孕妈妈应该重视准爸爸的性需求，如果你的身体没有异常，孕期适当的性生活对促进夫妻关系和谐还是有着相当重要的作用，只要动作轻柔，不过于频繁，注意性生活前后的清洁卫生，你们照样可以享受性爱的快乐。

❋ 不要担心宝宝的身体健康

离预产期越近，孕妈妈越容易浮想联翩。她们会因担心胎宝宝的身体健康而精神紧张，甚至有些孕妈妈纠结曾经吸烟或者曾经拍过X光，把自己笼罩在焦虑情绪之中。其实，大可不必那么紧张。如今的妇幼保健技术水平以及B超、实验室检查、胎心监测等医疗检验设备都已经很发达，孕妈妈只要按照医生要求定期做好产前检查，通常可以较为准确地获得胎宝宝的健康状况信息。如：通过唐氏筛查可辅助排除胎宝宝是否存在染色体异常，B超筛查可辅助排除胎宝宝的严重畸形，胎心音检查可以知道胎宝宝有无宫内缺氧，进行尿液雌三醇检查可以了解胎盘功能等等，这些都是能够帮助孕妈妈在第一时间获取胎宝宝健康状况的措施。

所以，孕妈妈应该放松心情，以积极的心态迎接宝宝的到来。按时产检，吃好、喝好、休息好、锻炼好，不要自己吓唬自己，过度紧张对自己和宝宝的健康没有益处。

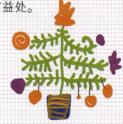

❀ 一起提前参观病房环境

大多数的医院会欢迎孕妈妈提前到产科病房参观，这是提前了解住院分娩环境的好机会，孕妈妈可以邀准爸爸在产前检查结束后一同前往。

医院的产科病房大都布置得温馨如家，有多人间也有单人间，还有专为产妇供应的营养餐。条件好一些的特需病房有点儿像星级酒店的套间，家人可以陪床，病房有独立的淋浴，还配备了冰箱、电视和微波炉。

参观医院的产科病房，可以让即将分娩的孕妈妈减少对住院环境的陌生感，通过与产科医生、护士的面对面交流，对即将入住的分娩环境以及住院分娩的心理和物质准备有所了解，有助于减轻甚至消除孕妈妈对住院分娩的恐惧，增强对顺利分娩的自信心。

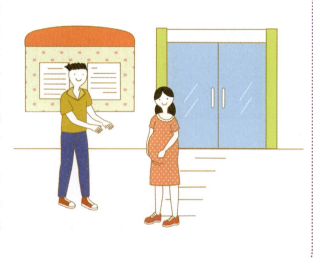

❀ 手工胎教

手工胎教，融合了环境、音乐、语言等方法，通过一针一线的手工制作，使孕妈妈心情平静、愉悦，同时唤起对胎宝宝的美好期待。

孕妈妈可以选择舒适的环境，播放自己喜欢的音乐，根据自己的创意来为即将出生的宝宝制作一顶小帽子或是一个小围嘴。准爸爸可以配合孕妈妈一起完成，一起将对宝宝的爱与期待融入到手工制作中，给宝宝亲手缝制礼物。

首先，手工胎教可以提高孕妈妈的手工技巧，在胎宝宝出生后，可以更好地和他/她进行亲子交流。其次，在做手工的时候，孕妈妈的注意力会全部集中在制作中，这样不但能缓解早孕反应，还能让心情变得平静祥和，对胎教非常的有益。最重要的是，在给宝宝制作礼物的同时，准父母会体会到"为人父母"的感觉，提前进入父母角色，因为父母是人生最为重要的一个角色，也是最难扮演的角色。

宝宝帽子的制作

材料准备
35厘米×36厘米毛巾一条
包布条两条（每条长约15厘米左右）
针、线

1 将毛巾对折，将毛巾里面朝外

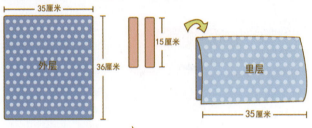

2 沿图示剪开毛巾

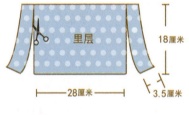

4 翻过来，缝制漂亮的耳朵

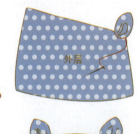

3 用包布条包好边，并沿包布条缝制

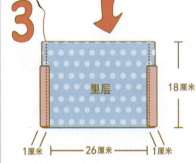

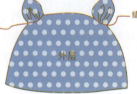

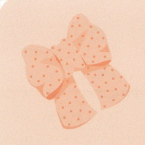
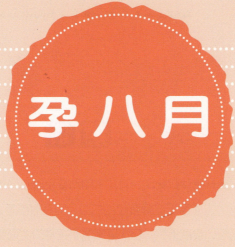

孕八月

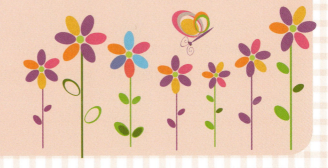

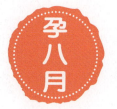

孕28周是进入孕晚期的标志。当孕妈妈辛苦而又幸福地到了怀孕的第八个月（第29~32周），也说明距离真正的"胜利"仅剩一小段距离了。

这个月胎宝宝的"运动"较前明显增多，做妈妈的幸福感也随之愈来愈强烈。为了胎宝宝的健康，孕妈妈一定要继续以平和的心态、积极的态度面对孕晚期的变化及不适，准备迎接宝宝的到来。

医生的话

1. 本月孕妈妈要开始计数胎动，有异常胎动要及时咨询医生。
2. 由于逐渐增大的子宫迫胸腹腔内的心、肺及胃部等，孕妈妈时常会感到呼吸困难，食欲不振，但这些都属于正常的生理变化。
3. 由于增大的子宫压迫膀胱，会再次出现明显的尿频、尿急等情况，请不必担心。
4. 孕晚期，胎宝宝正在以最快的速度成长，孕妈妈体内的血容量达到最大，易出现心慌、气短等不适。
5. 孕妈妈容易发生下肢水肿、静脉曲张、妊娠纹、皮肤瘙痒、黄褐斑等常见问题，要随时记录不适症状，在孕检时咨询医生。
6. 孕妈妈患妊娠期高血压疾病的几率也大大增加。
7. 通常情况下，医生会要求从孕八月开始，产前检查改为两周一次。

孕妈妈指南

- 孕晚期每天的钙需求量为1200毫克，所以，饮食上需要注意牛奶、豆制品、虾皮等富含钙的食物补充。

- 孕妈妈此时负重较大，平时要注意多休息，避免过度的劳累，并且要控制水分和盐的摄入量。

- 避免到人多及空气不流通的公共场合，以免感染上流行性感冒或其他的流行传染性疾病。

- 在体力上，孕妈妈应避免繁重家务，即使运动也应以"慢"为主，以免心率过快，对心脏产生负荷。

- 可以适当练习一些在孕妇学校或者妈妈俱乐部学到的有助于顺利分娩的方法，例如如何呼吸、放松和用力等。

- 也可根据自身情况适当减少一些运动量，以避免强烈的刺激和过度的疲劳导致早产等异常情况的发生。

- 孕妈妈可在准爸爸或其他家人陪同下参加孕妇学校课程，学习并掌握分娩技巧、婴儿护理、母乳喂养、产褥期保健等相关知识，提前制定好分娩计划，为迎接小宝宝的降临做好准备。

准爸爸任务

准爸爸除了协助做好日常保健外，还要特别注意日常的营养搭配。当孕妈妈的胃口较差时，准爸爸应主动考虑更换菜谱来调节饮食，使她意识到不是一个人在"孤军奋战"，你的关爱和鼓励会促进她的心情好转，增进一点儿食欲。

从现在开始一直到分娩的日子，孕妈妈的行动都会很不方便，准爸爸要让孕妈妈的穿着感到舒适、安全。还有，建议准爸爸最好与孕妈妈一同提前将入院分娩相关的妈妈和宝宝用品准备齐全，装在一个手提包中，放在家里的明显位置，以备急用。

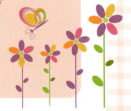

❤1 身体状况

别忘了本月每两周做一次孕检哦~

■ **本月体重增长：**_____ 千克

　　孕 29 周体重增加 _____ 千克；

　　孕 30 周体重增加 _____ 千克；

　　孕 31 周体重增加 _____ 千克；

　　孕 32 周体重增加 _____ 千克；

■ 血压 _____ mmHg、宫高 _____ 厘米、腹围 _____ 厘米

■ **我的感觉**

　　□ 食欲不振、消化不良　　□ 健忘

　　□ 便秘　　□ 乳晕加深、乳头增大、乳房变沉

　　□ 心慌气短　　□ 抽筋

　　□ 双腿沉重、疲累　　□ 尿频、尿急

　　□ 外阴部充血　　□ 骨盆感到疼痛

　　□ 兴奋加一点焦虑　　其他 _____

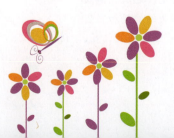

■ **不适症状**

时间_____ 孕周_____
不适症状_____
_____
医生建议_____
_____

时间_____ 孕周_____
不适症状_____
_____
医生建议_____
_____

时间_____ 孕周_____
不适症状_____
_____
医生建议_____
_____

■ 请教医生的问题

问题：_____
_____
医生建议：_____
_____

问题：_____
_____
医生建议：_____
_____

别忘了本月每两周做一次孕检哦~

■ 下次预约

预约时间：_____　　预约时间：_____

预约内容：_____　　预约内容：_____

注意事项：_____　　注意事项：_____

■ 备忘录

_____
_____
_____

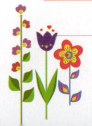

❤2 运动记录

■ 本月进行的运动

运动方式	散步	瑜伽	游泳	体操	其他
每日运动的时间					
运动前心跳					
运动后心跳					
异常情况					

■ 医生建议：

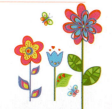

③ 饮食记录

■ 服用的营养补充剂 _____
■ 最近几日的饮食情况（孕检前6日）
　注：1份=1碗，半份=1/2碗

日期	月　日		月　日		月　日	
	食物	份数	食物	份数	食物	份数
早餐						
加餐						
中餐						
加餐						
晚餐						

■ 医生建议：
_____
_____
_____

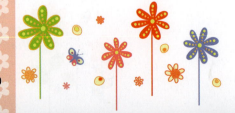

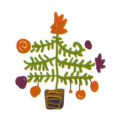

日期	月 日		月 日		月 日	
	食物	份数	食物	份数	食物	份数
早餐						
加餐						
中餐						
加餐						
晚餐						

■ 医生建议：

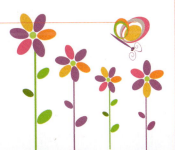

4 给宝宝的话／随笔

■ 妈妈的话

■ 爸爸的话

■ 随笔

❤5 照片/B超

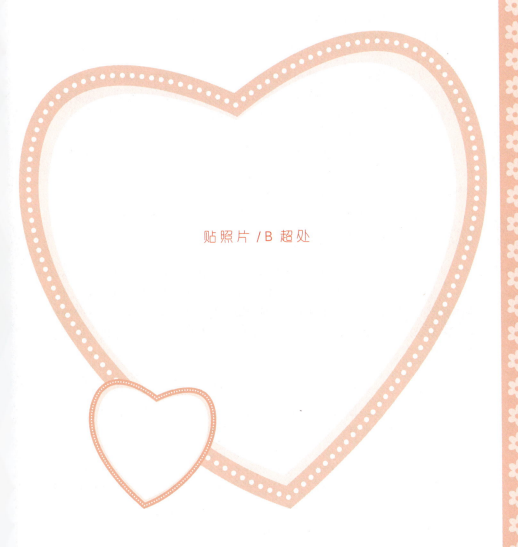

贴照片/B超处

百科词条

孕晚期：妊娠期全过程分为孕早期、孕中期、孕晚期三个时期。怀孕是从末次月经的第一天开始计算，平均为280天，即40周的时间，第28周及其后称为晚期妊娠，即孕晚期。

围生期：围生期又称围产期，是指产前、产时和产后的一段时期，这段时期孕产妇要经历妊娠期、分娩期和产褥期三个阶段。在我国，围生期是从妊娠满28周（即胎儿体重≥1000g或身长≥35cm）至产后7天来计算。

耻骨联合：女性外生殖器是生殖器官的外露部分，包括阴阜、大小阴唇、阴蒂、阴道前庭。其中阴阜是指长阴毛的倒三角脂肪肉垫。在体表触诊时，阴阜的下面硬硬的骨骼部分即为耻骨联合。耻骨联合的中点作为测量宫高时的一个固定点。女性的耻骨联合有一定的可动性，在妊娠后期，耻骨联合可出现轻度的分离，使骨盆的径线暂时性的增大，以利于分娩。

下肢静脉曲张：下肢静脉曲张指的是下肢浅表静脉发生扩张、延长、弯曲成团状，从事长时间负重或站立的工作者较为多见。孕前有轻微静脉曲张的女性，孕后因子宫增大，股静脉压力增高，使其逐渐加重。孕晚期应尽量避免长时间站立，下肢可穿医用弹力袜或绑以弹性绷带，晚间睡眠时可适当垫高下肢，以利于静脉回流。

仰卧位低血压：孕晚期，孕妇若较长时间取仰卧位姿势，由于增大的子宫压迫下腔静脉，使回心血量及心排出量突然减少，容易出现低血压，此时如改为侧卧位，血压即可恢复正常。所以，建议孕妇睡眠时采取侧卧位。

"假宫缩"：假宫缩也称假临产，孕中、晚期，孕妇偶尔会出现腹部一阵阵发紧，出现宫缩持续时间短（<30秒）且不规律的"假宫缩"现象。"假宫缩"常在夜间出现，清晨消失。此时，建议卧床休息。如果频繁"假宫缩"出现，且间隔时间较短，并伴有明显的腹痛、阴道流血等现象，就要及时到医院就诊。

更多学习请登陆快乐孕育孕妇学校
www.kuaileyunyu.com

孕八月 身体变化

❀ 怀孕第 8 个月的胎宝宝发育

这阶段的小家伙嗅觉已经有了反应，口腔和嘴巴周围的神经越来越敏感，为将来寻找妈妈的乳头做好准备。

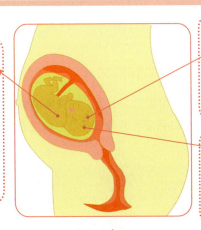

到第 32 周末时，他/她的身长大约可以达到 40 厘米，体重约为 1700 克。此时，与之前可以翻跟头的自由空间相比，虽然翻转运动有点困难，但好像并不会影响他/她随时伸展拳脚。

第 29 周的胎宝宝看起来已经长胖了很多，肌肉及内脏器官继续发育成熟，骨骼变得更硬，头发也变得浓密起来，开始长出漂亮的眼睫毛。

胎宝宝第 30 周的时候，已经开始"摸索"出生的方向和路线，大部分胎宝宝准备好了头朝下的最佳姿势。

❀ 孕妈妈的身体变化

在这个月，孕妈妈会感觉到整个腹部好像已经被胎宝宝撑满了，没有空间再让子宫生长了，但实际上孕妈妈还要过两个月才能分娩呢。

进入孕晚期，孕妈妈血容量达到高峰，血压会轻度升高；胎宝宝体重增加，孕妈妈腹部皮肤张力也会加大，造成皮肤的弹力纤维断裂，出现紫色或淡红色不规则平行略凹陷的条纹，这就是妊娠纹。孕妈妈的乳晕颜色加深，乳头增大并且由于色素沉着逐渐变暗甚至发黑，也更易勃起；孕妈妈的外阴部会出现充血现象，大小阴唇色素沉着。这些变化都属于正常现象，孕妈妈大可不必过于担心。

随着胎宝宝慢慢变大，孕妈妈的身体重心随之改变，背部的肌肉紧张使得疲倦感更明显，甚至走路都感到双腿沉重，还会有憋气、心慌、气短等现象。

营养与饮食

孕晚期的营养补充

❀ 孕晚期的饮食要求

孕晚期，孕妈妈合理饮食、平衡营养对自身和胎宝宝都极其重要。这段时间的饮食，不仅为了增强孕妈妈的抵抗力，还将为分娩时的产力以及产后康复等方面的体力消耗做营养储备。

孕晚期每日热能摄入量应较孕前增加约200kcal，除适量增加鱼、禽、蛋、瘦肉及海产品、奶类的摄入量之外，还要继续吃含铁丰富的食物以预防贫血。

孕妈妈每天吃的食物大约为：谷类食物300~400克，大豆类及坚果40~60克，奶类或奶制品300~500毫升，蔬菜400~500克，水果200~400克，肉禽鱼类200~250克，油脂类25~30克，可以多吃一些绿色蔬菜、虾皮、紫菜、海带等补充微量营养素。

❀ 孕晚期营养需求

随着胎宝宝日益长大，所需要的能量也逐渐增多。而孕妈妈也要为分娩后泌乳开始储备营养和能量，所以营养素的补充仍不能忽视。

蛋白质：孕晚期，孕妈妈每日应增加优质蛋白20克。优质蛋白主要来源于肉类、牛奶、鸡蛋、奶酪、鸡肉、鱼、大豆等。每100克肉类含蛋白质约为10~20克，每100克鱼类含蛋白质约为15~20克，每100克谷类约含蛋白质8~12克，每100克蔬菜、水果约含蛋白质1~2克。

锌：孕妈妈可经常吃些牡蛎、鱼类等富含锌的海产品以及瘦肉、猪肝、蛋黄等。另外，常吃一点核桃、瓜子等含锌较多的零食，就能起到较好的补锌作用。预防因缺锌而导致的胎宝宝生长受限、性腺发育不良等情况。

铁：孕晚期需要为胎宝宝储备铁以满足产后6个月内新生宝宝对铁的需要。多吃如动物血、肝脏、瘦肉等含铁丰富的动物性食物，可有效改善孕妈妈铁的营养状况。

❀ 粗细搭配，营养互补

人们习惯将精白米、面称为"细粮"，而将玉米、小米、紫米、高粱、燕麦、荞麦、麦麸等称为"粗粮"或"杂粮"。精白米、面是将粮食进行了精细的加工，加工的过程中会丢失一些营养成分，而这些恰恰是人体容易缺乏的。精白米、面口感更加细腻，比粗粮更易被身体消化吸收。但是从营养价值上来说，精白米、面并不"精"，反倒是粗粮、杂粮能提供给人体更多的热能，且食物纤维、矿物质、微量元素以及维生素 B_1、维生素 B_2 含量较多，具有较高的营养价值。粗粮含有丰富的不可溶性纤维素，能促进肠蠕动，有防止便秘的功效。

孕妈妈的日常饮食中，应避免长期吃一种粗粮或一种细粮，最好是粗细搭配，或者粗粮细作，这样会使得粗粮的口感不佳和细粮的营养不足得到弥补。

❀ 孕晚期补钙

进入孕晚期，孕妈妈体内的钙除了储存在自身骨骼中，还有一部分要供给胎宝宝的骨骼、牙齿发育需要。为避免胎宝宝对钙的需要致使孕妈妈体内的钙大量消耗，中国营养学会建议自孕中期起，孕妈妈每日的钙补充量为1000毫克，孕晚期增至1200毫克。例如：每日膳食中有500毫升牛奶、150克豆腐、5克虾皮、75克鸡蛋、250克绿叶菜、100克鲫鱼，就可共得1200毫克的钙。

孕妈妈补钙的基本原则是：以食补为主，不足部分可适当口服钙剂补充。

牛奶和奶制品中的钙容易被吸收，建议多用，其他富含钙元素的食物有：大豆及其制品、海产品、芝麻、黑木耳、坚果等。补钙的同时，还应多进行阳光浴，增加户外活动，或补充富含维生素D的食物，以促进钙的吸收。

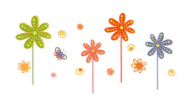
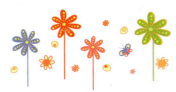

❁ 为分娩做好营养准备

临近分娩时的饮食要以量少、丰富多样为主，高脂肪、高糖、过咸以及难以消化的食物，都不太适合孕妈妈。这一阶段的饮食，既要考虑不能使体重增加过多，还要考虑为孕妈妈在分娩期间做好能量的储备。

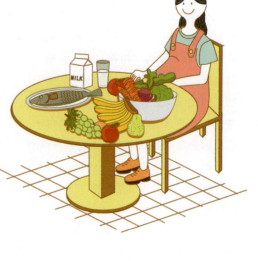

鱼类可成为孕妈妈餐桌上必不可少的食物。鱼不仅脂肪含量低，还含有丰富的优质蛋白质，其中所含的DHA还可以帮助宝宝大脑发育；蔬菜、水果可以补充孕妈妈所需的维生素，还能有助于防治便秘。

另外，孕妈妈要多吃含铁和钙丰富的食物，动物的肝脏以及菠菜都能起到很好的补铁作用。补钙最佳的食物当属牛奶，孕妈妈应每天至少饮用500毫升牛奶，以满足钙的需要。

❁ 孕期的体重控制

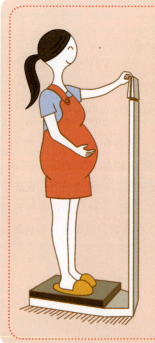

体重是衡量孕妈妈机体营养与健康状况的重要指标之一，与胎宝宝的健康有着密切的关系。当孕妈妈体重增长过快时，会增加妊娠期高血压疾病、妊娠期糖尿病的风险，还可能遭遇难产以及产后肥胖等问题。所以，孕妈妈应适当地监测自己的体重增长情况，并根据体重增长的速度，合理调整日常的饮食并辅以适当运动。

孕前体重正常的孕妈妈，整个孕期体重增加的适宜值为12.5千克左右，孕中、晚期每周增长0.36~0.45千克。孕妈妈在合理补充膳食的同时，还需要注意适当参加活动，每天应不少于30分钟的低强度活动，最好有1~2小时的散步、体操等户外活动，以维持体重在适宜范围内增长。

生活问答

Q：孕晚期适宜进行哪些运动？

A： 孕晚期的运动项目应当以"慢"为主，坚决禁止跑、跳等剧烈运动，如长跑、羽毛球、网球、骑马等项目。为安全起见，孕晚期最好也不要骑自行车。

休闲散步或者一些慢动作的孕妇体操，对于孕妈妈来说就是很好的运动方式。这时的胎宝宝发育也逐步成熟，运动是为顺利分娩而做的热身准备，可以尝试伸展运动、屈伸双腿、缓缓扭转的动作以及骨盆底肌肉的锻炼。这些动作有助于肌肉的伸展和放松，减轻腰酸背痛等问题，可以帮助孕妈妈顺利分娩。

对于有流产、早产史、早产先兆、产前出血以及心、肺、肝、肾等合并症的孕妈妈，在是否能进行运动的问题上，则需要咨询医生，根据病情状况决定，不可盲目进行。

Q：工作可以称为运动吗？

A： 尽管劳动可以消耗一定的热能，但是工作或是劳动与运动还是有很大区别的。运动是具有较强针对性的肢体锻炼，既有全身运动又有局部运动，而工作则大多数都是重复或被动地做一个或是几个动作，只是身体的局部运动。所以，即使每天工作的孕妈妈，仍应坚持运动。

孕期运动以舒缓为宜，孕妈妈可以根据自己的喜好、孕前的锻炼习惯，选择适合自己的运动项目。孕前没有锻炼习惯的人可以选择低强度项目，孕前有运动习惯的人则可选择中强度项目。孕中期是运动的最佳时机，运动量及运动形式可循序渐进地增加或调整。

Q：孕妈妈怎样合理安排工作？

A： 现代职业女性中大部分人会选择在怀孕后继续工作，这是正确的做法。如果怀孕后就辞掉工作，习惯了朝九晚五生活的孕妈妈不见得可以适应全职太太的自由和轻松，有的孕妈妈总把自己关在家里，反而会因无所事事而情绪不佳。

大部分的孕妈妈在工作中得到了单位领导和同事的理解和帮助，可以顺利地度过孕期。不过，在高空作业、接触有毒有害物质、劳动环境噪音强的岗位上工作的孕妈妈，如果到了孕中期，孕妈妈的工作环境还没有得到改善或者工作强度没有得到减轻，最好还是需要与领导再次协商，希望尽快得到解决；如果你的身体实在承受不了工作的压力，本着为了自身和宝宝两代人健康的长远考虑，应尽快向单位提出请假或是离开工作岗位。

Q：孕晚期性生活要注意什么？

A： 孕八月是孕晚期的开始，孕妈妈的肚子急速膨胀，身体更为笨拙，性欲也较前减退。这时的胎宝宝也正在迅速地生长，孕妈妈会不时出现假宫缩现象，对外来刺激也非常敏感。所以，孕晚期的性生活要有节制，且动作不可粗暴。较临近预产期的最后一个月而言，孕晚期第29~36周时进行性生活相对安全一些，但对于有早产、产前出血、前置胎盘、多胎妊娠等问题的孕妈妈应该避免性生活，以减少胎膜破裂引发早产、感染的可能性。

希望准爸爸能对此时的孕妈妈给予更多的理解，不要因为一时的冲动，而造成不良的后果。

Q：孕晚期着装选择应注意什么原则？

A： 宽松、轻软、舒适、行动方便是孕妈妈的穿衣原则，孕晚期胎宝宝生长快，孕妈妈身体变化大，更应遵循。

● 外衣：
上衣要保证宽大并且穿脱方便，材质要舒服、透气。

● 内衣：
既有较强吸水性，又具透气散热性的纯棉内衣是首选，皮肤瘙痒的孕妈妈更需要注意这一点。孕妈妈需要根据现在的乳房大小更换合适罩杯的乳罩，注意肩带不要过紧或过细，肩带有搭扣的哺乳内衣适合产前、产后穿着，较为经济适用。

● 鞋子：
孕妈妈身体越发笨重，加之足、踝、小腿的韧带松弛，应选购平跟、防滑、号码稍大、穿脱方便、踩踏舒适的软底鞋或旅游鞋，以保持身体平衡。

● 裤子：
要选择对腹部没有约束的裤子，前开拉链的背带裤比较适合。

Q：你知道弹力袜的作用么？

A：到了孕晚期，增大子宫的压迫和急速变化会引起静脉曲张，孕妈妈会感觉到不同程度的肿胀和不适，巧妙使用弹力袜可以有效地预防和缓解静脉曲张。

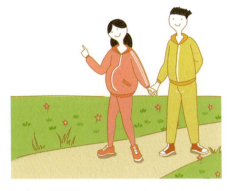

首先，孕妈妈要选择适合自己的弹力袜，根据静脉曲张程度的不同，选择弹力不等的弹力袜。穿上后应感觉舒适贴身，支撑力好，不影响关节活动。每天早上起床前就要穿上，晚上睡觉前再脱去。如果选择不当的弹力袜，不但不会改善，反而会阻碍血液流动，加重静脉曲张。

Q：孕妈妈怎么选择内裤？

A：受激素的影响，孕期阴道分泌物增多，阴道很容易受到感染，此时孕妈妈要格外注意会阴部的清洁和内裤的更换。从健康角度出发，给孕妈妈关于内裤的几点建议：

◆ 内裤要选纯棉质地，透气性好、吸水性好、保暖柔软的，减少孕妈妈的卫生困扰。

◆ 由于肚子越来越大，内裤要选择低腰或高腰的肥大内裤，或是有调整腰围的内裤，以免过紧而使得腹部产生压痕。

◆ 内裤要勤洗勤换，每次清洗可以用开水烫一下，洗完后要在太阳下暴晒，忌穿未干透的内裤，容易滋养细菌。

减少孕期服装开支的小方法

◎**孕早期**：这个时期一般不用专门购买孕妇装。因为此时孕妈妈的肚子没有太大的变化，平时穿的衣服就可以在此时期穿，但注意要避免穿太紧身的牛仔裤。少数比较胖的孕妈妈可能肚子稍有隆起，选择比较宽大的衣服即可。

◎**孕中期**：这个时期的孕妈妈肚子隆起，可以选择孕前比较宽大的韩版衣服，或是修改原来衣服的腰线，将其改成A型或不收腰的款式。只要是宽松、舒适、穿脱方便就可以。

◎**孕晚期**：这个时期孕妈妈已经是大腹便便，一般的衣服都已经穿不下了，所以此时期需要购买一些舒适合身的孕妇装。

选择孕妇装的时候，可以选择几件对身材要求不高的衣服，比如宽松的裙子或者是中长衫等。生产后，这些衣服也可以作为家居服或是休闲服。

重要医学常识

❖ 围产期保健

很多准妈妈、准爸爸对于分娩方面的一些专业术语感到头疼，其实也并不复杂，有些完全可以"望文生义"。围产期即分娩周围，即分娩前后的一段时期，具体来说我国现行规定围产期是从怀孕28周到新生儿出生后7天之内的一段重要时期。

通常所说的围产期保健则是包括孕期及产后妈妈、胎儿或新生儿相应时期的保健工作，其目的是降低孕产妇和新生儿的死亡率和出生缺陷发生率，提高妊娠、分娩的质量，提高母婴健康素养。

❖ 孕产期保健管理

女性从确认怀孕开始就应该开始到正规医疗保健机构进行系统的孕产期保健管理，主要包括以下方面：

◎ 早孕筛查门诊：确诊怀孕，并在医生指导下做必要的化验检查，根据检查的结果，分别转入不同的围产保健管理门诊。

◎ 孕期保健门诊：无妊娠合并症或并发症的孕妈妈，需要按期进行复查，即所谓的"产检"。整个孕期最少进行7次产前检查。

◎ 遗传咨询或高危妊娠门诊：如果既往有畸形儿、遗传病儿分娩史、家族遗传病史、妊娠合并症或并发症的孕妈妈，需要及时到遗传咨询门诊或高危妊娠门诊进行咨询并进行相应处理。

◎ 住院：正常情况的初产妇，一般可在临产时住院；经产妇分娩较快，有分娩的先兆现象即可住院；高危妊娠的孕妈妈需根据病情由医生决定入院时间。宝宝出生后，与妈妈同室，由专业医护人员对宝宝进行观察、监测、保健及护理，并指导母乳喂养。

❖ 孕妈妈需定期查血、尿常规

随着孕周的增加，孕妈妈血容量也逐渐增加，第32~34周，血容量达到峰值，血液中的血浆增加多于红细胞增加，血液呈稀释状态，容易出现贫血，而做血常规检查，可以使医生及时了解孕妈妈血液系统情况，并及时给予指导。

尿常规检查主要是排除有无泌尿系感染、肾炎等。通过尿蛋白值等还有助于了解妊娠期血压疾病的程度，有助于肾脏疾患的早期诊断，毕竟怀胎十月也是对孕妈妈肾脏的一个巨大考验，体内代谢增加会加重肾脏的负担。

所以，孕妈妈在孕期检查时，要积极配合医生，及时排除身体异常。

❖ 孕妈妈贫血

贫血是怀孕期间较常见的合并症，属高危妊娠范畴。由于怀孕期间血容量增加，且血浆增加多于红细胞增加，血液呈稀释状态，又称"生理性贫血"。孕妈妈最常见的是缺铁性贫血，约占妊娠期贫血的95%。由于胎宝宝生长发育及怀孕期间血容量增加，对铁的需要量增加，尤其在怀孕后半期，孕妈妈对铁的摄取不足或吸收不良，都会引起贫血。

世界卫生组织对妊娠期贫血的诊断标准为Hb<110g/L，但我国至今沿用Hb<100g/L的标准，并将贫血的程度分为4度，轻度：Hb9l~100g/L；中度：Hb6l~90g/L；重度：Hb31~60g/L；极重度：Hb≤30g/L。

由于贫血对母亲和胎儿都存在不良影响，需要孕妈妈重视贫血并注意补铁。建议孕妈妈多吃富含铁的食物，必要时补充铁制剂，在补铁的同时，还需注意维生素C的补充，以促进铁的吸收。

❖ 尿常规中的尿蛋白

身体正常的情况下，尿常规的检验中尿蛋白定性试验应呈阴性，即定量试验0~80毫克/24小时。在发热、寒冷、精神紧张或标本污染等情况下，可出现生理性的蛋白尿；而病理性的蛋白尿则多是由于肾脏及其他器官疾病所致。

当孕妈妈的尿常规中尿蛋白定量试验结果显示超过80毫克/24小时时，说明体内的尿蛋白正在通过尿液丢失，严重时会引起低蛋白血症，进而影响胎宝宝的营养供给，减缓胎宝宝的生长和发育。对于孕前患有高血压的孕妈妈来说，孕期尿中出现蛋白的可能性更大，所以应当密切监测血压，一旦血压增高时，要及时动态监测尿蛋白，密切观察病情变化。

孕期出现尿蛋白的情况时，应引起重视，需要配合医生，及时检查，查明病因，积极诊治。

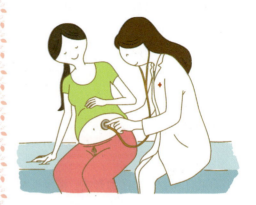

❖ 胎宝宝心率

当听到胎宝宝心跳的时候，几乎所有的准爸爸孕妈妈都难以克制那种喜悦，那有力且有节律的心跳声，像是一份胎宝宝平安、健康的报告。

检测胎宝宝心率的方法很多，有些适用于医院，有些则适用于家庭。"听诊法"较为常见，孕18周以后，普通的胎心听筒或额头听诊器即可在孕妈妈腹壁上听到胎心音并计数心率。孕晚期将耳朵贴在孕妈妈腹壁上，有时可以直接听到胎心音。电子胎心监护仪可连续记录胎心的次数及胎心的变化，让准爸爸及孕妈妈更好地了解宝宝在宫内的情况。

正常情况下，胎宝宝的心率一般维持在 120~160 次/分钟，胎龄小，胎心偏快；胎龄大，胎心偏慢。孕早、中期，胎宝宝受声、光刺激或胎动后或者在孕妈妈发热以及服用某些药物的情况下，胎心容易过快。胎心率小于 120 次/分为胎心过缓，常在孕妈妈低血压、过期妊娠或使用镇静剂、麻醉药后发生。

❀ 是否需要做眼底检查

产前检查时，医生会建议孕前患有高血压或者有高度近视的孕妈妈到眼科进行眼底检查。因为视网膜是全身唯一能够直接观察到小血管形态的部位，查看视网膜小动脉痉挛程度可以了解全身小血管痉挛程度，帮助判断妊娠期高血压疾病是否严重。

由于受到高血压的影响，视网膜血管系统会发生相应的损害，妊娠期高血压疾病严重时甚至可出现视力模糊或失明。通过眼底检查，医生可大致估计出高血压疾病对孕妈妈血管系统的损害程度，并给予及时的治疗和指导。

个别高度近视的孕妈妈会发生视网膜剥离，通过眼底检查可以早期发现，及时治疗。

❀ 宫颈脱落细胞学检查

宫颈脱落细胞学检查是针对患宫颈癌的女性普查项目，建议每年进行一次检查。目前常用的宫颈脱落细胞学检查有宫颈刮片巴氏涂片检查和液基薄层细胞检测，最常用的是液基薄层细胞检测，也就是常说的 TCT 检查。

在报告单上常见的结果有轻度炎症、中度炎症、重度炎症等，提示宫颈没有发现癌细胞。

非典型鳞状上皮细胞（不能明确意义，ASCUS）说明有癌前病变的可能，但不足以诊断成为"低度病变"，医生会根据患者具体情况提出相应的建议，如 3~6 个月后复查、炎症消退后复查、阴道镜下宫颈组织活检等。如有条件，最好进行 HPV 高危型的 DNA 检测。

低度病变（LSIL）相当于宫颈鳞状上皮轻度非典型增生（CIN I），HPV 感染亦包括在内。其早期处理措施是进行阴道镜病理活检，同时进行 HPV 高危型的 DNA 检测。有证据表明，HPV 感染是病变进展的主要危险因素。

高度病变（HSIL）和鳞状细胞癌是比较严重的结果，应尽快进行阴道镜检查以明确诊断。

❀ 怀孕期间的疫苗接种

怀孕过程是一个特殊的阶段，很多孕妈妈对疫苗的接种心存疑惑。既担心感染病毒，又担心会对胎宝宝造成伤害。一些疫苗在怀孕前 3 个月或者怀孕时期注射，可能会引起胎儿畸形，所以孕妈妈接种疫苗时必须慎重进行。因为有些疫苗可以在孕期接种，还有一些则是孕期禁止接种的疫苗。

孕妈妈在怀孕期间不能接种活疫苗，如：麻疹、腮腺炎、水痘、风疹疫苗。对于有慢性疾病或患高危病因素的孕妇，孕期可以在医生指导下接种灭活疫苗或类毒素疫苗，如：乙肝疫苗、流感疫苗、破伤风类毒素疫苗、狂犬病疫苗。

快乐孕育小课堂

孕八月

❀ 要耐心等待自己的宝宝

宝宝是什么样子？孕妈妈和准爸爸一定期盼已久。所谓十月怀胎，一朝分娩，怀孕、分娩也要遵循大自然的规律，宝宝过早与妈妈见面未必是件好事。因为，胎宝宝需要足够的时间在孕妈妈肚子里养身体，时机成熟之后自然会"瓜熟蒂落"。俗话所说的十月怀胎，实际上比我们平常所说的十个自然月要稍短些，相当于9个自然月零7天。怀孕全程为280天，7天为一个孕周，28天为一个孕月，孕期的全程分为10个孕月或40个孕周，也就是说孕妈妈可以比公历的十个月更早地见到宝宝。

也有些宝宝和妈妈一样着急，由于各种原因不足37周时便要出来见妈妈，这样是存在一定风险的。但是，无论宝宝什么时候出生，孕妈妈都要以平和的心态对待，切勿因心情急切而焦虑不安，那样反而会影响到胎宝宝的"心情"。

❀ 准爸爸要让孕妈妈保持好心情

孕晚期，由于孕妈妈的体形变化过大等原因会引起情绪不快、精神疲倦、烦躁不安等心理变化，极易激动、发怒、流泪等。所以，准爸爸不仅要从家务劳动和饮食起居上帮助和照顾孕妈妈，还要经常抚慰孕妈妈的思想情绪，了解她心情起伏的原因，分散、转移她紧张焦虑的情绪，相信有你的关怀和宽慰，她在孕期最后的冲刺阶段也能保持一份愉悦的心情。

准爸爸可以给孕妈妈准备好黄豆或者花生米，陪着她一起数胎动；睡前为孕妈妈端上暖暖的洗脚水，泡泡脚；睡觉的时候可以帮着孕妈妈把下肢垫高，从这些悉心关怀的细节，让孕育下一代的孕妈妈感受到爱人的温暖。

❀ 自然分娩，准备好了吗？

有人说："生孩子就像拉泡屎一样轻松"，有人说"分娩时疼痛难忍"，也有人说"分娩的感觉，痛并快乐着"……其实，分娩就像小马过河，妈妈们对分娩的感受也各不相同。而事实上，分娩时所有的疼痛都是暂时的，也是正常孕妈妈可以承受的，这一点已为千百年来大多数母亲亲身经历和验证。

自然分娩是女性的本能，是人类繁衍后代最自然、最正常的生理过程。当孕妈妈的身体具备自然分娩的条件时，不要因为畏惧疼痛而放弃这种对你来说最容易也最安全的分娩方式。因为,剖宫产是专为那些身体条件达不到正常分娩条件的孕妈妈所采取的手术措施。

孕妈妈在分娩前,一定要到医院的孕妇学校或者孕妇俱乐部学习有关分娩的课程,了解产房是什么样子的,知道什么是临产,什么是产力,什么是第一产程、第二产程……掌握如何在分娩中运用呼吸、用力的技巧,在医生或助产士的帮助下,顺利地完成自然分娩。

❀ 语言胎教

从孕中期开始至孕晚期,胎宝宝的听觉系统发育速度很快,对外界声音,尤其是语言刺激会有一定的反应,并且会在大脑中形成记忆。当孕妈妈或家人经常有目的、有规律地与胎宝宝讲话时,他/她会对这些语言的音调等特点产生最初的印记,愉悦感和安全感也会随着对这些声音的熟悉而增强。

语言胎教简单、易行,是孕妈妈与胎宝宝之间的情感交流纽带。孕妈妈可以先与准爸爸一同给小宝宝取一个好听的名字,每天用温柔的声音、亲切的语调,呼唤着小宝宝的名字,给他/她讲述外面的世界,或者给胎宝宝读一些儿歌、童谣,这种早期的语言训练对于促进宝宝语言能力以及智力的发育有很多好处。

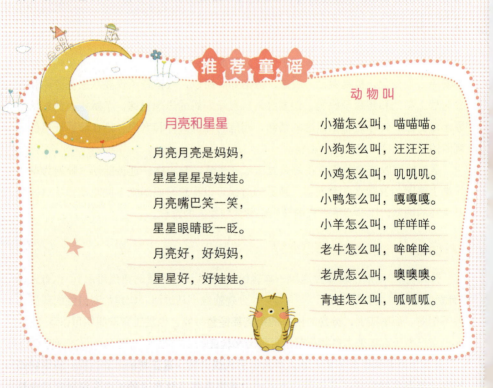

推荐童谣

月亮和星星

月亮月亮是妈妈,

星星星星是娃娃。

月亮嘴巴笑一笑,

星星眼睛眨一眨。

月亮好,好妈妈,

星星好,好娃娃。

动物叫

小猫怎么叫,喵喵喵。

小狗怎么叫,汪汪汪。

小鸡怎么叫,叽叽叽。

小鸭怎么叫,嘎嘎嘎。

小羊怎么叫,咩咩咩。

老牛怎么叫,哞哞哞。

老虎怎么叫,噢噢噢。

青蛙怎么叫,呱呱呱。

孕九月

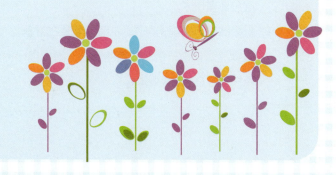

孕九月

很多孕妈妈还没好好享受够怀孕期的特殊福利和宠爱时，就已经到达怀孕时比较让人不舒服的一个月了。

怀孕的第九个月（第33~36周），多数胎宝宝已经为出生做好了头朝下、臀在上的预备姿势。这时越接近预产期，孕妈妈越觉得忐忑不安，身体负担的加重也会影响心情。作为孕妈妈的你做好准备了吗？放松心情，一起期盼宝宝的出生吧！

医生的话

1. 孕妈妈已经进入怀孕第九个月（第33~36周）。
2. 孕妈妈能感觉到胎儿的位置下降了。
3. 由于胎头逐渐下降压迫到膀胱的缘故，孕妈妈会出现尿频。
4. 有时在骨盆和耻骨联合位置还会感到有酸痛，孕妈妈的行动更为不便。
5. 产前检查时，孕妈妈可向医生咨询产前产后的注意事项，为顺利分娩做好准备。
6. 孕妈妈的血容量增加，在本月的32~34周达高峰，但容易因血液稀释，而使血红蛋白低于110克/升，出现"贫血"状况。"贫血"的孕妈妈需要在医生指导下补铁。
7. 由于胎儿的下降，这时的食欲较好，但是要控制食欲，避免体重过大。
8. 积极做好分娩前的身体、心理及物质的准备。
9. 继续监测体重，绘制体重曲线图，看看自己的体重增长是否控制在适当的范围内。

孕妈妈指南

- 这个月孕妈妈更容易出现疲惫、倦怠的情况，应适当进行一些舒缓、放松的活动，以适应孕晚期身体和心理的变化。

- 孕晚期，孕妈妈的皮肤容易出现干燥的情况，此时，孕妈妈在沐浴后可涂些天然成分的护肤霜，轻柔地按摩即可，注意不要涂抹刺激性较强的护肤品。

- 孕妈妈的颈部、肘窝、腰部、四肢以及妊娠纹周围，都是容易出现皮肤瘙痒的部位，孕妈妈要保持皮肤清洁湿润，不要用手挠抓或自行乱涂药品。

- 营养方面，孕妈妈可以少食多餐，以营养价值高、易消化的食物为主，增重过多的孕妈妈仍要坚持饮食调节和体重控制。

- 性生活方面，从现在一直到分娩前的日子，都要逐渐减少性生活的频率和强度，以免过度刺激宫颈，引起宫缩，或者破水、感染，甚至发生早产。

- 孕妈妈可以多与身边的新妈妈交流一些分娩的心得体会，这样不仅可以获得一些有助于顺利分娩的经验，还可以缓解对分娩过程的恐惧。

- 可根据医生建议使用专业托腹带，帮助孕妈妈支撑腹部的重力，以减轻腹部皮肤的过度伸展。

- 增大子宫的压迫和急速变化会引起静脉曲张，孕妈妈会感觉到不同程度的肿胀和不适，选择合适的弹力袜可以有效地预防和缓解静脉曲张。

准爸爸任务

准爸爸要继续做好孕妈妈的营养师，提醒她少食多餐，不要过度饮食；如果时间允许的话，尽可能陪伴在孕妈妈身边，帮助她进行分娩的体位姿势以及呼吸技巧的练习；当然，还要做更多的家务为迎接小宝宝的到来而做准备。

在这个月的产前检查时，准爸爸可以陪同孕妈妈一起去医院，产检结束时可以顺便参观产科病房，熟悉一下医院环境。

❤1 身体状况

> 别忘了本月每两周做一次孕检哦~

- **本月体重增长：**＿＿＿＿＿＿＿＿＿＿＿＿千克

  孕 33 周体重增加 ＿＿＿＿＿＿＿＿千克；

  孕 34 周体重增加 ＿＿＿＿＿＿＿＿千克；

  孕 35 周体重增加 ＿＿＿＿＿＿＿＿千克；

  孕 36 周体重增加 ＿＿＿＿＿＿＿＿千克；

- **血压** ＿＿＿＿＿ mmHg、**宫高** ＿＿＿＿＿ 厘米、**腹围** ＿＿＿＿＿ 厘米

- **我的感觉**

  □ 尿频　　　　　　　　　□ 心慌、气喘或者胃胀

  □ 疲惫、倦怠　　　　　　□ 肤色发红、皮肤瘙痒

  □ 腰酸背痛加剧　　　　　□ 骨盆有压迫感，耻骨联合位置酸痛

  □ 子宫不规则无痛性收缩　□ 焦虑

  □ 兴奋　　　　　　　　　其他 ＿＿＿＿＿＿＿＿＿＿

■ 不适症状

时间＿＿＿＿＿＿＿＿＿＿ 孕周 ＿＿＿＿＿＿＿＿＿＿

不适症状 ＿＿＿＿＿＿＿＿＿＿＿＿＿＿＿＿＿＿＿

＿＿＿＿＿＿＿＿＿＿＿＿＿＿＿＿＿＿＿＿＿＿＿

医生建议 ＿＿＿＿＿＿＿＿＿＿＿＿＿＿＿＿＿＿＿

＿＿＿＿＿＿＿＿＿＿＿＿＿＿＿＿＿＿＿＿＿＿＿

时间＿＿＿＿＿＿＿＿＿＿ 孕周 ＿＿＿＿＿＿＿＿＿＿

不适症状 ＿＿＿＿＿＿＿＿＿＿＿＿＿＿＿＿＿＿＿

＿＿＿＿＿＿＿＿＿＿＿＿＿＿＿＿＿＿＿＿＿＿＿

医生建议 ＿＿＿＿＿＿＿＿＿＿＿＿＿＿＿＿＿＿＿

＿＿＿＿＿＿＿＿＿＿＿＿＿＿＿＿＿＿＿＿＿＿＿

时间＿＿＿＿＿＿＿＿＿＿ 孕周 ＿＿＿＿＿＿＿＿＿＿

不适症状 ＿＿＿＿＿＿＿＿＿＿＿＿＿＿＿＿＿＿＿

＿＿＿＿＿＿＿＿＿＿＿＿＿＿＿＿＿＿＿＿＿＿＿

医生建议 ＿＿＿＿＿＿＿＿＿＿＿＿＿＿＿＿＿＿＿

＿＿＿＿＿＿＿＿＿＿＿＿＿＿＿＿＿＿＿＿＿＿＿

■ 请教医生的问题

问题：_____

医生建议：_____
_____

1

问题：_____
_____

医生建议：_____
_____

2

■ 下次预约

预约时间：_____   预约时间：_____
预约内容：_____   预约内容：_____
注意事项：_____   注意事项：_____

别忘了本月每两周做一次孕检哦~

■ 备忘录
_____
_____

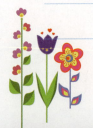

2 运动记录

■ 本月进行的运动

运动方式	散步	瑜伽	游泳	体操	其他
每日运动的时间					
运动前心跳					
运动后心跳					
异常情况					

■ 医生建议：

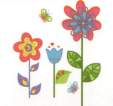

3 饮食记录

■ 服用的营养补充剂 _____

■ 最近几日的饮食情况（孕检前 6 日）

注：1 份 =1 碗，半份 =1/2 碗

日期	月　日		月　日		月　日	
	食物	份数	食物	份数	食物	份数
早餐						
加餐						
中餐						
加餐						
晚餐						

■ 医生建议：_____

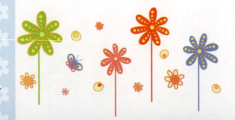

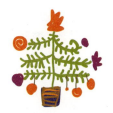

日期	月 日		月 日		月 日	
	食物	份数	食物	份数	食物	份数
早餐						
加餐						
中餐						
加餐						
晚餐						

■ 医生建议：

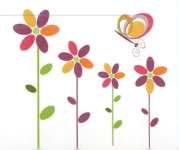

4 给宝宝的话／随笔

□ 妈妈的话

□ 爸爸的话

□ 随笔

5 照片/B超

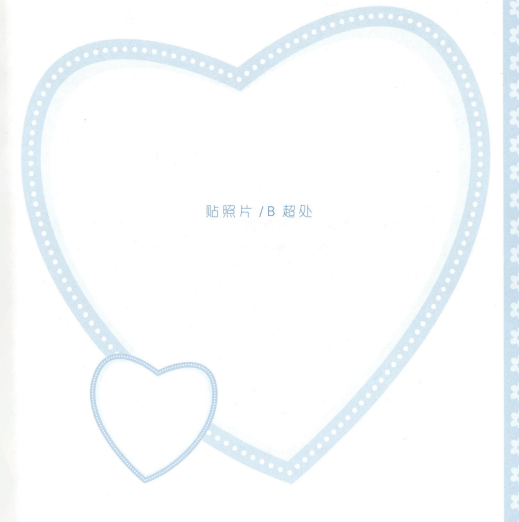

贴照片/B超处

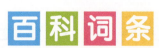

百科词条

分娩：妊娠满28周（196日）及以上，胎儿及其附属物从临产开始到全部从母体娩出的过程，称为分娩。产力、产道、胎儿及精神心理因素是决定分娩的四大因素。

早产：妊娠满28周至不满37足周（196~258日）期间的分娩，称为早产。在妊娠28~37周之间如果出现腰酸、腹部下坠、腹痛、阴道少量出血或流液者应高度警惕早产的可能。

胎儿下降感：胎儿下降感又称轻松感。孕妇感觉上腹部受压感消失，进食量较前增多，呼吸较前轻快，系胎先露部进入骨盆入口，使宫底位置下降的缘故。

胎膜早破：在临产前胎膜破裂，称为胎膜早破。孕妇突感有较多液体从阴道流出，有时可混有胎脂及胎粪，无腹痛等其他产兆。出现胎膜早破后，要马上让孕妇采取头低臀高的仰卧位姿势，及时送往医院诊治，以免出现脐带脱垂、胎儿宫内缺氧等情况。

胎儿成熟度检查：一般针对记不清楚自己确切的末次月经时间或者因为某些疾病需要提前分娩的孕妇，为了确认胎儿是否发育成熟，医生会建议进行胎儿成熟度的检查。除了包括计算胎龄、测量子宫底高度、腹围及B型超声测量（双顶径＞8.5厘米）外，还可通过经腹壁羊膜腔穿刺术抽取羊水，进行一系列项目的检测。

下肢肌肉痉挛：下肢肌肉痉挛就是俗称的"腿脚抽筋"，指下肢成群骨骼肌非自主地抽动或强烈收缩，常可引起关节运动和强直。孕妇出现下肢肌肉痉挛常为缺钙的表现，孕晚期较为多见。

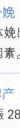

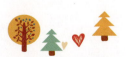

更多学习请登陆快乐孕育孕妇学校
www.kuaileyunyu.com

孕九月 身体变化

❀ 怀孕第 9 个月的胎宝宝发育

满 9 个月的胎宝宝不仅能够啼哭还具备了一定的吸吮能力，但是身体仍很弱小。如果这个时期出生，即使体重大于 2500 克，仍需要在精心的护理下，才能健康存活。

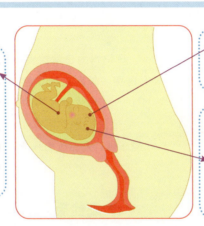

第 36 周末，胎宝宝身长约 45 厘米，头臀长 32 厘米，体重增长较快，基本达到 2500 克，皮下脂肪较多，整个身体变得丰满起来，面部皱褶消失了很多，胸部和乳房突出，男宝宝的睾丸也已经就位阴囊里了。

胎宝宝在 34 周末时，肺部已经发育成熟，消化系统也基本发育完善。

多数胎宝宝已经为出生做好了头朝下、臀在上的预备姿势，这个姿势不仅可以为出生作准备，还可使更多的血液流至他 / 她的头部，促进大脑功能的发育。

❀ 孕妈妈的身体变化

胎宝宝在为出生作准备的同时，孕妈妈的身体也在为适应分娩而进行着各种变化。

胎宝宝的增长以及胎头下降时，孕妈妈除了频繁感到尿意、腿部负担增加外，还会感觉到关节胀痛、骨盆和耻骨联合处酸疼。虽然由于增大的腹部使孕妈妈更容易疲惫，但最好不要总在床上躺着，此刻的孕妈妈仍要坚持适当地活动。

孕 36 周末时，宫底一般在剑突下两横指，从耻骨联合起到宫底的高度为 32 厘米左右。孕妈妈心脏和胃肠道的压迫感更为明显，常有心慌、气喘或者胃胀的感觉，食欲下降，消化功能也出现减退的现象，更加容易引起便秘和痔疮。这时的孕妈妈经常感觉到腹部阵发性地变硬变紧，不规律的宫缩逐渐增多。

虽然孕妈妈身体的不适较之前有所加重，但在整个孕期最后的"冲刺"阶段，一定要继续放松心情，坚持到底才是胜利！

营养与饮食

特殊情况的饮食建议

❀ 高糖饮食的危害

糖的种类繁多,从葡萄糖、果糖、蔗糖到麦芽糖、高果糖、玉米糖浆等,长期摄入高糖饮食对孕妈妈的健康是不利的。

怀孕期间,由于运动量减少以及体内分泌系统发生变化,高糖饮食不仅会让孕妈妈长胖,还会加重肾脏负担。由于妊娠期肾脏排糖功能可有不同程度的降低,摄入过多的糖分会削弱人体免疫力,从而使机体抗病力降低,易受病毒、细菌感染,对母子健康不利。孕妈妈在患有妊娠期糖尿病的情况下,如果再摄入过多的糖分,则可能刺激胎宝宝生长异常,增加巨大儿、畸形儿的风险。

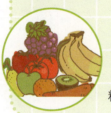

孕妈妈的日常饮食中,如果不能抵御甜蜜的诱惑,长期高糖饮食,将来发生糖代谢异常,进一步发生糖尿病的危险性也比较大;而对宝宝来说,他/她在儿童期、成年期发生肥胖、糖尿病、高血压的几率也会大大增加。

❀ 高盐摄入的危害

食物过咸与高血压发病存在一定的关系,食盐摄入越多,高血压的发病率也越高。所以,营养专家一直在提倡少吃盐,警惕过咸食物对身体的危害。孕妈妈更应该注意盐的食用量,特别是有下肢水肿的准妈妈,吃过咸的食物,容易加重浮肿症状,甚至带来头痛、胸闷等不适,增添怀孕时的辛苦,还可能会引起血压增高,导致妊娠期高血压疾病。

平时饮食口味较重,喜欢咸食的孕妈妈,到了孕中期和孕晚期的时候,饮食应注意饮食清淡。已经出现了妊娠期高血压、水肿等情况的孕妈妈,全天摄入的盐量更应控制。中国营养学会推荐成人每日的摄盐量以 6 克为宜,孕妈妈也不例外。

❀ 高脂饮食的危害

聪明的孕妈妈深知科学饮食的益处,吃什么,怎么吃,在日常生活中随时为腹中宝宝的健康着想。

油炸食品、加工的肉类食品、肥肉、奶油制品等含油量高的食物都属于高脂食物。长期摄入高脂食物不仅有可能堵塞动脉血管,伤及人体器官功能,还可能带来听力损害。孕妈妈如果经常摄入高脂饮食,自身和宝宝未来在代谢和心血管方面发生异常以及患心血管疾病的几率会明显增高。

为了两代人的健康,孕妈妈在迈开腿多运动的同时,还需要管好自己的嘴。即日常饮食中尽量少吃高脂食物,烹饪过程中可尽量采用蒸、炖、焖、煮的方法来代替煎、炒、烹、炸,以减少油脂的摄入。

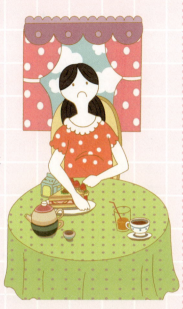

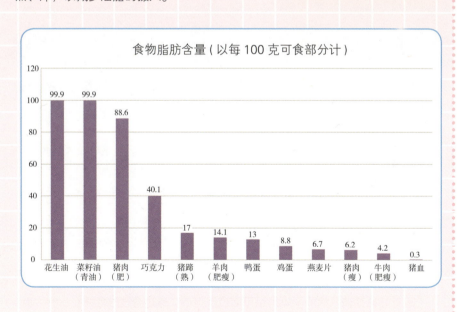

食物脂肪含量(以每100克可食部分计)

食物	含量
花生油	99.9
菜籽油(青油)	99.9
猪肉(肥)	88.6
巧克力	40.1
猪蹄(熟)	17
羊肉(肥瘦)	14.1
鸭蛋	13
鸡蛋	8.8
燕麦片	6.7
猪肉(瘦)	6.2
牛肉(肥瘦)	4.2
猪血	0.3

❀ 孕妈妈如何控制糖类摄入

孕中期，孕妈妈摄入的热量不宜增加太多，因为不控制糖分的摄入量很可能引起妊娠期糖尿病，可能会影响小宝宝体格和智力发育，严重的甚至可能引起早产、流产或者死胎，所以要控制糖的摄入。更重要的是糖摄入过多会增加孕妈妈的体重。控制高糖的摄入，如甜食、巧克力、蛋糕、冰激凌等，可以帮助孕妈妈有效控制体重。所以，爱吃甜食的孕妈妈一定要调整自己的饮食结构，避免食用高糖食品，多食蔬菜、富含纤维素的食品，尤其要注意水果，保持每天水果的摄入量在 0.25 千克左右比较适宜。

糖类也叫碳水化合物。根据分子结构的繁简可分为单糖（如葡萄糖）、双糖（如蔗糖）、多糖（如淀粉）三类。每克碳水化合物产生 4 千卡的热能，与供能营养素中的蛋白质提供同等的热能。

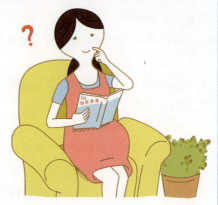

❀ 妊娠期糖尿病妈妈的饮食建议

妊娠期合并糖尿病是孕期最常见的内科合并症之一。合理饮食，有效控制体重增长是预防和治疗妊娠期糖尿病的关键。

妊娠期糖尿病人的饮食建议：

◎ 合理膳食，少食多餐，既要保证能量，又要避免因饥饿导致的低血糖；

◎ 选择低能量食物，不吃或少吃动物脂肪，有效控制体重；

◎ 控制高淀粉和高含量精制糖食物摄入，主食摄入宜粗细搭配，水果也要限量；

◎ 选择含糖量低且含纤维素较多的蔬菜，如各种绿叶蔬菜等；

◎ 以蒸、煮、炖、拌等烹调方式替代煎、炸，忌高油脂类食物，忌巧克力等甜食。

患有妊娠期糖尿病的孕妈妈也不必过于担心，通过合理治疗并在饮食方面加以注意，大部分的孕妈妈能将血糖控制得很好，将糖尿病对母婴的不良影响降到最低。通常情况下，孕妈妈的妊娠期糖尿病症状在分娩以后会自然消失。

❀ "糖妈妈"怎样吃水果

患有妊娠期糖尿病的孕妈妈能否吃水果，这要根据具体的病情和水果的含糖量来定。

当孕妈妈血糖、尿糖居高不下时，最好暂时远离水果；待稳定控制血糖、尿糖后，每日可吃少量的水果，但需要密切注意血糖和尿糖的变化。一般在两次正餐之间或者临睡之前吃水果为佳。

"糖妈妈"在水果的选择上也必须有讲究。应尽量选择含糖量低的水果，如柚子、杏、青梅、柠檬、草莓、木瓜等。

注：血糖生成指数越高说明该食物能够引起人体血糖升高的能力越高。

常见水果血糖生成指数表

水果名称	血糖生成指数
樱桃	22
李子	24
柚	25
桃	28
香蕉（生）	30
苹果	36
梨	36
葡萄	43
柑	43
猕猴桃	52
香蕉	52
芒果	55
菠萝	66
西瓜	72

❀ 完全素食

怀孕是女性的一个特殊生理时期，孕妈妈体内的小生命生长发育所需要的一切营养都来自于母体的供给。孕妈妈所需的优质蛋白质、必需氨基酸等很多营养都来源于动物性食物。素食妈妈即使补充了豆类等植物蛋白，也会造成优质蛋白质摄入不足，因为植物蛋白的吸收和利用远不及动物蛋白。如果孕妈妈在整个孕期仅仅是依赖蔬菜、水果中的营养，对胎宝宝的健康所需来说肯定是不够全面的。

完全素食并非一种健康的饮食习惯，真正的健康饮食应该是"平衡膳食"：饭中有杂豆，菜中有绿叶，肉中有菌菇，汤中有海藻。

平衡膳食

- **叶**：油菜、菠菜、芥菜、油麦菜、白菜等绿叶蔬菜。
- **藻**：海带、紫菜等。
- **豆**：红豆、绿豆、芸豆等，可以将粗粮与大米混食，促进维生素B族的吸收。
- **菇**：香菇、平菇、草菇、金针菇、黑木耳、银耳等。

生活问答

Q：孕期怎样进行口腔保健？

A：怀孕后，由于激素水平的变化和孕期饮食习惯的改变，孕妈妈常会出现牙龈充血、水肿、炎症等口腔问题，发生剧烈疼痛时，不仅会影响孕妈妈生活质量，还会间接影响到胎宝宝的健康。

孕早期也是胎宝宝神经系统和全身器官发育的关键时期，这一阶段胚胎着床尚不稳定，拔牙以及治疗口腔疾病时所出现的疼痛可能会引起子宫收缩，甚至引发流产。如果在此时拔牙，所用的麻醉药物可能会通过血液循环进入胎盘，不利于正在发育的胎宝宝。

孕妈妈要格外注意口腔清洁，除了早晚两次正确刷牙外，还要养成餐后漱口的习惯，尤其在吃完甜点后更应注意。当孕妈妈出现口腔问题时，不要惊慌，一定要到正规医疗机构的口腔科就诊，就诊时说明自己正处于怀孕状态，请专业的医生给予及时地检查和处理。

Q：孕期视力减退是正常的吗？

A：进入孕期，有少部分孕妈妈可能感觉不如之前的视力好了，而且戴隐形眼镜也有不适感觉，这是因为孕激素的影响：水分的增多改变了角膜的形状，或是泪液分泌减少，造成眼部发干也可以引起眼部发炎和不适，分娩之后，孕妈妈的视力很快就可以恢复。所以，不必过于担心，更不能去做眼睛矫正手术。眼科专家建议，在怀孕期间和产后至少六个月，不要进行眼部手术。

虽然孕期视力减退并不常见，但如果孕妈妈视力下降的厉害，或常常看到斑点、漂浮物等，就一定要去看医生。

Q：如何缓解腰背疼痛？

A：胎宝宝一天天长大，孕妈妈体力下降，逐渐增大的子宫使得腰部负荷增加，加上腰部和腹部肌肉松弛，腰、背部容易因过度疲劳而疼痛。所以，孕妈妈最好不要长久站立或是长久的坐着，坐着时腰部应垫小靠垫，起身时也应在手的支撑下起身，尽

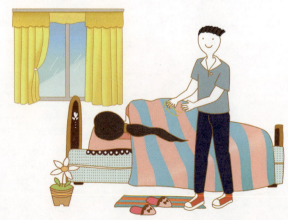

量避免让腰背部用力。孕妈妈在睡觉时，最好采用侧卧位睡姿，并且让双腿稍微弯曲，这样可以缓解腰背部的压力，使腰背部肌肉得到放松。

此外，准爸爸可以帮助孕妈妈轻轻按摩腰背部，有助于缓解腰背部疼痛症状。

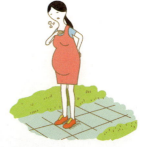

Q：怎样应对感冒？

A：孕期用药有严格规范，尤其是最初12周更是用药的敏感期。但常常有孕妈妈很容易在孕期患上感冒，下面教给孕妈妈几种预防感冒的小方法：

- 多饮水、多吃新鲜水果；
- 保证充足的休息，适当地锻炼；
- 保持室内空气流通，少去一些人员密集的地方，比如大商场等；
- 对于免疫功能比较弱的孕妈妈，还要特别注意及时增减衣服。有时候穿得太多，反而容易出汗，更容易受凉感冒；
- 若有感冒初期症状，可以喝一些带有胡椒、生姜的热汤，多休息，尽量不带病上班，防止交叉感染。

Q：夏日防蚊有什么小妙招？

A：夏日炎炎，蚊子也嗡嗡而至，蚊子让孕妈妈瘙痒不止，夜不能眠，蚊子还会传播疾病，所以，孕妈妈的夏季防蚊措施很重要：

- 房间窗户要安装纱窗，纱窗不能留有缝隙；
- 使用蚊帐，傍晚开始关闭灯光；
- 勤洗澡可以减少身体的汗味，保持身体干爽，以削弱对蚊虫的吸引力；
- 家里的水槽保持清洁，垃圾及时清理，不给蚊子提供滋生的环境；
- 不建议孕妈妈亲自使用电蚊拍，但可以让家人使用电蚊拍拍灭蚊子；
- 穿浅色的衣裤；
- 不要在草丛或者蚊子较多的环境停留；
- 不要使用风油精、清凉油，也尽量少用蚊香和花露水；
- 被蚊子叮咬后，可用盐水涂抹或冲洗，也可以用芦荟叶子的汁液涂抹，可有效止痒。

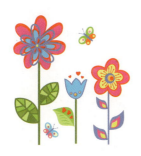

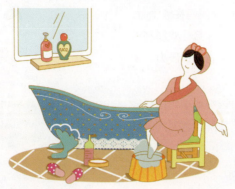

Q：孕晚期洗澡应注意什么？

A： 注意孕期个人卫生对于孕妈妈来说是个好习惯。无论冬天还是夏天，只要条件允许，都应坚持每天洗澡。孕妈妈洗澡应避免盆浴，以淋浴为宜，以免水中的细菌、病毒进入阴道。水温不易过冷或过热，38摄氏度左右即可。建议孕妈妈洗澡时要缩短时间，一般要控制在15分钟以内。如果孕妈妈洗澡时间较长，容易出现缺氧、乏力、胸闷、眼花等症状，严重时还会造成胎宝宝缺氧。

孕晚期妈妈洗澡时，防滑措施很重要，最好在准爸爸或家人照料下进行。浴室比较潮湿，是最容易滑倒的地方。建议孕妈妈洗澡时穿防滑拖鞋，浴室地面铺上一层防滑垫。另外，浴室内尽量不要堆放杂物，以免被绊倒。浴室墙上可以安装牢固的扶手，方便孕妈妈进出浴室时使用。

冬天气温较低时，孕妈妈最好先进入浴室慢慢适应浴室内的温度，然后再入水淋浴；尽可能不要使用浴罩，浴罩内温度较高，氧气供应相对不足，热水会刺激毛细血管扩张，容易引发缺氧症状；夏天气温较高时，孕妈妈也不要图一时凉快而洗冷水浴，避免引起子宫收缩。洗完澡后，孕妈妈应及时擦干头发和身体，然后再走出浴室，以免浴室内外温差太大而着凉感冒。

头发和指甲怎么长这么快？

很多孕妈妈发现自己在孕期的头发和指甲的生长速度比孕前要快很多，这是由于孕激素加快了身体的循环和新陈代谢，给皮肤提供了更多的营养。

有些孕妈妈还会发现自己的头发比之前更浓密更有光泽了。但是也有些孕妈妈会发现自己身上的毛发变重了，嘴唇、下巴、手臂、腿部都是容易受到怀孕引起多毛影响的部位，不过大部分多余的毛发，在产后六个月内就会消失，不用太担心了。

现在虽然还没有确定使用脱毛剂对胎儿有没有影响，但建议最好不用，因为脱毛剂中的化学成分有可能会被吸收到血液中。

重要医学常识

❋ 孕晚期需要检查的项目

妊娠32周后每2周需要进行一次产前检查，36周后每周都需要进行一次产前检查。

这一阶段产前检查的项目除了尿常规和血常规外，还要进行体重、血压、宫高、腹围、水肿检查、骨盆内诊、B超等辅助检查，以便实时了解孕妈妈以及胎宝宝状态，以上都是非常必要的检查内容。

孕晚期建议检查项目包括：

● 妊娠35~37周B族链球菌(GBS)筛查

具有高危因素的孕妇（如合并糖尿病、前次妊娠出生的新生儿有GBS感染等），取肛周与阴道下1/3的分泌物培养。

● 妊娠32~34周肝功能、血清胆汁酸检测

妊娠期肝内胆汁淤积症（ICP）高发病率地区的孕妇。

● 心电图复查

高危孕妇。

● 胎心监护

胎心监护是应用胎心率电子监护仪将胎心率曲线、宫缩压力波形以及胎动记录下来供临床分析的图形，是评估胎儿宫内状况的主要检测手段。采用微波技术，对胎儿没有危害。在临床上普遍使用，但假阳性率较高。

建议孕妈妈平时将分娩的疑问以及需要咨询的问题记录下来，在产前检查时向医生请教，更好地为顺利分娩作准备。

❋ 心电图复查

心电图代表整个心脏电激动的综合过程，根据心脏收缩、舒张的一系列电位的变化画成一条曲线。根据曲线的变化，判断心脏的工作状态。心电图可以分析与鉴别各种心律失常；也可以反映心肌受损的程度、发展过程，以及心房、心室的功能结构情况。为了排除心脏疾病，确认孕妈妈是否能承受正常分娩，孕期常规需要进行心电图检查。

随着胎宝宝的长大，孕妈妈的心脏负担逐渐增加，孕妈妈的心脏跳动，要负担自身和胎宝宝两个人的血液循环。如果孕妈妈的心脏能力不足，很有可能出现类似心动过速、心律不齐这样的心电图改变，特别是到了孕晚期，由于心脏负担的增加、子宫增大使心脏上移，很多孕妈妈会时有心慌、憋气等症状，尤其在空气流通不畅的地方，症状会加剧一些。

心电图的解读专业性很强，以医生的判读为准。异常情况时，需要听从医生的建议，进行必要的处理。但是孕妈妈也不要太过担心，妊娠所带来的心脏问题，绝大多数情况都能够在分娩后自行缓解。

❀ 胎心监护

胎心监护是用于评估胎宝宝健康状况的一种简单、无痛的产前检查，医生能通过胎心监测了解到胎宝宝的心跳以及休息、活动时的胎心率。由于胎龄过小时，胎儿的神经调节系统不成熟，所以胎心监护一般是从32周开始做起，监测的频率需医生根据实际状况而定。

胎心监护是一个连续的描记图，图上主要是两条线，上面一条线是胎心率，下面一条曲线表示宫腔内压力。胎心监测的结果，有助于医生判断胎儿宫内有无缺氧、有无先天性心脏病等情况。

胎心异常多数情况下提示胎宝宝宫内缺氧。然而，并非所有的胎心异常都是由于宫内缺氧引起，当孕妈妈发烧、甲状腺功能亢进或在某些药物作用下，胎宝宝的心率也会随孕妈妈的心率而增加；当孕妈妈服用镇静类药物时，也可能会引起胎宝宝的心率减慢，所以，当胎心监护结果反应胎宝宝的胎动数与胎心率加速数出现异常时，孕妈妈不要紧张，应积极配合医生分析情况，准确判断。当确认胎宝宝存在宫内缺氧，且在经过治疗仍未得到改善的情况下，医生可能会建议及早分娩以保障孕妈妈及胎宝宝的生命安全。

❀ 读懂胎心监护图

胎心监护图并非"天书"，要想读懂这张图并不复杂，孕妈妈只需记住几个关键的数字，通过简单地学习就可以看得明白。

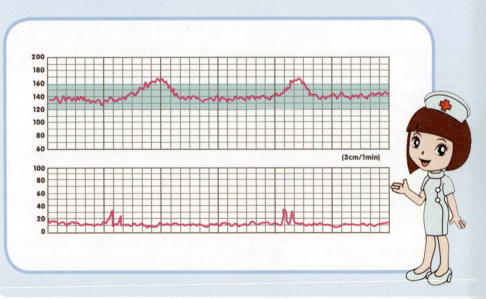

❋ 妊娠期如果出现以下情况要及时就医

阴道流血

阴道流液

头痛、头晕

视物不清

恶心、呕吐

腹痛

心慌气短

尿少

浮肿

胎动减少或消失

其他任何不适

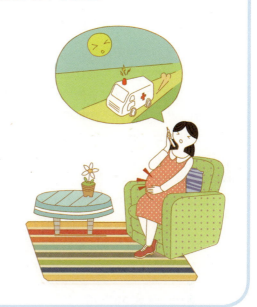

　　胎心监护图上一般有两条曲线,上面一条曲线记录的是胎心率的变化,正常情况下波动在每分钟 120~160 次之间。此线不是一条直线,一般表现为带有锯齿状的波形曲线,当出现胎动时心率会上升,形成一个向上突起的曲线,胎动结束后会慢慢下降;下面一条曲线记录的则是宫缩情况,在子宫收缩时曲线会增高。宫缩时,胎心会随着宫缩加速或减速,其中变异减速、晚期减速要提醒准妈妈及医生注意。

　　如果在进行胎心监护的 20 分钟时间内,胎宝宝的心率有一个比较稳定的胎心率基线(BFHR),在 120~160 次 / 分钟之间,并且胎宝宝在 20 分钟内至少出现 3 次以上的胎动,并在胎动时胎心在正常值的基础上增加大于 15 次 / 分钟、每次持续时间在 15 秒以上,此时的胎心监护结果就属于正常,或者叫作"胎心监护反应型",这说明胎宝宝的身体状况目前处于基本良好的状态。如果没有胎动和宫缩,胎心大于 160 次 / 分钟或小于 120 次 / 分钟、持续 10 分钟,提示为胎儿异常。

快乐孕育小课堂

❀ 孕妈妈要保持顺其自然的心态

虽说生孩子的过程刻骨铭心,但其实没有想象中的那么疼,更没有传说中的那么可怕。在期待小生命到来的日子里,孕妈妈要了解一些分娩前的先兆并且学会自我放松,以瓜熟蒂落、顺其自然的心态来面对分娩。做好这样的心理准备,当分娩真正来临时,才可以做到"遇事不慌"。

当孕妈妈遭遇心情忐忑时不妨转移一下注意力,玩玩有趣的游戏,看看有趣的书籍,还可以邀闺蜜到家里来聊聊天,或者在微博上写下自己的感受,这些都是缓解紧张情绪的方法。

孕妈妈需要认识到分娩只是女人的一个特殊生理过程,应该以积极、乐观的心态面对,你的自信心不仅有利于促进自然分娩,对产后的母乳喂养也会有很大帮助。由于对分娩的知识缺乏了解,孕妈妈容易因恐惧而精神高度紧张,这种情况下,也会加剧分娩时的疼痛。

❀ 树立母乳喂养的信心

随着预产期的临近,孕妈妈距离母亲的角色越来越近。嗷嗷待哺的小宝宝即将来临,新妈妈需要树立母乳喂养的信心,学习母乳喂养的技巧,让小宝宝吃到甘甜的母乳。

母乳喂养是人类养育婴儿的传统方式,也是新妈妈迎来的第一个挑战。母乳是婴儿最自然、最安全、最营养的食物。母乳中所含的蛋白质、脂肪、乳糖、各种维生素、矿物质和抗体等最适合新生儿的生理需要,是宝宝健康成长的基础。母乳喂养对母亲也大有好处,婴儿吸吮妈妈的乳房,有利于刺激子宫收缩和复位,减少产后出血,有利于妈妈产后康复。

母乳喂养与自然分娩有着非常密切的关系,自然分娩可以促进乳汁的分泌,使小宝宝尽早地获得最佳的营养。

❀ 鼓励自然分娩和母乳喂养的信心

自然分娩和母乳喂养都是"伟大母亲"的人生经历,是人类最自然的分娩方式,是婴儿最佳的喂养方式。准爸爸的鼓励对于坚定孕妈妈的信心非常重要,在身体条件允许的情况下,一定要鼓励孕妈妈采取自然分娩,并且坚持在产后尽早进行母乳喂养。

与自然分娩相似的是,母乳喂养也需要技巧,准爸爸可以陪着孕妈妈提前学习一些婴儿喂养的姿势和促进乳汁分泌的方法。如果因为惧怕分娩的疼痛或是畏惧哺乳的辛苦而放弃其中的任何一项，都是身为母亲的一件憾事。

❖ 分娩前准爸爸要做的几件事

预产期临近，孕妈妈假宫缩频繁，令准爸爸在喜悦之余也增添了些许紧张。无论小宝宝何时到来，准爸爸都需要"淡定"应对：

◎ **合理安排工作，随时可以请假**：孕妈妈即将分娩，准爸爸应合理地安排工作，向老板或同事说明自己的情况，尽量不要出差。

◎ **熟悉医院路线**：准爸爸需要提前熟悉到医院的路线，以防着急去医院时因为不熟悉路线而耽搁时间。

◎ **紧急联系人**：为预防准爸爸外出或手机不通等特殊情况，应该为孕妈妈准备一份亲朋好友的电话联系表，供她应急时使用。

◎ **准备好待产包**：检查一下孕妈妈和小宝宝的住院用品是否已准备齐全并装在包内，以免因忘记携带而来回奔波。

证件类：
- ☐ 夫妻身份证
- ☐ 准生证
- ☐ 医保卡
- ☐ 现金或银行卡
- ☐ 孕妇保健手册
- ☐ 各项化验单

洗漱用品：
- ☐ 毛巾（妈妈用）
- ☐ 小方巾（宝宝用）
- ☐ 牙刷/牙膏/刷牙杯
- ☐ 脸盆

卫生用品：
- ☐ 产妇卫生巾
- ☐ 纸尿裤
- ☐ 湿纸巾
- ☐ 卫生纸

餐具：
- ☐ 餐具
- ☐ 水杯
- ☐ 水果刀

妈妈衣物类：
- ☐ 睡衣/睡裤
- ☐ 哺乳文胸
- ☐ 防溢乳垫
- ☐ 内裤
- ☐ 棉袜
- ☐ 防滑拖鞋
- ☐ 出院穿的衣服

宝宝衣物类：
- ☐ 宝宝的衣服
- ☐ 小包被

其他：
- ☐ 巧克力
- ☐ 手机
- ☐ 充电器
- ☐ 相机/摄像机

❀ 音乐胎教

音乐胎教是指孕妈妈通过优美的音乐对胎宝宝进行早期教育的过程，也是最简单易行的胎教方法。优美动听的胎教音乐不仅可以使孕妈妈心旷神怡，排解不良情绪，还可以将这种愉悦的信息传递给腹中的宝宝，刺激他/她的听觉器官，从而促进大脑的发育。

孕妈妈听音乐，感觉心情愉悦时，胎宝宝的发育生长自然也处于温和平稳的环境中。古典音乐可使脑波平稳，很适合作为胎教音乐。但对于那些平时很少听古典音乐，对流行音乐有兴趣的孕妈妈来说，舒缓、平和、愉悦的流行音乐也是不错的选择。

过于激烈的摇滚音乐令孕妈妈生理亢奋，甚至出现心跳加快、血管收缩等不良反应，不建议作为胎教音乐。

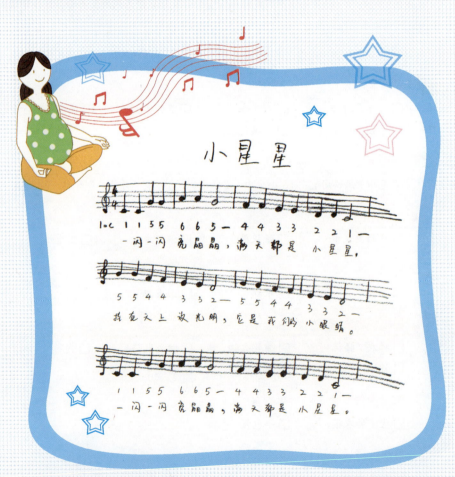

孕十月

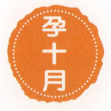

怀胎十月，孕妈妈经历了生理的、心理的很多变化。忍受了孕吐的痛苦，舍弃了曼妙的身材，适应了乳房、子宫的变化，孕期的点点滴滴必将成为美好、难忘的回忆。

怀孕的第十个月（第37~40周），从37周开始，孕妈妈会感到下腹部坠胀，这主要是由于宝宝在妈妈腹部的位置在逐渐下降的缘故。预产期临近，意味着小宝宝已经发育成熟成为足月儿，漫长的孕期生活即将结束，孕妈妈胜利在望！

医生的话

1. 预产期临近，意味着小宝宝已经发育成熟成为足月儿，孕妈妈仍需坚持每周一次的产前检查。
2. 本月的检查会进行胎心监护。
3. 因为随时会出现见红、破水、规律宫缩而分娩的可能，所以应禁止性生活。
4. 避免独自外出或长途旅行，工作或者生活的区域最好距离分娩的医院不要太远。
5. 此时大部分的胎宝宝已经入盆，但大部分的孕妈妈都不是预产期当日才会有临产现象，在预产期的前后两周分娩都属于正常现象。
6. 随时观察分娩先兆，并根据课上学习的知识进行判断，把握好入院时间。
7. 如果预产期已经过去几天依然没有分娩的先兆，孕妈妈最晚要在怀孕第41周时到医院就诊，听从医生指示。

孕妈妈指南

- 孕妈妈要有良好的生活习惯，生活要继续保持规律的作息。此外，还要保持身体的清洁、内衣裤的清洁、居家环境的清洁。

- 三餐要按时，早餐要吃好、吃饱，晚餐要适量。建议足月孕妈妈要合理饮食，粗细搭配，少量多餐，在饮食制作上要少盐、少油、少糖，每周监测体重的增长。

- 孕妈妈继续保持午睡习惯，午睡宜在1小时左右。晚上不能熬夜，应早点休息，保证体力和精神充沛。

- 孕妈妈要进行自我监测，每天要坚持数胎动、观察身体的变化等，发现任何异常要随时到医院就诊。

- 还要根据自己的情况做适宜的运动，以增加身体的柔韧性，缓解腰背部的疼痛。适量的运动，但同时又要避免消耗过多精力和体力。

- 可以练习一些深呼吸等分娩技巧；欣赏音乐，多与宝宝说说话；学习产后康复、母乳喂养及婴儿护理知识等。

- 了解临产的信号及分娩的基本知识，可以及时准确地判断何时入院生产，避免过早入院或是耽误生产。

- 进入随时要生产的阶段，需要准备好入院的待产包，以便随时可以入院。待产包包括卫生用品、衣物等，最重要的是别忘记携带相关证件。

准爸爸任务

准爸爸应继续与孕妈妈一起学习分娩技巧、产褥期保健、婴儿养育等方面的知识。如果没有参观过产科病房的准爸爸一定要在这个月到产科病房参观，对住院分娩的环境提前了解，并向医护人员咨询住院分娩的准备事项。准爸爸还需要再次检查一下住院准备的物品是否有遗漏。

准爸爸要随时处于待命状态，确保孕妈妈随叫随到。但若准爸爸临时有工作上的事情，也应委托其他家人陪伴在孕妈妈的身边。

❤1 身体状况

别忘了本月每周做一次孕检哦~

■ 本月体重增长：_____ 千克

孕 37 周体重增加 _____ 千克；

孕 38 周体重增加 _____ 千克；

孕 39 周体重增加 _____ 千克；

孕 40 周体重增加 _____ 千克；

■ 血压 _____ mmHg、宫高 _____ 厘米、腹围 _____ 厘米

■ 我的感觉

　　□ 身体肿胀不舒服　　　□ 无规律假阵痛宫缩更频繁

　　□ 紧张　　　　　　　　□ 兴奋

　　□ 担心　　　　　　　　其他 _____

_____

_____

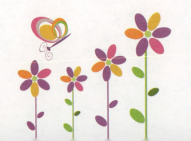

■ 不适症状

时间_____ 孕周_____

不适症状_____

_____

医生建议_____

_____

时间_____ 孕周_____

不适症状_____

_____

医生建议_____

_____

时间_____ 孕周_____

不适症状_____

_____

医生建议_____

_____

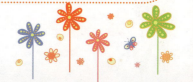

■ 请教医生的问题

问题：_____

_____

医生建议：_____

_____

1

问题：_____

_____

医生建议：_____

_____

2

■ 下次预约

别忘了本月每周做一次孕检哦~

预约时间：_____ 预约时间：_____

预约内容：_____ 预约内容：_____

注意事项：_____ 注意事项：_____

_____ _____

预约时间：_____ 预约时间：_____

预约内容：_____ 预约内容：_____

注意事项：_____ 注意事项：_____

❤ 2 运动记录

■ **本月进行的运动**

运动方式	散步	瑜伽	游泳	体操	其他
每日运动的时间					
运动前心跳					
运动后心跳					
异常情况					

■ **医生建议：**

_____

_____

_____

_____

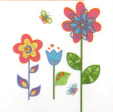

❤ ③ 饮食记录

■ 服用的营养补充剂＿＿＿＿＿＿＿＿＿＿＿＿＿＿＿＿＿
■ 最近几日的饮食情况（孕检前 6 日）
　注：1 份 =1 碗，半份 =1/2 碗

日期	月　日		月　日		月　日	
	食物	份数	食物	份数	食物	份数
早餐						
加餐						
中餐						
加餐						
晚餐						

■ 医生建议：＿＿＿＿＿＿＿＿＿＿＿＿＿＿＿＿＿＿＿＿＿＿＿＿
＿＿＿＿＿＿＿＿＿＿＿＿＿＿＿＿＿＿＿＿＿＿＿＿＿＿＿＿＿＿＿

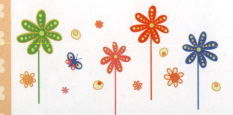

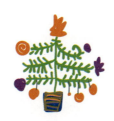

日期	月 日		月 日		月 日	
	食物	份数	食物	份数	食物	份数
早餐						
加餐						
中餐						
加餐						
晚餐						

■ 医生建议：

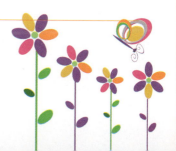

4 给宝宝的话／随笔

■ 妈妈的话

■ 爸爸的话

■ 随笔

5 照片/B超

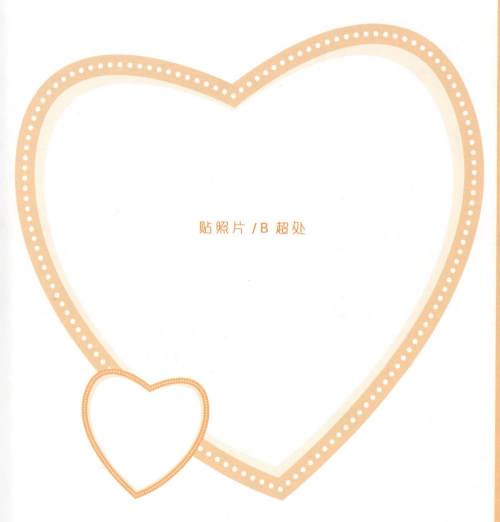

贴照片/B超处

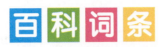

足月产：妊娠满37周至不满42周（259~293日）期间分娩，称为足月产。

过期产：平时月经周期规则，妊娠达到或超过42周（294日）分娩，称为过期产。当孕妈妈过期妊娠时，医生需要根据胎盘功能、胎儿大小、宫颈成熟度综合分析，选择引产或剖宫产等恰当的分娩方式，尽可能减少母子的风险。

产道：产道是胎儿娩出的通道，分为骨产道和软产道两部分。骨产道指真骨盆，它的大小、形状和是否能顺产有着密切的关系。而软产道则是由子宫下段、宫颈、阴道以及骨盆底软组织组成的弯曲通道。两者均为自然分娩时胎宝宝的必经之道。但若骨产道或软产道有异常，则需要采取剖宫产的方式结束分娩。

规律宫缩：产程开始时，出现伴有疼痛的子宫收缩，习称"阵痛"。开始时，宫缩持续时间较短（约30秒）且弱，间歇期较长（5~6分钟）。随产程进展，持续时间可达1分钟或更长，间歇期仅1~2分钟。

临产：临产开始的标志为规律且逐渐增强的子宫收缩，持续30秒或30秒以上，间歇5~6分钟，并伴随进行性宫颈管消失、宫口扩张和胎先露部下降。用强镇静药物不能抑制临产。

产力异常：产力是分娩的动力，产力中以子宫收缩力为主，子宫收缩力贯穿于分娩全过程。在分娩过程中，子宫收缩的节律性、对称性及极性不正常或强度、频率有改变，又称为子宫收缩力异常。产力异常包括子宫收缩乏力和子宫收缩过强。

见红：在临产前24~28小时内，因宫颈内口附近的胎膜与该处的子宫壁分离，毛细血管破裂有少量出血，与宫颈管内黏液栓相混并排出，称为见红，是分娩即将开始比较可靠的征象。若阴道流血超过平时月经量，不应视为见红，应考虑妊娠晚期出血，如前置胎盘、胎盘早剥等。

 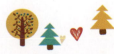

更多学习请登陆快乐孕育孕妇学校
www.kuaileyunyu.com

孕十月 身体变化

❀ 怀孕第 10 个月的胎宝宝发育

从第 37 周开始就算足月了，如果孕妈妈在这段时间出现分娩征兆，就意味着他/她随时要出生了。如果第 40 周还没有出生的迹象，也不用太担心，因为比预产期推迟两周出生也属于正常。

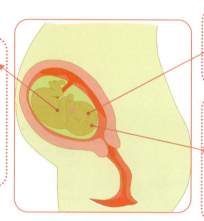

第 40 周末时，胎宝宝的体重可能会接近 3400 克，身长大约为 50 厘米。由于子宫的空间越来越小，胎位已经不会再有什么变化，大部分的胎宝宝已经做好头向下的姿势准备出生。

器官已经发育完善，肺部可以在出生几个小时后建立起正常的呼吸模式。

头围和腹围基本相同，胎毛和胎脂逐渐脱落，皮肤变得光滑，而脱落的物质随着羊水被胎宝宝一起吞进肚子里，形成了出生后排出体外的黑色胎便。

❀ 孕妈妈的身体变化

进入怀孕的最后一个月，孕妈妈的体重仍然会以每周约 0.45 千克的速度增长，使体重达到了高峰。

孕妈妈的身体越发臃肿，部分孕妈妈的脚还会非常肿胀，一些孕妈妈也可能因为增大的子宫占据了骨盆和腹部的大部分空间而感到不舒服。

孕 37 周后，孕妈妈会感觉无规律的假阵痛宫缩更频繁，只要稍加运动，阵痛就会消失，所以孕妈妈不必过度紧张。

孕 40 周为预产期了，然而只有大约 5% 的宝宝会在预产期的日子与爸爸妈妈如期见面。不过，不用担心，宝宝在预产期前三周或后两周出生都属于正常。

当胎宝宝做好了子宫之外的生活准备后，随时都可能以持续宫缩的形式提示他/她的到来。孕妈妈一定要保持平稳的心态，静候"瓜熟蒂落"的美妙时刻。

营养与饮食 食物交换份

❊ 食物交换份

将含营养成分接近的食物分类为四大类八小类，每类食物中各种食物之间具有相似的能量、蛋白质、脂肪和碳水化合物，每份食物虽然重量不同，但供能均为90千卡，同类食物可以互换食用。

食物交换份便于妊娠糖尿病的孕妈妈选择食物做到多样化，稳定血糖、血脂。孕中、晚期每天需要的食物份数＝一日总能量（2250千卡）/90千卡=25份。

❊ 孕中、晚期一日食物构成

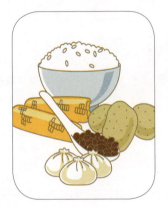

谷薯类

交换份数：12~14份

食物重量（生重）1份举例

米、面、红豆、挂面25克；鲜玉米200克；土豆100克。

等值谷薯类的营养成分

能量90千卡、碳水化合物20克、蛋白质2克。

蔬菜类

交换份数：1份

食物重量（生重）1份举例

绿叶菜500克；白萝卜400克；胡萝卜200克；菜花、南瓜350克；洋葱、扁豆250克。

等值蔬菜类的营养成分

能量90千卡、碳水化合物17克、蛋白质5克。

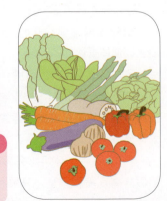

水果类

交换份数：1~2 份
食物重量（生重）1 份举例
梨、桃、苹果 200 克；草莓 300 克；西瓜 500 克。

等值水果类的营养成分

能量 90 千卡、碳水化合物 21 克、蛋白质 1 克。

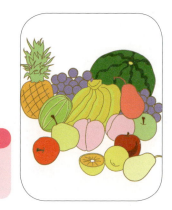

乳类

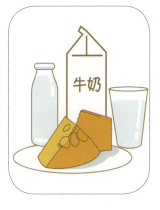

交换份数：2~3 份
食物重量（生重）1 份举例
2~3 份　牛奶 160 克；奶粉 20 克；乳酪 25 克。

等值乳类的营养成分

能量 90 千卡、碳水化合物 6 克、蛋白质 5 克、脂肪 5 克。

肉蛋类

交换份数：3 份
食物重量（生重）1 份举例
鸡蛋 1 个（中等大）；虾 100 克；红瘦肉 50 克
坚果仁 15 克。

等值肉蛋类的营养成分

能量 90 千卡、蛋白质 9 克、脂肪 6 克。

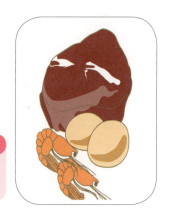

大豆类

交换份数：1~2 份

食物重量（生重）1 份举例

豆腐干 50 克；豆浆 400 克；北豆腐 100 克。

等值大豆类的营养成分

能量 90 千卡、碳水化合物 4 克、蛋白质 9 克，脂肪 4 克。

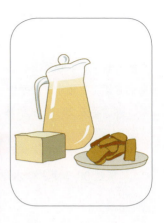

坚果类

交换份数：2 份

食物重量（生重）1 份举例

坚果仁 15 克。

等值坚果类的营养成分

能量 90 千卡、脂肪 10 克。

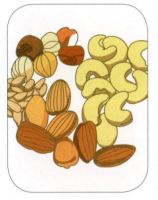

油脂类

交换份数：2 份

食物重量（生重）1 份举例

食用油 10 克。

等值油脂类的营养成分

能量 90 千卡、碳水化合物 19 克、蛋白质 2 克，脂肪 0.5 克。

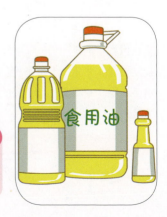

等值谷薯类交换表

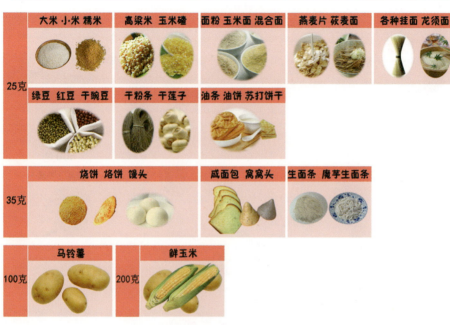

等值蔬菜类交换表

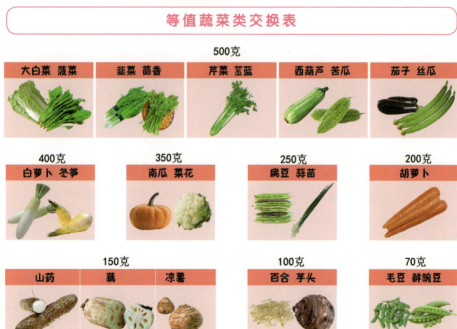

等值水果类交换表

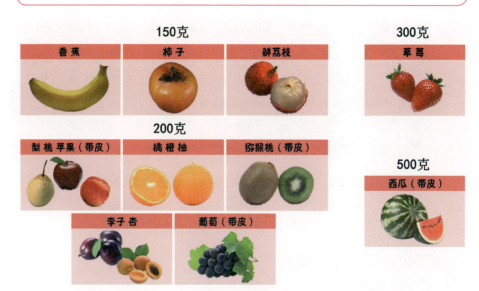

等值肉蛋类交换表

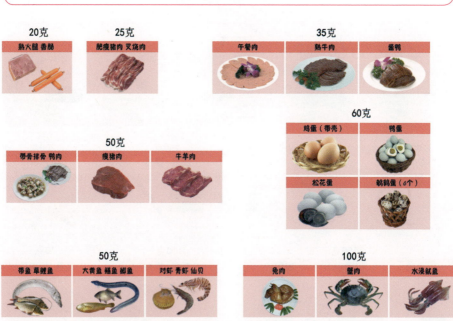

等值乳类交换表

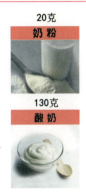
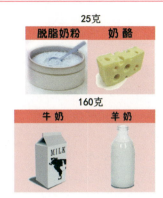

等值大豆类交换表

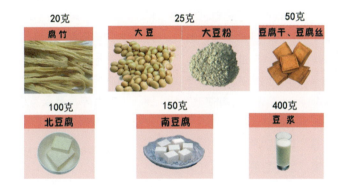

等值油脂坚果类交换表

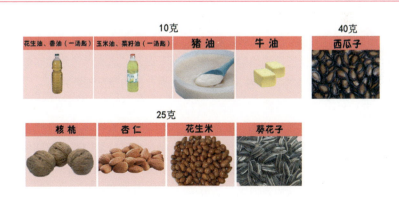

生活问答

Q：足月孕妈妈要做哪些准备？

A：眼见预产期就要来临了，整个家庭都在为迎接小宝宝的到来而忙碌。孕妈妈需要做好心理、身体、物品、环境四项准备：

◎ **心理准备**：分娩前，孕妈妈一定要为顺利分娩及母乳喂养树立信心。此时期，准爸爸可给予孕妈妈更多安慰和鼓励，陪她参加孕妇学校，学习分娩时减轻疼痛的技巧以及母乳喂养的方法。

◎ **身体准备**：孕妈妈要根据自己的情况，坚持规律的运动，活动关节，锻炼肌肉，使身体以最佳状态进入分娩。

◎ **物品准备**：孕妈妈可在临近预产期之前检查采购物品清单是否有遗漏，将一些贴身的棉质衣物过水洗涤。

◎ **环境准备**：新妈妈产后修养以及小宝宝的房间要提前布置装饰，做好清洁通风之外，还要考虑取暖设施，以及卫生间是否方便使用。

Q：住院前要做哪些准备？

A：随着预产期的临近，也到了整装待发的时候了。准爸爸孕妈妈需要再次检查一下以下物品是否已经整理妥当，一旦需要，可随时拎包出发：

◎ **办理入院手续所需物品**：准备好银行卡或现金、医保卡、就诊卡、身份证、准生证以及孕产妇保健手册，以便随时可以办理入院手续和方便医生了解准妈妈的状况。

◎ **交通工具**：提前找好交通工具，如果没有私家车，可以提前约好有车的朋友或者记下出租车呼叫中心的电话，做到有备无患。

◎ **妈妈用品**：洗漱用品、水杯、一次性吸管、餐具、卫生纸、卫生巾、湿纸巾、哺乳文胸、内裤、袜子、拖鞋、吸奶器等，以及新妈妈出院时穿戴的衣物。

◎ **宝宝用品**：小包被、小褥子、小帽子、尿布、袜子、衣服等，很多医院会为小宝宝准备衣服等住院用品，妈妈可以在参观病房时了解一些。

◎ **食物及其他用品准备**：糕点、红糖、巧克力等食品以及手机及充电器、照相机、摄像机等。

Q：临产开始有什么感觉？

A：很多孕妈妈在临近分娩时会比较紧张，内心容易焦虑不安，稍微出现一点儿腹痛征兆就以为自己要临产了，带好住院物品急匆匆赶到医院后，却又被告知还未真正临产。孕妈妈可以了解以下这些"真临产"开始时的感觉，并根据自己的情况进行判别：

◎ **有规律且逐渐增强的子宫收缩**：子宫收缩表现为下腹或腰背部阵发性疼痛，少部分孕妈妈没有明显腹痛，仅表现为腰背部酸胀痛。真临产开始之后，子宫收缩规律性表现为间歇5~6分钟，持续30秒以上，并且随着时间的推移逐渐增强。

◎ **胎儿头颅逐渐下降**：伴随规律的宫缩，有些孕妈妈能够感觉到胎儿头颅逐渐下降，想要大便的意识增加。

Q：什么情况下需要及早入院？

A：孕晚期，特别是临近孕产期的时候，孕妈妈不仅需要记住分娩的征兆，还要做好自我监护，警惕特殊情况的发生。出现下列信号时，孕妈妈要及早去医院：

◎ **规律宫缩**：规律腹痛5~6分钟一次，并且间隔时间逐渐缩短。

◎ **破水**：阴道流出大量水样液体。出现这种情况时，应尽快让孕妈妈以头低臀高的方式平躺，减少站立，以避免脐带脱出。即使阴道少量流水，也应该到医院确定是否为破水，以免破水时间长，引起宫内感染。

◎ **异常腹痛和出血**：持续腹痛，不减轻，阴道出血量多。

◎ **不正常胎动**：胎动特别频繁、剧烈，或胎动减少（12小时胎动<20次，或每小时胎动<3次），减弱或消失。

◎ **其他**：身体浮肿或体重增加过快；有头痛、头晕、看东西模糊、咳嗽、恶心等情况。

Q：即将分娩还需要多活动吗？

A：很多临产的孕妈妈因担心活动会危及母婴安全而选择静养来等待分娩。而事实上，多活动不仅能够增强孕妈妈新陈代谢，增强免疫力，还可以伸展盆底肌肉，为自然分娩打下良好的基础。

散步是孕妈妈最适宜的运动方式之一，而且不会带来任何危险。妈妈在散步的时候，同时也在刺激着宝宝的运动。每日散步的时间可在半小时至1小时左右，注意速度不要过快，地点最好选择在空气清新、人较少、环境较好的地方。

坚持散步有利于胎宝宝进入骨盆，也有助于孕妈妈饮食消化。但需要注意的是，孕妇散步时最好由准爸爸在一旁协助，且不要在饭后马上活动，更不要在雨后、雪后锻炼，以免路面湿滑而摔倒。

Q：生育保险都包含什么内容？

A：生育保险是我国社会保险的其中一项内容，是国家通过立法，对怀孕、分娩女职工给予生活保障和物质帮助的社会福利政策。我国生育保险待遇主要包括两项：一是生育津贴，用于保障女职工产假期间的基本生活需要；二是生育医疗待遇，用于保障女职工怀孕、分娩期间以及职工实施节育手术时的基本医疗保健需要。凭着生育保险卡，一些产检费用和生产费用可以记账，而不需要自己垫付。

另外，我国还面向农村孕产妇开展了新型农村合作医疗（简称新农合）住院分娩补助政策，孕妈妈可以根据当地的具体规定，报销一定数额住院分娩费用，享有国家给予的社会福利。

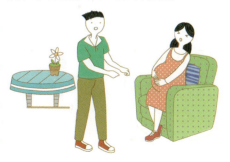

重要医学常识

❀ 测量骨盆

自然分娩时,骨盆是胎宝宝的必经之路。影响孕妈妈顺产分娩的因素包括产力、产道、胎宝宝大小以及心理因素等。骨盆的上半部较为宽大,对分娩关系不大,也称为假骨盆,而骨盆的下半部与分娩的关系十分密切,又称真骨盆,所谓的"骨产道"即是指这一部分而言。

医生会在孕晚期的产前检查时为孕妈妈进行骨盆的测量,测量方法包括骨盆外测量和骨盆内测量。通过这些测量可间接、直接地反映骨盆的大小与形态,据此判断出胎宝宝的头与骨盆是否相称,进而决定宝宝能否经由阴道娩出。如果孕妈妈的骨盆狭窄或者胎宝宝过大,孕妈妈一般不能实现自然分娩,医生可能会告知孕妈妈需要做好剖宫产的准备。

民间有着"屁股大好生养"的说法。相较骨盆较小的孕妈妈来说,骨盆大的孕妈妈生孩子确实要容易一些,但是孕妈妈的屁股大并不等于骨盆大,骨盆的形态是无法用肉眼透视的,所以这种说法并不科学。

❀ 骨盆的结构及类型

骨盆分为上下两部分:上方是假骨盆,下方是真骨盆。

	根据形状,骨盆有4种类型:
女 型	女型骨盆是女性正常骨盆,最适合顺产。在我国女性中占52%~58.9%。
扁平型	骶骨短、骨盆浅,在我国女性中也较为常见,占23.2%~29%。
类人猿型	骨盆深,在我国女性中占14.2%~18%。
男 型	即漏斗骨盆,往往造成难产,此种骨盆在我国女性中较少见,仅占1%~3.7%。

❁ 胎头入盆

胎宝宝要娩出母体，就必须通过骨产道（骨盆）和软产道（子宫下段、宫颈、阴道和盆底软组织）。胎头入盆是指胎宝宝的双顶径（即胎儿头部从左至右的最宽径线）进入骨盆入口平面，胎头颅骨最低点接近或达到坐骨棘水平。胎头入盆说明胎儿头部与骨盆相称，有阴道分娩的可能，并且表明已经完成了分娩的第一步——衔接。多数初产的孕妈妈在预产期前1~2周内衔接，有过分娩经验的孕妈妈多在临产开始后衔接。通常情况下，胎头入盆早并不意味着胎宝宝会发生早产。

❁ 通过B超看宝宝

B超是产科十分重要的诊断技术。它既可用来监测胎宝宝的正常发育，也是筛查胎宝宝是否有明显发育异常的一种手段。此外，B超检查还具有一些非常重要的作用，那便是观察胎儿、胎盘的成熟度、脐带是否绕颈和羊水量的多少及性状。胎盘会随着胎宝宝一起成长，如果发现胎盘老化、羊水过多或过少、脐带绕颈等异常情况时，孕妈妈要听从医生建议，积极配合诊治。

孕妈妈在孕30~32周及孕38~40周时做B超，主要通过胎宝宝的发育指标、胎位、羊水、脐带、胎盘等情况来评估宫内生长发育情况。有些晚发的疾病如脑积水等在这个时期也可以发现，但是由于胎宝宝的增大，以及体位等原因，有些畸形不容易被发现。

❁ 产前检查中的凝血四项

凝血四项是各项手术以及分娩前的必检项目。该项检查的目的是在术前或分娩前对孕妈妈的自身凝血情况有所了解，以防止术中或分娩过程中发生大出血而措手不及。

孕妈妈应积极配合医生进行凝血四项的检查，让医生准确了解孕妈妈凝血功能的信息，为住院分娩做好准备。如果孕妈妈的凝血功能存在缺陷时，在分娩前医院也会做好止血、输血等相关准备，以防止和应对分娩过程中出现大出血等状况。

❁ 为"顺产"打基础

"顺产"即自然分娩。随着孕产期保健知识的大力宣传，越来越多的孕妈妈意识到顺产的好处，并在孕期就开始为"顺产"打基础了。

首先，孕妈妈一定要听从医生的建议，不要大吃大喝，要注意营养搭配，控制体重在合理范围内增长。

其次，孕37周时，医生会根据孕妈妈及胎宝宝的具体情况来预测是否能够自然分娩。如果产道、胎儿没有异常，临产后宫缩也协调有力，大多数孕妈妈可以顺利完成阴道分娩。

最后，也是最重要的一点，孕妈妈在分娩前应充分了解分娩过程，做好充足心理准备；在分娩过程中要克服恐惧心理，积极配合医生、助产士，不要因大喊大叫而大量消耗体力。

✿ 易发生早产的孕妇

- 有过早产史、晚期流产史；
- 年龄 <18 岁或 >40 岁；
- 有妊娠并发症（妊娠高血压疾病、胎膜早破等）；
- 无产前保健，经济状况差；
- 吸烟、吸毒或酗酒者；
- 孕期长期站立，特别是每周站立超过 40 小时；
- 有生殖道感染/性传播感染（包括细菌性阴道病、滴虫性阴道炎、沙眼衣原体或淋病宫颈炎、妊娠梅毒等）；
- 高危史者；
- 多胎妊娠；
- 助孕技术后妊娠（试管婴儿、体外受精）；
- 生殖系统发育畸形等；

有这些高危因素的孕妇容易发生早产，但并不意味着一定发生早产，因此不必紧张。

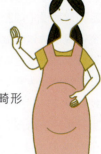

✿ 分娩方式

分娩方式有两种：阴道分娩和剖宫产。

阴道分娩是指经阴道生产的一种方式，包括阴道自然分娩及阴道助产。自然分娩是大多数产妇采取的分娩方式。剖宫产则是在麻醉的情况下经过孕妈妈的腹壁及子宫壁，从子宫中取出胎儿及胎儿附属物。

自然分娩是自然、正常的生理过程，对孕妈妈和宝宝有诸多好处，有利于两代人的健康。建议每位符合自然分娩条件的孕妈妈一定要为自然分娩而努力，除非在试产的过程中遇到异常情况而失败时，再去考虑剖宫产。

✿ 自然分娩的好处

很多孕妈妈惧怕自然分娩时的疼痛，却不知剖宫产手术后麻药效果消失后的疼痛其实更让人难以忍受。

自然分娩对妈妈的好处：

- 符合哺乳动物的生理过程，利于乳汁分泌并促进妈妈产后身体恢复；
- 自然分娩过程中妈妈出血少，子宫无伤口，大大减少了产后出血、感染等并发症；
- 再次妊娠时，大大降低了子宫破裂、腹腔粘连等风险；
- 自然分娩比剖宫产更为经济。

自然分娩对宝宝的好处：

- 自然分娩的宝宝经过妈妈的子宫收缩及产道的挤压，新生儿窒息及吸入性肺炎的发生率较低；
- 自然分娩有助于促进宝宝免疫系统的发育与成熟；
- 自然分娩的宝宝出生后可以很快得到母乳，获得充足的营养。

❀ 什么是无痛分娩?

分娩的疼痛并非不能承受,这一点孕妈妈需要有正确的认识。分娩疼痛发生在子宫肌肉收缩时,通常是阵发性的、有规律的,且随着产程的进展会逐渐增强。

"无痛分娩",在医学上也叫作"分娩镇痛",目的是通过各种方法以使分娩时的疼痛达到减轻甚至消失。目前普遍使用的分娩镇痛方法有两种:一种是药物镇痛,通过椎管内持续给药来达到镇痛效果,另一种方法是非药物性的,孕妈妈在孕期经过训练,学习子宫收缩时的呼吸方法,通过调整呼吸以减轻疼痛;如果家属可以陪伴分娩时,可以为孕妈妈按摩疼痛部位也能不同程度上缓解疼痛,这些都属于非药物性镇痛。非药物性镇痛没有任何副作用,是妇产科医生非常鼓励使用的镇痛方法。

❀ 非药物性镇痛

世界卫生组织提倡孕妈妈在分娩的过程中采用非药物性方法来减轻疼痛,这一措施对母亲和胎儿非常安全、有效,且产后并发症少,已经被世界各国的妇产科临床普遍采用。

各项研究表明,临产时,孕妈妈越是处于紧张、焦虑和惊恐的心理状态,体内的一系列神经内分泌反应越强烈,疼痛的感觉也会更加明显。所以,面对分娩,孕妈妈最应该做的就是保持心情舒畅。当然,学习一些诸如拉玛泽呼吸法等有助于肌肉放松、减少产时疼痛的方法也很有帮助。

❀ 药物性镇痛

药物性镇痛在使用时有一定的指征及适合人群,对母亲和胎儿都存在着一定的风险。通常情况下,镇痛药物在使用前要由医务人员告知,需征得孕妈妈及家人的同意后方可执行。

硬膜外阻滞麻醉是一种椎管内阻滞麻醉镇痛的方法,是目前国际上使用较为广泛的分娩镇痛法。一般情况下,当产程进展顺利,宫口开大3厘米以上时使用,较多应用于一直处于清醒状态且在分娩中能够主动配合的初产妇。

笑气是一种吸入性麻醉剂。吸入性镇痛也是一种镇痛方法,但其效果会因人而异。

此外,产程进展中,医生还可能根据孕妈妈实际的情况使用某些药物,以解除宫颈痉挛等特殊情况。

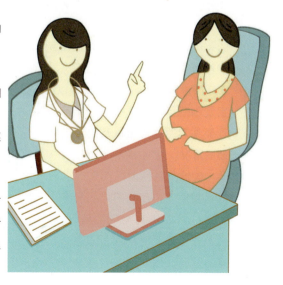

快乐孕育小课堂

❀ 一起静候预产期

书上说进入这个月的胎宝宝均已发育成熟,随时可能降生,而我的小宝宝,怎么一点儿临产的动静都没有?面对小宝宝的即将出生,孕妈妈在这段时间会感到焦急和紧张,这时应提醒自己尽量放松心情,保持精神愉快,静候胎宝宝的到来。

预产期只是一个大致的时间,而实际分娩日期与推算的预产期可能会相差1~2周,即可能提前也可能推后。孕妈妈要顺其自然,不必过于担心,但是要密切观察胎动的变化,如果出现胎动异常,须立即到医院就诊。

如果比预产期推后1周还没有动静,孕妈妈则需要在准爸爸的陪同下一同去医院进行检查,并听从医生的建议配合诊治。

❀ 紧急分娩状况的应对

准爸爸和家人不要惊慌,应即刻拨打120急救电话,同时要稳定孕妈妈的情绪,帮助她仰卧在床上,双腿屈曲,并分开两腿;准爸爸要用肥皂洗净双手,在孕妈妈分娩的地方铺上干净的床单或毛巾;在看到宝宝的头部时让孕妈妈大口喘气,然后用力(像拉大便动作类似的用力);而此时的准爸爸不要拽宝宝的头部,而需要用手轻轻地扶在宝宝的头上,以防宝宝过快地娩出。整个过程,准爸爸都不能用力向外拉宝宝。宝宝娩出后,爸爸要立即将宝宝头低脚高、面部朝下、横放在妈妈的腹部,以便于排除口鼻内的羊水等液体。胎盘一般在宝宝娩出后半小时内娩出,准爸爸要注意胎盘娩出以及阴道出血的情况。

救护车到来时,应在医务人员帮助下,尽快把妈妈和宝宝送往医院进行相应的处理,准爸爸还要及时向医生叙述分娩的过程。

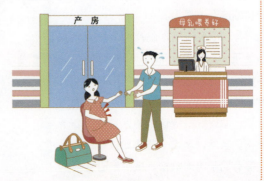

分娩

❤ 1 我的阵痛

- 时间：_____年_____月_____日_____时_____分开始
- 地点：_____
- 陪同的人：_____
- 我的感受：_____

_____

_____

- 爸爸的感受：_____

_____

_____

_____

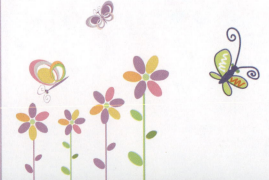

❷ 待 产

- 如何去医院：
- 陪同的人：
- 我分娩历时时间：
- 分娩经历：

- 我的感受：

- 爸爸的感受：

❤3 分　娩

- 我的分娩方式：_____

- 宝宝的第一口奶：_____

- 下次我会采取什么方式分娩：_____

- 我的感受：_____
  _____
  _____

- 爸爸的感受：_____
  _____
  _____
  _____

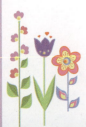

❤ 4 我的宝宝

- 姓名：
- 小名：
- 性别：
- 出生时间：
- 出生体重：
- 出生身长：
- 医生对宝宝健康状况评估：

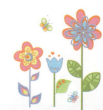

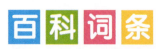

百科词条

总产程：即分娩全过程，是指从产妇出现规律宫缩开始一直到胎儿以及胎盘从母体内娩出的全过程。临床上分为三个阶段。即：第一产程、第二产程、第三产程。

宫口扩张：宫口扩张是临产后规律宫缩的结果。通过肛诊或阴道检查，可以确定宫口程度。当宫缩逐渐频繁且力量增强时，宫颈管逐渐缩短直至消失，宫口逐渐扩张。当宫口开全时，宫颈边缘消失，子宫下段及阴道形成宽阔筒腔，有利于胎儿通过。

产力：产力是分娩的四个主要因素之一，是推动胎儿及其附属物从子宫内娩出的力量，为分娩的动力，也即所谓的子宫收缩力。在产程中，子宫收缩的强度、收缩时间、间隔时间等都要达到一定的标准才能有助于胎儿的娩出。

滞产：由于子宫收缩乏力等原因导致总产程超过 24 小时的分娩情况，被称为滞产。增强分娩信心，消除紧张情绪，适量进食，及时排空直肠和膀胱等措施是预防宫缩乏力、避免滞产的有效措施。

急产：分娩过程中，子宫收缩力过强、过频，产道无阻力，宫口迅速开全，分娩就会在短时间内结束，总产程不超过 3 小时，这样的生产过程称为急产。一般多见于经产妇。

胎头吸引术：胎头吸引术是将胎头吸引器置于胎头，形成一定负压后吸住胎头，通过牵引的力量协助胎儿娩出的一种助产方法。胎头吸引术一般应用于自然分娩中有合并症、第二产程延长、胎头拨露达半小时未能娩出等特殊情况。

产钳术：产钳术是用产钳牵拉使胎儿娩出的手术方法，是产科常用的助娩手术。一般只用于宫口开全后，胎儿窘迫或产妇由于某些合并症需要帮助尽快结束分娩时采用。为确保母婴安全，通常采用低位产钳术。

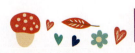 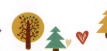

更多学习请登陆快乐孕育孕妇学校
www.kuaileyunyu.com

分娩前的准备

❀ 分娩前的精神准备

精神因素是决定能否顺利分娩的四大因素之一，孕妈妈需要对分娩过程建立足够的信心并做好充分的心理准备，咨询妊娠与分娩的相关知识，了解分娩的过程，学会分娩过程中的各种放松技巧，都是必不可少的功课。

在分娩过程中，准爸爸给予孕妈妈的鼓励和帮助也是很好的精神支持。如果准爸爸对分娩的知识有所了解，可以协助孕妈妈记录胎动和宫缩情况，适时地给予安慰、支持、鼓励和赞扬。如果医院允许陪伴分娩，准爸爸可以在分娩过程中握住她的手，给她抚慰、给她喂水、擦汗、整理头发，或给她按摩背部和腹部以缓解产时疼痛。来自准爸爸的强大精神支撑，不仅可以陪伴孕妈妈完成非常艰难的分娩过程，还将成为夫妻之间难忘的情感经历。

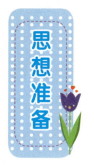

思想准备

自己学会的知识及时用上：

临产发动后，需要调整情绪，保证适量饮食，排空大小便。漫长的第一产程中，孕妈妈可以做腹式呼吸、冥想以及放松动作以缓解疼痛。

宫口开全进入第二产程后，宫缩的强度和频率达到高峰，是整个分娩过程的关键时刻，也是一个需要体力支撑的过程。孕妈妈可以运用胸式呼吸，配合医护人员的要求频频向下进气、用力，帮助小宝宝顺利娩出。

小宝宝娩出5~30分钟后，胎盘会自动从母体剥离、娩出。产后2个小时之内，新妈妈仍需留在产房观察、休息。这段时间，医护人员会对新妈妈进行母乳喂养的指导并实施"三早"：早接触、早吸吮、早开奶；新妈妈可以轻度按摩腹部，以促进子宫收缩、减少出血。

❀ 了解分娩，积极配合

要想顺利分娩，从孕期保健开始就要注意均衡营养、体重控制、合理休息以及定期做产前检查，做好充分的精神准备。到分娩来临时，不但要听从医生和助产师的指导，积极配合，还要将

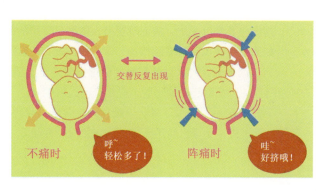

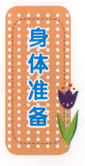

身体准备

❀ 分娩前是否必须刮掉阴毛

按照以往的观点，分娩前剃去孕妈妈的阴毛有利于外阴消毒彻底，防止会阴伤口的感染。然而，研究表明，是否剃除阴毛与有无会阴感染并没有明显的相关性，而且会因此增加分娩的心理负担。

所以，在自然分娩的过程中如果没有出现意外，医生通常是不会要求孕妈妈剃除阴毛的。只有当剖宫产时才需要剃除阴毛。阴毛剃去之后，也没有什么不良影响，就像剃掉头发一样，还会再长出来，只是在刚刚长出的时候，会有一点刺刺的感觉，孕妈妈不必为此而担心。

❀ 分娩前注意排空小便

子宫与膀胱是"邻居"，如果临产前没有排空小便，膨胀的膀胱会影响子宫收缩和胎儿先露部下降，可能发生滞产。所以，在分娩过程中，孕妈妈要注意每2～4小时排尿一次，使膀胱随时保持空虚状态。孕妈妈排尿时不要蹲得时间太长，更不能盲目用力；如果感觉排尿困难时，应及时与医生说明，采取适当措施，以免让膀胱受到太大的压力。

整个分娩的过程大概需要十几个小时，孕妈妈在此期间不仅要及时排空大、小便，还要保证休息、适量饮食以补充体力的消耗。孕妈妈在分娩时，由于精神过于紧张，不吃、不喝、不尿的做法不利于产程顺利进展。

❀ 如何应对"便意"来临

孕妈妈在临产之前应排空大、小便，这不仅有助于产程的顺利进行，而且有利于保持产时清洁。随着胎宝宝头部的下降，压迫直肠神经，孕妈妈会感到"便意"频频，总有想排便的感觉，此时需要注意以下几点：

◎ 排便前要告诉医生，排便时要有人陪同且下蹲的时间不能太长；

◎ 如果医生建议采取灌肠措施，孕妈妈应积极配合；

◎ 宫口尚未开全时，即使有排便的感觉时，也不要过早地屏气用力，更不必去厕所蹲着，以免引起宫颈水肿，影响产程进展；

◎ 宫口开全后，胎头下降压迫骶神经，孕妈妈会有用力排大便的感觉，这时一定要告诉医生，不可自行下床排便，以免发生危险。

❀ 科学的待产体位

待产期间，医护人员一般会鼓励孕妈妈按照自己的喜好以及舒适程度选择体位，但不建议长时间仰卧。孕妈妈非常辛苦，可以说，产时没有哪一个体位是非常舒适的。尽管如此，孕妈妈也应常常变换体位和下床适当地走动，以利于产程的顺利进展。

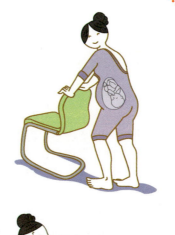

孕妈妈采取直身站立，或者坐位、蹲位或者跪地、行走等姿势都是可以的。当孕妈妈保持直身站立的姿势时，胎宝宝的头部正好在宫颈上方，宫缩时能压迫宫颈，可以起到促进宫口扩张，加速产程进展的作用。如果感觉劳累，躺下休息时，孕妈妈最好采取左侧卧位，以减少胎宝宝发生缺氧的可能。

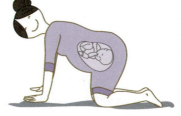

为避免发生危险，如果是胎膜破裂、胎头未入盆的孕妈妈，医生一般不会建议下床活动。所以待产时，孕妈妈一定要听从医护人员的指挥，并及时将身体的变化与医生沟通，不可按照自己的想象行事。

❀ 分娩的过程中一定要进食

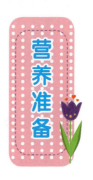

营养准备

正常情况下，初产妇从第一产程到胎盘娩出，要经历十多个小时，甚至长达二十个小时的时间，整个过程像是从事一项"重体力"劳动。在如此漫长的过程中，孕妈妈频频用力、汗流涔涔，体力消耗会很大，体内的矿物质及维生素也会流失。为了保持体力，建议孕妈妈在分娩的过程中，要合理进食，做到及时喝水，少量多餐，以防止出现体能下降、脱水等异常情况。

❀ 分娩中适合吃哪些食物？

孕妈妈在分娩中适合吃高能量、口味清淡且容易消化的营养食物，如牛奶、瘦肉粥、面条、鸡蛋羹等流食或半流食都是不错的选择。

香蕉矿物质含量多，能量较高，吃起来方便且容易消化，是西方人喜欢的产妇食品。巧克力能够为人体快速提供能量，所以在分娩过程中，可以少量地吃一点。但是，由于巧克力的饱和脂肪酸以及精致糖的含量较高，不宜多吃。

分娩的两种方式

❀ 自然分娩

分娩是女人一生中最值得记忆的重要时刻。能否顺利地完成自然分娩，有四大主要的因素，少了其中的任何一样，对自然分娩都会有所影响：

产力：产力是指将胎宝宝及其附属物从子宫内娩出来的力量，包括子宫收缩力、腹肌及膈肌收缩力和肛提肌收缩力。

产道：产道是指胎宝宝娩出的通道，分为骨产道与软产道两部分。骨产道指真骨盆，是产道的重要部分，其大小、形状与分娩关系密切。软产道是由子宫下段、宫颈、阴道及骨盆底软组织构成的管道。孕晚期开始，软产道周围的肌肉和韧带会变软伸展，骨盆的耻骨结合处也会松弛，并稍微张开，有利于胎宝宝顺利地通过。

胎宝宝：胎宝宝能否顺利娩出母体，除了产力和产道因素之外，还取决于他/她的大小、胎位等。孕期体重控制较好的孕妈妈，胎宝宝大小适中，自然分娩的风险也会降低。

精神心理因素：孕妈妈需要有良好的精神状态，临产前对分娩的相关知识及注意事项等有全面了解。紧张恐惧心理会加剧疼痛，不利于胎宝宝顺利娩出。

❀ 剖宫产

剖宫产是一种手术，也是解决难产和重症高危妊娠等危急情况的分娩手段。

虽然，随着现代医学的进步，手术、麻醉技术的安全性大大提高，但剖宫产对妈妈和宝宝的健康仍会造成一定的伤害。我国的剖宫产率全球居高，很多孕妈妈仅是因为恐惧分娩时的疼痛，或者选择良辰吉日而要求医生进行剖宫产手术，这都不是明智的选择。

剖宫产是需要有医学指征时才采取的一种分娩方式，如：引产失败；产程长，胎先露部下降不满意；产程中出现胎儿窘迫征象；头盆不称；巨大儿；臀先露伴骨盆轻度狭窄；高龄初产妇；破膜后，羊水少、黏稠、粪染；同时存在妊娠合并症及并发症，如糖尿病、慢性肾炎、重度子痫前期等。

有研究表明，剖宫产不仅会增加宝宝感染的机会，还会影响他/她神经系统的发育；对于孕妈妈来说，还会有子宫瘢痕、子宫内膜异位以及盆腔炎等远期影响。所以，是否需要剖宫产，孕妈妈一定要听从医生的建议，不可武断盲目。

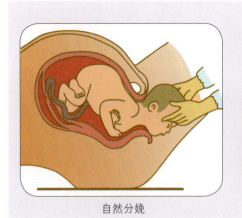
自然分娩

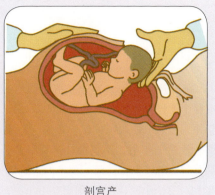
剖宫产

❁ 足月臀位与剖宫产

臀位在怀孕 6~7 个月时比较多见，之后，很多胎宝宝能自己转为头位，但也有大约 3%~4% 的胎宝宝在分娩前仍为臀位的姿势。臀位分娩时，胎宝宝的足部或臀部先从阴道娩出，是最常见的异常胎位，即俗称的"立生"或"坐生"。

并非所有的臀位一定要做剖宫产。臀位的生产方式可以根据孕妈妈年龄、胎产次数、骨盆大小、胎宝宝的大小、臀先露类型等综合情况来判断和选择。当孕妈妈是高龄初产、有难产史、宫缩力弱、骨盆狭窄或是胎宝宝头偏大或体重大于 3500 克等情况时，医生会综合产道、母体、胎儿等各方面情况，决定是否需要进行剖宫产分娩。

❁ 瘢痕子宫与剖宫产

瘢痕子宫是指子宫由于剖宫产、子宫肌瘤剔除术后、子宫畸形矫治术后等留下大的瘢痕。当再次怀孕时，到了孕晚期或分娩时期，由于宫腔内的压力增高，这些原有的疤痕存在破裂的风险，从而危及母婴的安全。

虽然瘢痕子宫的孕妈妈采取阴道分娩有潜在的子宫破裂风险，但这也并不表明所有的瘢痕子宫孕妈妈都需要进行剖宫产。有过一次剖宫产史的孕妈妈，当身体状况符合阴道分娩条件时，可在严密监测产程进展的情况下，尝试进行自然分娩。如果瘢痕子宫的孕妈妈存在胎心率异常、血尿等先兆子宫破裂的表现时，则必须尽快施行剖宫产手术。

自然分娩

❁ 第一产程

第一产程是宫口逐渐扩张的过程,在整个产程中所需时间是最长的。如果新妈妈在这一阶段精神过于紧张,无法配合医生的指导,不仅会让产程延长,甚至有可能使产程停滞。初产妇大约需要11~12个小时,经产妇需要6~8小时,具体的情况也会因人而异。

胎头的不断下降压迫直肠,致使新妈妈产生"便意",本能地总想用力将小宝宝娩出。但此时由于宫口尚未开全,盲目用力不仅会使体力过度消耗,而且会引起宫颈水肿,影响产程进展。所以,新妈妈应该在宫缩以及排便感强烈时,用力深吸气,然后慢慢呼出,而不应像排便似的向下用力。

第一产程中,新妈妈不能紧张,更不能急躁,抓紧时间能吃一点儿饭,喝一点儿水,睡一会儿觉,排一点儿尿,养精蓄锐,为进入第二产程保存体力。

❁ 第二产程

进入第二产程时,新妈妈宫口已开全,当宫缩时,受小宝宝的先露部压迫,使得新妈妈的排便感更加强烈。这一阶段体力消耗最大,是整个分娩过程中母婴安全风险最大的时期,需要新妈妈听从医生的指挥,积极配合。

新妈妈在第二产程与医生密切配合时,应掌握如下的用力方法:

◎ 宫缩时先深吸气,屏住呼吸,然后像解大便一样屏气向下用力;

◎ 宫缩间歇时,应全身放松,安静休息;

◎ 大喊大叫对减轻分娩痛苦毫无帮助,只会消耗更多的体力;

◎ 除非已经晕厥,否则不顾宝宝安危而拒绝与医生配合的做法是愚蠢的。

会阴切开术

分娩过程中,为了保护妈妈的会阴不出现撕裂,助产士通常会用手控制着胎宝宝前进,等待阴道口逐渐扩张。此时,医生会根据孕妈妈会阴情况以及胎宝宝的大小来评估会阴撕裂的可能性,并决定要不要施行会阴切开术。

会阴切开术分为正中切开和侧切两种类型,即在肛门和会阴之间剪开一条大约3到4厘米直的或斜的切口。通常在需要尽快结束分娩的时候进行,目的是为了扩大阴道的出口,使产道口变宽,有利于胎宝宝娩出,避免严重会阴裂伤,从而保护妈妈和宝宝的健康和安全。

虽然会阴部位伤口愈合的能力较好,但会阴切开的伤口仍需要数周时间愈合,期间还可能会有疼痛和瘙痒,可以采取坐浴等物理疗法促进伤口尽快地恢复。

正确用力可以缩短产程，促进顺利分娩。如果用力不当，不仅会造成体力快速消耗，反而会因疲劳过度而宫缩乏力，甚至延长产程。当胎头露出会阴口时，新妈妈应根据医生提示张嘴"哈气"，减少屏气用力，并做短促的呼吸，这样可以防止小宝宝娩出速度过快，以免会阴撕裂。

❀ 第三产程

当小宝宝娩出母体之后，新妈妈进入第三产程，也就是胎盘、胎膜娩出的过程。胎盘、胎膜的娩出意味着分娩过程全部结束。胎盘、胎膜大约在小宝宝出生 5~15 分钟后娩出，一般情况下不会超过 30 分钟。

胎盘、胎膜娩出后，医生会仔细检查胎盘和胎膜是否完整，子宫里是否有残留的胎盘、胎膜组织，软产道是否有裂伤等，并进行相关的产后处理。

在新妈妈等候娩出胎盘的时候，医生会对小宝宝的身体状况进行检查及评估；要给他/她处理脐带、测量身长及头围、称体重、在新生儿病历上印下小脚印；还要帮助小宝宝找到妈妈的乳房，进行第一次母乳的吸吮。

❀ 第四产程

产后观察 2 小时，医务人员会按时按压新妈妈的宫府，观察子宫收缩及阴道出血情况。如果在产后 2 小时这段观察期，新妈妈有任何特殊情况，应随时告诉医务人员。

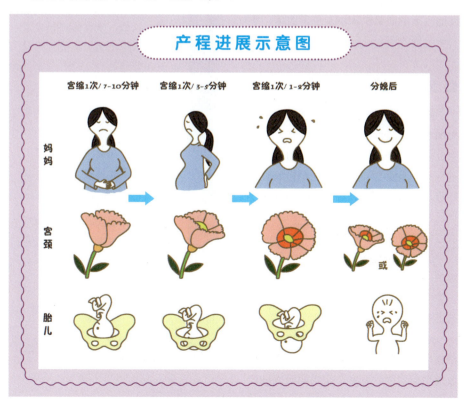

产程进展示意图

自然分娩应注意的问题

❀ 积极配合医生

孕妈妈进入产房前,应放松心情,不要有思想负担,即使没有亲人陪伴分娩,在医生的帮助下,也可以胜利完成分娩的任务。进入产房后,孕妈妈应按照医护人员的要求进食、休息,以保持充沛的精力;并根据医生的指导排尿、排便、屏气、用力或者变换分娩体位。

如果孕妈妈过度紧张,不能做到积极地配合助产人员,甚至大喊大叫,不仅会给分娩的过程增添不必要的麻烦,还有可能由于精神因素导致内分泌的系列变化,使疼痛感增强,甚至间接影响到胎宝宝的血氧供应以及子宫收缩,不利于分娩的顺利进行。

❀ 分娩时的呼吸技巧

第一产程初期的时候,宫缩还是轻微的状态,应保持均匀的深呼吸,切勿急促。第一产程后期,可在宫缩发生时进行一些不需要向下用力的轻轻的短促呼吸。当宫缩过后,可以深吸一口气让自己放松一下,同时也提示陪产人员此次宫缩已经过去。

进入第二产程之后,新妈妈需要深吸气,屏住呼吸,像排便似的向下用力。当胎头露出会阴口时,要根据医生的提示呼吸,停止过度用力。

另外,深呼吸具有稳定情绪、松弛产道周围肌肉紧张的效果,可减弱子宫收缩引起的强烈刺激,孕妈妈可以在产程进展中,反复进行。

❀ 影响正常分娩的因素

孕妈妈不仅需要掌握促进顺利分娩、减少疼痛的办法,还有必要了解一些影响正常分娩的因素。在孕妈妈骨盆形态良好且胎宝宝大小适中的情况下,产程的长短还与宫颈条件以及胎方位等因素有关:

宫颈条件	分娩前,医生会检查每位孕妈妈的宫颈。如果宫颈较硬,宫颈管较长,分娩的过程中宫颈口扩张速度就会减慢,产程也会相对延长。
胎方位	正常情况下,头位的胎宝宝都是趴着出生的,这样的姿势有利于胎宝宝下降和娩出,如果胎宝宝面朝上或者侧着,都会影响产程进展,延长分娩的时间。
年龄	年龄超过35岁的高龄初产妇,由于软产道的弹性会较年轻女性差一些,也会导致产程延长。
精神	如果孕妈妈的精神过度紧张和恐惧也会影响子宫收缩力,从而导致产程延长。

❀ 分娩时的胎位

分娩时，大约有96%的胎宝宝都是头部先出来的，因而"头位"也被称为正常胎位。由于胎宝宝的头围比臀围宽，所以，民间也有"头过身就过"的俗语，说明头位通常可以顺利地经阴道分娩。

分娩时最常见的胎位是枕前位（LOA），即胎宝宝的枕部朝向孕妈妈的腹部；枕后位较为少见，即胎宝宝的枕骨靠着孕妈妈的脊柱。

医生常用LOA、LOT、ROA等字母来表示胎位，例如：

LOA	表示枕先露，其以枕骨（Occipital bone）为指示点，胎头枕骨位于母体骨盆的左（Left）前（Anterior）方，这是最能顺产的胎位。
ROA	表示枕右前，胎头枕骨位于母体骨盆的右（Right）前（Anterior）方。
LOT	表示枕左横，胎头枕骨位于母体骨盆的左（Left）横（Transverse position）方。
LOP	表示枕左后位，胎头枕骨位于母体骨盆的左（Left）后（P）方。
Sc	而肩先露则以肩胛骨（Scapula）为指示点，简写为Sc。
S	臀先露以骶骨（Sacrum）为指示点，简写为S。

❀ 分娩中的胎心音

整个分娩过程始终处于动态变化之中，听胎心是一种了解胎宝宝在宫内状态的最便捷、最安全的方法。分娩开始之后，胎心音持续低于120次/分钟或高于160次/分钟，都属于不正常。

产程进展中，胎心音的变化是医生处理分娩方式的重要依据之一。频繁听胎心能够帮助医生及时了解胎宝宝的心率变化，并可根据宫缩以及产程进展状况，来辨别胎宝宝是否安全。如果胎心异常，可能提示胎宝宝缺氧或者宫内窘迫等异常情况，医生则会尽快采取必要的措施，以保障胎宝宝安全地娩出。

❀ 产程中的阴道检查

产程中，医生一般会对孕妈妈反复地进行阴道检查，以了解宫口开了多大，胎头的下降位置，有无脐带先露等产程进展情况，这是分娩中的必要检查措施，孕妈妈不必紧张。

每次检查前，医生都会对孕妈妈的外阴进行严格消毒，然后戴无菌手套并以轻柔的动作进行检查。所以，孕妈妈应理解并积极配合医生进行阴道检查，没有必要为此担心。

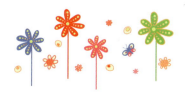

胎宝宝如何通过产道

充分了解整个分娩过程，对于孕妈妈缓解紧张情绪，促进产程进展有很好的帮助。

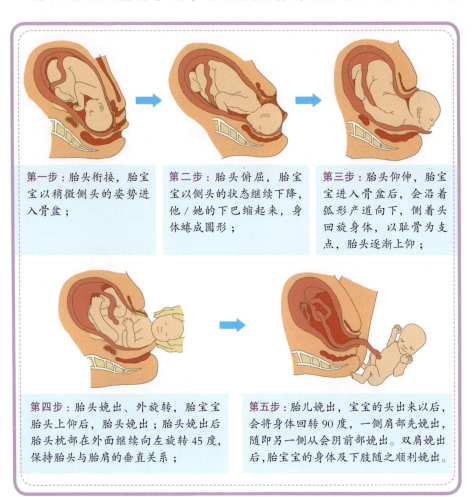

第一步：胎头衔接，胎宝宝以稍微侧头的姿势进入骨盆；

第二步：胎头俯屈，胎宝宝以侧头的状态继续下降，他/她的下巴缩起来，身体蜷成圆形；

第三步：胎头仰伸，胎宝宝进入骨盆后，会沿着弧形产道向下，侧着头回旋身体，以耻骨为支点，胎头逐渐上仰；

第四步：胎头娩出、外旋转，胎宝宝胎头上仰后，胎头娩出；胎头娩出后胎头枕部在外面继续向左旋转45度，保持胎头与胎肩的垂直关系；

第五步：胎儿娩出，宝宝的头出来以后，会将身体回转90度，一侧肩部先娩出，随即另一侧从会阴前部娩出。双肩娩出后，胎宝宝的身体及下肢随之顺利娩出。

新生儿呼吸道清理

胎宝宝在妈妈子宫里的时候，生活在羊水里并吞咽羊水。出生之后，他/她的口、鼻腔内仍然会残留部分羊水、粘液和血液。

小宝宝出生之后，医护人员会用纱布轻轻擦去他/她口、鼻处的粘液，或者用吸痰管轻轻将鼻腔和口咽的粘液和羊水吸出来。这样，不仅可以借助外力帮助小宝宝排出这些液体，促进新生儿通过自己的努力建立自主呼吸，还可以防止因液体残留过多而造成他/她的呼吸道阻塞，引发吸入性肺炎等新生儿期的呼吸道疾病。

自然分娩后的身体恢复

❉ 产后观察两小时

尽管分娩的任务已经完成且母子平安，但新妈妈仍需要继续留在产房观察两小时，这是住院分娩对于母亲安全的重要保护措施之一。这期间，每半小时需对新妈妈的子宫进行一次按压，以促进子宫收缩并观察出血情况。如遇新妈妈发生产后大出血或是羊水栓塞等异常情况，医务人员可以在第一时间实施抢救。

在产房观察的两个小时当中，医务人员会协助小宝宝与妈妈进行皮肤接触并练习吸吮妈妈的乳汁。如果没有明显的阴道流血且血压、脉搏、呼吸等生命体征平稳后，妈妈和小宝宝就会被一同送出产房，回到母婴同室的病房休养了。

❉ 分娩后不宜立即熟睡

小宝宝平安坠地，新妈妈经历了体力和精力的大量消耗，疲劳感也接踵而来。此时，疲惫不堪的妈妈最希望可以美美地睡一觉。

但是，产后观察期间，医护人员会建议新妈妈采取坐卧位，用手掌从上腹部向脐部按揉，并按摩小腹部。这样做有利于恶露排除，避免或减轻腹痛和产后出血，可以帮助子宫尽快恢复。所以，新妈妈产后不宜立即长时间熟睡，应闭目养神，或是小憩一下，按照医生要求进行腹部按摩。

❉ 产后第一次小便

新妈妈产后不必要害怕疼痛而不去主动排尿。为避免引起小便不畅甚至尿潴留，甚至影响子宫收缩，饮水可以使膀胱迅速充盈，是强化尿意的好方法。所以，医生会鼓励新妈妈勤喝水，勤排尿，且在产后4小时就可以自行第一次排尿。

产后新妈妈需要卧床休息，可以在床上解小便。如果身体允许，可以在家人的搀扶下入厕排尿。

排尿时，要尽量放松，可以用手按一下小腹部或使用温水袋敷一下小腹部，这样做可以辅助第一次排尿的顺利完成。

❉ 产后第一次大便

产后新妈妈体力虚弱，盆底肌肉松弛，且由于活动较少，肠道蠕动减弱，很容易出现大便困难的情况。如果不及时排便，更容易使大便干硬，甚至排便时引起肛裂、痔疮出血等情况，给新妈妈带来便秘的痛苦，所以，产后第一次解大便切勿轻视。

为预防便秘发生，新妈妈应多喝水，不要吃太干的食物，可吃一些面片、稀饭之类半流质食物，也可配合一些蔬菜、水果或者蜂蜜等有助于润肠通便的饮食。

❖ 产后尽早下地活动

通常情况下，自然分娩的新妈妈在产后几个小时之后，疲劳程度即可解除许多，体力恢复较快，这也是自然分娩的好处之一。如无特殊情况，医生都会建议新妈妈在产后6～12小时内即可下床活动，如大、小便等。产后开始活动时，新妈妈可以先坐在床边适应一下，之后再起床走动。产后第一次下床活动时，须在亲属陪伴下进行，且时间不宜太久。开始时，动作不要太猛，可以扶着床进行轻微地活动，待适应之后，再根据个人身体状况循序渐进，逐渐增加活动范围及活动时间。

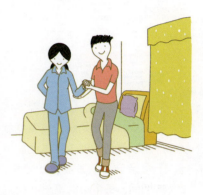

另外，产后尽早下地活动，不仅可以促进血液循环，防止静脉血栓形成，还将有利于肠蠕动，促进大、小便通畅，防治便秘情况发生。

❖ 保护会阴伤口

女性会阴位于尿道口、阴道口、肛门相邻的特殊部位，很容易被大小便污染。加之新妈妈产后有恶露排出，更需要保持会阴部位的干燥与清洁，避免会阴切口裂开，发生血肿、感染以及不易愈合等问题。

- 保持清洁。每天用温开水或者1:5000高锰酸钾水溶液冲洗2次，从前往后冲洗。为防止伤口污染，每次便后用新洁尔灭消毒棉擦拭、冲洗外阴；
- 专用冲洗用具；
- 保持干燥。卫生巾应经常更换，内衣、内裤要勤洗勤换；
- 坚持做盆底运动，不要坐得时间太久，以免会阴部发生肿胀，影响愈合；
- 保持大便通畅，避免因排便用力过度而导致伤口剧痛甚至是切口裂开；
- 如会阴切口在产后24小时以后出现肿胀、疼痛、硬结，可局部采用红外线照射，以促进会阴部血液循环，利于切口的愈合；
- 可在医生的指导下服用抗生素，或局部采用硫酸镁、芒硝等外敷措施。

❖ 自然分娩的住院时间

自然分娩后，妈妈和宝宝会安排住进母婴同室的病房里，这样有利于妈妈对宝宝的照护以及可以根据宝宝的需要随时进行母乳喂养。医生每天都会例行查房，检查妈妈子宫复旧、会阴伤口愈合、母乳喂养等情况，如果妈妈的身体恢复以及宝宝的健康状况良好，医生通常会在产后2~4天允许母子出院。如果有会阴伤口愈合不佳等情况，会影响妈妈的出院时间。

剖宫产

❁ 剖宫产妈妈的准备

为保障母婴安全，当孕妈妈的身体状况不符合自然分娩条件时，医生会建议实施剖宫产手术。手术前，麻醉科和产科的医师会分别与孕妈妈和家属沟通关于麻醉以及术中、术后可能发生的情况，使孕妈妈及家属对手术知情、理解并减少对手术的恐惧。

目前，剖宫产手术较常用的是硬膜外麻醉，所以，孕妈妈在手术中的意识是清醒的，如感到任何的不适，可以随时告诉医生，以便及时处理。

剖宫产手术前，孕妈妈需要注意以下事项：

- 放松心情，保证睡眠，避免油腻及不易消化的食物，术前禁食，通常情况下至少四小时不要饮水、进食。

- 按照医生要求进行各项术前检查并服从备皮（剔除阴毛）、消毒、放置导尿管等术前准备措施。

- 进手术室前，将发卡、活动假牙、隐形眼镜、首饰等物品取下，交家属妥善保管。

- 进入手术室后，应保持镇静并按照手术医师要求密切合作，如实将麻醉效果向麻醉师反映，不要"谎报军情"。

- 孕妈妈进入手术室后，家属需在手术室外等候区静候，不要离开。

❁ 从手术室回到病房

经历了剖宫产手术，新妈妈不必为没有自然分娩而感到遗憾，更不必因此而心情难过。看看可爱的小宝宝吧，你该感到欣慰和快乐，母子平安比什么都重要。

从手术室回到母婴同室病房，新妈妈的首要任务就是好好休息，让自己的心情保持舒畅。

根据自身情况早进食、早翻身、早拔尿管、早下床活动，恢复身体和促进乳汁分泌。以下几点需要注意：

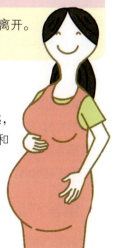

注意事项

术后 6 小时以内需要去枕平卧，之后再用枕头；

术后 6 小时内禁食，之后，可喝一些利于排气的汤，以促进肠蠕动；

根据医护人员指导在腹部使用沙袋，以减少伤口渗血；

严密观察子宫收缩及阴道流血状况，产后 24 小时最好半卧位或侧卧位，可以将被子或毯子垫在后背，以减轻对伤口的震动和牵拉并利于恶露排出；

知觉恢复后，即可在家人协助下变换体位、翻身或者抬腿；

导尿管撤除后，应注意自行排尿，可听流水的声音，促进排尿；

勤翻身，尽早下床活动，早排气，避免术后肠道粘连；

保持外阴清洁，勤换卫生巾以及内衣、内裤；

排气后应尽早进食，开始以半流质食物为主，逐步增加蔬菜、水果，以促进肠道蠕动，减少便秘发生；

早吸吮，早开奶，母乳喂养可以促进子宫收缩，减少子宫出血。

❀ 剖宫产后的住院时间

剖宫产毕竟是一次创伤性的手术，产后住院观察的时日要比自然分娩长一些，通常需要一周左右时间。现代剖宫产手术大多采用横切口，一般 5~7 天就可以拆线。如果使用可吸收的缝合线，则不需要拆线。偶有身体恢复良好的妈妈，医生会允许在剖宫产术后 3~5 天出院回家。总之，住院的时间取决于新妈妈的身体恢复状况。

住院期间，新妈妈应按照医生的要求饮食并适量活动。出院前，医生要做拆线等简单的医疗处理，并对妈妈和宝宝进行健康检查。如果有一些合并症情况，会影响妈妈的出院时间。如果是宝宝的身体情况异常，则有可能转到儿科进行治疗。

出院时，医生会开出医嘱并与妈妈或家属交待避孕、复诊、出院药物、新生儿护理、母乳喂养等出院注意事项。即使出院之后，新妈妈如有任何问题，仍可以拨打医院的健康咨询电话，寻求医生和护士的帮助。

❀ 剖宫产后的身体恢复

剖宫产后，妈妈产后康复所需的时间要比自然分娩慢一些。新妈妈一定不要心急，心情好、休息好，也是促进产后康复的重要因素。以下这些日常生活中需要注意的保护措施，对伤口的愈合和身体的恢复都很有帮助：

注意事项

- 保护刀口。咳嗽、恶心、呕吐时，应压住伤口两侧；耐心等待结痂自然脱落，不要过早地揭痂；即使刀口瘙痒，也不要用手抓挠；

- 保持外阴部清洁，恶露超过月经量或者体温不正常时，应及早就诊；

- 睡觉采取侧卧位，身体微屈，可减轻腹壁刀口的张力；

- 坚持盆底练习，促进骨盆肌及腹肌恢复；

- 待拆线后伤口不感觉疼痛时，即可开始适当的运动，但应循序渐进，产后康复操或者孕期做过的舒缓瑜伽动作较为适宜；

- 不要急于做繁重家务或提拿重物；

- 产后42天要去医院进行产后复查；

- 多喝汤水，利于排尿；少食多餐，饮食由清淡到油腻，增加蔬菜、水果以及富含纤维素的食物，以促进肠道蠕动，利于排便；

- 坚持母乳喂养，以促进恶露尽快排出，有利于子宫复旧。

产褥期（42天）内严禁性生活，产后42天后，应严格采取避孕措施至少两年。因为术后已形成疤痕子宫，如果短时间内再次怀孕有子宫破裂的危险。

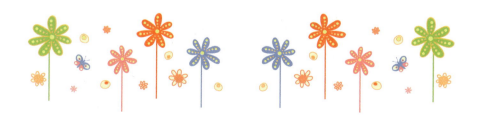

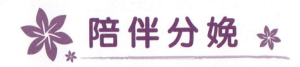

陪伴分娩的意义

人们常说：孩子的生日也是母亲的受难日。分娩的过程中，母亲需要经历辛苦，承受磨难。如果孕妈妈在产程中有专人陪护，提供身体、心理、营养、精神等方面的支持，可有效缓解孕妈妈对分娩环境的陌生感和孤独感，减少紧张、焦虑情绪。当孕妈妈处于良好的心理状态时，有利于与医护人员配合，从而缩短产程，顺利地度过分娩时刻。

为了促进自然分娩，很多医院的产科为孕妈妈提供了人性化的分娩环境，并且鼓励准爸爸陪伴分娩，或者聘用了具有分娩经验的导乐师提供专业的陪产服务。

准爸爸陪产

如果医院允许家属陪产时，请准爸爸一定不要放弃这个机会。有最亲爱的人在身边，孕妈妈会因你陪她一起"战斗"而感到踏实、幸福和信心百倍。另外，准爸爸陪伴分娩，也是夫妻同甘共苦的过程，经历了分娩中的酸甜苦辣，会促进夫妻恩爱，增进双方对家庭的责任感。当然，决定陪产的准爸爸一定要提前做好准备，否则，你的惊慌失措会帮"倒忙"的！

- ◎ 陪产前几天，准爸爸需要进行紧急充电，充分了解分娩知识；
- ◎ 阵痛刚开始的时候，准爸爸可以与孕妈妈聊天、做游戏、讲笑话以转移她的注意力；
- ◎ 提醒孕妈妈深呼吸并且变换站、坐、跪、蹲、走等不同姿势，有利产程进展；
- ◎ 当孕妈妈感到腰、背疼痛时，准爸爸需要及时按摩她的腰、背或者肩膀、双脚等部位，尽可能让她舒服和放松；
- ◎ 帮助孕妈妈擦汗、喝水、进食，扶她去排尿、排便，听从医护人员的指导；
- ◎ 不仅要接纳孕妈妈的委屈和抱怨，还要给她鼓励和赞美，陪伴她一直到小宝宝出生。

❀ 导乐陪伴分娩

"导乐"源自希腊语"Doula"的音译，意思是"女性照顾女性"。导乐人员通常由具有分娩经验且对分娩有正确认识的女性担当，她们富有爱心、善解人意、态度亲和，从待产开始，直至整个分娩过程会持续给孕妈妈提供生理、心理、精神、情感的支持。

目前，很多医院聘请受过专业培训的护理人员担任"导乐"师，她们熟知产程进展情况，擅长与孕妈妈交流产程中出现的疼痛与不适，及时指导孕妈妈运用呼吸与放松技巧，适时鼓励孕妈妈喝水、进食，不断地给予孕妈妈称赞和激励，并且在产后观察期间还可以辅导母乳喂养，所以，"导乐"陪伴分娩越来越受到孕妈妈们的欢迎。

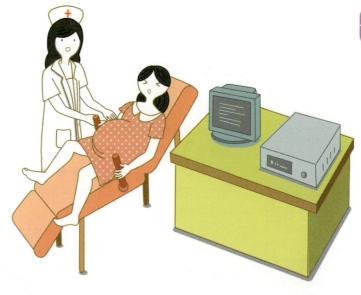

❀ 写给不能陪产的准爸爸

如果医院没有陪产条件，或者孕妈妈分娩时你不能在她的身边，准爸爸也一定要想尽方法为孕妈妈鼓劲，让她感觉到你的支持和力量。

你可以选一份能代表心意的温馨礼物送给孕妈妈，最好在她进入产房前递到她手上，礼物不见得昂贵，但一定是你的真情表达。如果医生允许，孕妈妈进入产房后，你可以与她保持通话，贴心地提醒她深呼吸或者变换身体的姿势，道出你的感激之情并且告诉她你在等待母子平安的消息。

也许不能陪产的准爸爸心情会焦急，情绪会紧张，但无论如何，你是孕妈妈的精神支柱，不要吝惜鼓励、赞美和爱的表达，因为分娩时刻，你就是她的勇气和力量。

营养与饮食 住院期的饮食建议

❀ 产后住院期间的营养

经历了怀胎十月和艰苦的分娩过程，对妈妈的营养和体力来说，都是巨大的消耗，需要及时地营养补充。产后母亲营养的重要性不言而喻。哺乳妈妈每日的营养需要不仅为了自身的康复，更是为了促进乳汁分泌，使小宝宝的营养得到保障。

但是，无论是自然分娩还是剖宫产的新妈妈，刚刚生下宝宝，身体虚弱，肠胃功能还没有恢复，不恰当的饮食反而会带来更多麻烦。尤其是剖宫产的妈妈，术后6小时后才可以进食利于排气的汤水，如果此时喝牛奶或者浓汤，容易导致肠胃胀气，导致消化不良、腹泻等问题。因此，产后饮食也需要听从医生的指导，切勿乱吃乱补。

适当进补可以帮助新妈妈尽快恢复体力，促进乳汁分泌，但过度进补反而会影响子宫收缩，甚至出现恶露增多等现象。另外，催乳饮食不可过早，以免因乳腺管尚未畅通而造成乳汁淤积甚至是乳腺炎的发生。

有的妈妈抱怨住院时医院里的营养餐没有油水、口味偏淡，连盐都舍不得放……殊不知，清淡、少盐、少油恰恰是根据剖宫产术后妈妈所能接受的饮食特点而特别配置的。

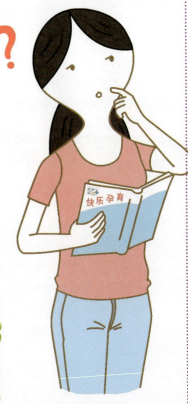

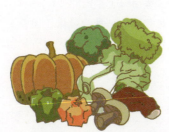

自然分娩住院期间的饮食

自然分娩像是一场长达十个多小时的长跑运动，用力、出汗使得妈妈消耗了大量的体能。产后的新妈妈稍事休息之后，通常会有饥饿的感觉。但由于此时身体疲劳、虚弱，肠胃功能尚未恢复，顺产的新妈妈在产后数小时后仅可以喝一点儿米汤或者吃点儿软烂的面片、稀粥、鸡蛋羹等流质或半流质食物。通常产后第三天时，胃肠功能逐渐恢复，可以逐步过渡到正常饮食，但要遵循少食多餐、由软到硬的原则。

清淡、易消化是产后住院期间饮食的特点。鱼、虾、肉、蔬菜、水果等富含蛋白质或食物纤维的食物不仅营养丰富、容易消化，还有利于乳汁分泌。

需要说明的是，为了避免摄入过多的脂肪，新妈妈喝鸡汤、肉汤前应尽量将浮油撇除。另外，像牛奶、豆浆、糖水之类容易引起胀气的饮品以及辣椒、大蒜之类辛辣刺激的食物不宜在产后最初的几天食用。

剖宫产术后住院期间的饮食

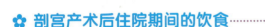

由于剖宫产手术时，肠道受到刺激而蠕动减慢，肠腔内会存有积气，所以，医生会要求新妈妈去枕平卧并禁食禁水6小时，等肠道排气后，才可以进食。剖宫产术后6小时，新妈妈可以喝一些利于排气的萝卜汤等流食，以促进肠蠕动，减少腹胀。这时，新妈妈可以开始进食藕粉之类的高热量流质食品，但需要注意的是，不要喝牛奶、豆浆、糖水等容易胀气的饮品。到产后第二天，则可吃一些稀粥、面片、鸡蛋羹等稀软的半流质食物，但要注意清淡、少吃多餐。

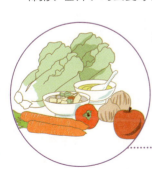

剖宫产术后饮食与自然分娩后饮食在产后的前几天有较大区别，但随着胃肠功能逐渐恢复，到产后三、四天时，剖宫产妈妈也可以逐步过渡到正常饮食了。除了需要遵循营养、易消化的原则之外，剖宫产妈妈的饮食还要考虑促进刀口的愈合，所以，产后一周内，应忌食一些油腻、发酵以及生冷食物。

❀ 产后最适宜食用的食品

营养汤水

很多家人喜欢为产后妈妈煲汤，每一餐不是鸡汤就是猪蹄汤、鱼汤。虽然家人精心熬制的汤水味道鲜美，对促进产后康复和乳汁分泌很有好处，但产后喝汤也有不少学问。

◎ 产后妈妈喝汤不要太油腻。如果肉汤太过油腻，通常脂肪含量就会过高，妈妈饮用之后，乳汁中的脂肪含量也会随之增高。当小宝宝吃到含有高脂肪的乳汁时，由于不被吸收，容易引起新生儿腹泻，也是俗称的"脂肪泄"。所以，产后妈妈喝汤时要撇去浮油。

◎ 不要以为只有鸡汤、猪蹄汤才有营养，蛋汤、蘑菇汤、菜汤等较为清淡的汤也照样适合孕妈妈。

◎ 使用桂圆、黄芪、当归等中药煲汤最好等恶露排尽后再补，不然有增加产后出血的可能。

◎ 产后妈妈不仅要喝汤，同时还要吃肉。因为肉比汤的营养要丰富，"汤比肉更有营养"的说法是不科学的。

红 糖

生孩子吃红糖，是我国民间广为流传的习俗。红糖含有胡萝卜素、核黄素、烟酸以及多种微量元素和矿物质，有助于促进产后营养、能量和铁质的补充，是促进新妈妈体力恢复和补血的佳品。产后喝红糖水具有利尿、活血化瘀的作用，可以促进子宫复旧和恶露排出。

但是，红糖虽好，也要食之有道。产后妈妈喝红糖水不要超过10天，且每天应控制在30克以内，吃得过多、过久会适得其反，容易影响食欲、引起多汗、恶露不断等不良情况，不利于子宫的恢复，甚至影响身体健康。

红糖可以加入水中煮开沉淀后饮用，也可以制成红糖蛋花汤或者与小米一同煮粥服用。

蔬菜、水果

蔬菜、水果富含维生素、矿物质以及维生素C，是产后妈妈的健康美食。营养专家建议产后妈妈除了多吃富含蛋白质的肉、蛋、鱼类食品之外，还要每天吃蔬菜300~500克(绿叶菜占2/3)，水果200~400克，这样不仅可以均衡营养，促进身体康复，还可以起到止血和促进伤口愈合的作用。

新妈妈肠胃功能较弱，所以不要吃过凉的蔬菜和水果，从冰箱里拿出来的蔬菜、水果要放至室温后再吃；同时还要注意清洁卫生，蔬菜、水果食用前应清洗干净。

很多新妈妈有便秘或者排便困难的问题，而蔬菜和水果中含有大量的膳食纤维，可以促进肠道蠕动，起到防止便秘和减少肥胖的功效。

生活问答

Q：产后多汗是生病了吗？

A：产后妈妈多汗的现象又称为"褥汗"，夏天更为常见，尤其是在刚刚入睡或是睡觉醒来时更为明显，经常看到新妈妈满身是汗，衣裤都被汗液湿透了。

产后多汗不属于病态，而是一种正常的生理现象。由于孕期体内血容量增加，使大量的水分在体内潴留，分娩之后，随着新陈代谢和内分泌活动的降低，体内潴留的水分也逐渐转化成汗液，从皮肤排出体外，这与病态的虚弱有着本质的区别。另外，产后妈妈喝汤水较多，也是多汗的原因之一。

这种多汗的现象一般会在产后10天左右逐渐消失，所以，新妈妈不必为此焦虑与担忧，更不必为此而大吃补品。但是，新妈妈需要注意避免受凉感冒，平时不必"捂"得过多，有条件的还可以每天淋浴以保持个人卫生。

Q：新妈妈产后头晕怎么办？

A：经过分娩，新妈妈都有不同程度的失血且消耗了相当大的精力和体力，再加上产后营养不会得到很快的补充，所以体质会变得有些虚弱。有的新妈妈在产后起床时会感觉头晕，这是因为身体在较长时间卧床后，体位改变或起床过急时头部缺血所致。

新妈妈在下床起身前，应在床上先坐上几分钟，感觉没有什么不适再下地活动，使身体有一个逐渐缓冲和适应的过程，这样可以有效预防头晕。当产后妈妈头晕发生晕厥时，家人不要惊慌，可将她扶抬上床，去枕平卧，无需做其它特别处理。通常情况下，新妈妈可自行好转。

如果头晕情况严重且发生较为频繁时，则需要及时到医院就诊，以排除低血压、低血糖或是贫血的可能，必须进行对症治疗。

Q：新妈妈为什么会感到下腹阵痛？

A：产后住院期间，新妈妈的下腹部会发生阵发性的剧烈疼痛，在宝宝吸吮乳房时疼痛还会加重，这是产后宫缩痛的表现，主要是由于产后子宫收缩而引起。新妈妈不必过于担心，这是一种正常的生理现象。

胎盘娩出之后，子宫壁上会出现一个由于胎盘附着而造成的大创面。当产后妈妈的子宫收缩加强时，可利于创面止血、恶露排出，子宫也是在这种收缩下才能逐渐恢复到正常的大小。

宫缩痛一般在产后1～2天出现，持续2～3天消失。经产妇疼痛更为明显，哺乳时催乳素分泌可刺激子宫收缩而使腹痛加重，但均可自行缓解，无需治疗。

Q：产后新妈妈能洗头、洗澡吗？

A：陈旧观念认为产后妈妈在"月子"里不能洗头，不能洗澡，这并没有科学依据。

分娩过程中，妈妈大汗淋漓，头发和皮肤会发出难闻的气味，及时洗头、洗澡，可以令新妈妈消除疲劳、舒畅心情，这对于改善睡眠、增进食欲、预防感染都有积极意义。

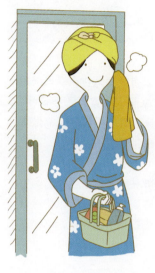

如果新妈妈会阴部没有伤口，产后疲劳已经恢复且正常饮食后，即可以洗头、洗澡。如果会阴部有伤口或是剖宫产的妈妈，则要依伤口愈合情况而定，但可以进行全身擦浴。

产后妈妈洗澡时浴室要保持温暖，水温以舒适为宜，每次洗澡时间5~10分钟即可。洗澡过后，妈妈应尽快擦干身体，迅速穿好衣服，包好头巾再走出浴室，以预防受凉感冒。

Q：产后新妈妈是不是一定要"捂"？

A：产后妈妈不要"捂"，尤其是在炎热的夏天，房间内温度本来就高，新妈妈长衣长裤地穿着，体内热量无法排出，容易发生中暑情况。

新妈妈的穿衣应随季节及室温变化而进行相应的增减。产后妈妈由于皮肤代谢功能旺盛，容易出汗，皮肤上会沾染大量的汗液，再加上溢乳、恶露等情况，衣裤容易被污染，因此新妈妈需要选择透气性好、吸湿力强的纯棉内衣、裤，并且衣着要宽松，薄厚要适宜，床单、被罩、卫生巾与内衣、裤一样，都要做到勤洗勤换。

养成良好的个人卫生习惯，在清洁、干燥的环境下坐月子，不仅可以促进新妈妈的身心愉悦，而且对母婴两个人的健康都有益处。那些不洗澡、不刷牙、不换衣服的老观念，是该被丢弃了！

Q：产后住院期间适宜做哪些运动？

A：产后妈妈住院期间，虽然不适宜做大幅度的运动，但在床上也可以做一些简单活动，以利于肠道蠕动，促进产后康复。示例如下：

◎ 腹式呼吸：平躺，闭口，用鼻子进行深呼吸，使腹部凸起后，再慢慢吐气并使腹部肌肉放松。

◎ 头颈运动：平躺，试着将下巴靠近胸部，身体其它各部位保持不动，再慢慢复回原位。

◎ 提肛、抬臀运动：夹紧臀部肌肉，紧缩阴道周围及肛门口肌肉，抬臀持续5秒再慢慢放松。

◎ 腿部运动：平躺，抬起腿部并与身体成直角，然后慢慢地将腿放下，左右腿运动可交替进行。

◎ 足部运动：平躺，双脚伸直，脚尖伸长，脚板下压，然后再向脚背方向弯曲；或者将脚板往外、向内绕圈，这两个动作双脚可同时做也可轮流做。

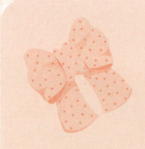

产后康复

百科词条

产褥期：从胎盘娩出至产妇全身除乳腺之外各器官恢复至正常（未孕状态）所需的一段时期，称为产褥期，通常为 42 天（产后 6 周）。

子宫复旧：完成分娩任务后，子宫一般需要 6 周时间进行"休整"，逐步恢复到接近怀孕之前的状态，这个过程称为子宫复旧。

产后宫缩痛：由于产后子宫收缩引起下腹部阵发性剧烈疼痛，称为产后宫缩痛，属于正常的生理现象，可自行缓解，无需用药。产后宫缩痛一般产后 1~2 天出现，持续 2~3 天消失。经产妇疼痛更明显，哺乳时可刺激子宫收缩，使腹痛加重。

恶露：产后随着子宫蜕膜脱落，含有血液、坏死蜕膜等组织经阴道排出，称为恶露。一般分为血性恶露：色鲜红，量多，持续 3~4 天；浆液恶露：色淡红，持续 10 天左右；白色恶露：色泽较白，持续 3 周。

褥汗：新妈妈产后 7 天内皮肤排泄功能旺盛，排出大量汗液，以夜间睡眠和初醒时更为明显，这不属于病态，无需治疗，但需要及时补充足够的热量和水分。

副乳：有些产后妈妈会发现腋下有肿块，甚至感觉疼痛难受，有的肿块有如鸡蛋大小，而这些肿块在分娩之前并没有出现，是分娩后随着乳房胀大和乳汁丰盈而出现的。这些肿块并不是正常的乳房组织，通常是先天发育不良的乳房组织，也就是人们常说的产后副乳。

更多学习请登陆快乐孕育孕妇学校
www.kuaileyunyu.com

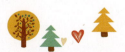

产后生理变化

🌸 乳房

孕期的乳房变化是在为分娩后的哺乳作准备，所以产褥期的乳房变化可以说是孕期乳房变化的延续。分娩之后，随着宝宝对乳房的吸吮刺激，妈妈的脑垂体会分泌催乳素和催产素两种激素，会有乳汁不断地产生，这就是泌乳的原理。

因为宝宝的吸吮刺激是乳汁不断分泌的关键，所以，产后妈妈应该尽早给宝宝进行母乳喂养。早吸吮不仅可以促进乳汁分泌，还可以促进子宫收缩，减少妈妈产后出血的发生，对于妈妈的产后恢复大有益处。

🌸 外阴与阴道

顺产分娩的宝宝，都是经过妈妈的阴道而来到这个美好的世界。

产后妈妈的会阴部血液循环丰富，如果外阴出现轻度水肿，一般可在产后2~3天内会逐渐消退；如果有轻度撕裂或会阴切口时，一般在产后3~4天内也可愈合。

分娩之后，妈妈的阴道腔扩大，阴道黏膜及周围组织水肿，阴道壁会因过度伸展而松弛，肌张力会下降。分娩后6周时，阴道腔逐渐缩小，阴道壁肌张力逐渐恢复，产后新妈妈要积极进行提肛运动，以帮助阴道尽快恢复至未孕时的紧张度。

🌸 子宫

子宫像是孕期给胎宝宝居住的"房子"，小宝宝和胎盘娩出后，子宫需要6周时间恢复到未孕前的状态，具体表现为宫底下降、出现宫缩痛以及恶露。

当胎儿胎盘娩出后，子宫圆而硬，宫底在脐下一指。产后1周时的子宫，差不多可以缩小至大约怀孕12周时的大小；在产后10天左右，子宫一般降到骨盆腔内；在产后6周即能恢复到孕前大小。子宫在缩小的同时，重量也逐渐减少，分娩结束时，子宫的重量约为1000克，产后1周时就减少到一半，仅剩500克；待产后2周时，子宫约重300克；到产后6周时，子宫重量会恢复到孕前的50~60克。由于分娩时常发生宫颈外口轻度裂伤，初产妇的宫颈外口会由产前的圆形（未产型），变为产后的"一"字形（已产型）。

子宫复旧情况是产后42天复查的重要内容。如果产后6周，子宫不能顺利地收缩复原，恢复到正常大小，则称为子宫复旧不全，需要查清原因，及时治疗。

快乐孕育 产后康复

❀ 血液循环

怀孕期间，为了满足宝宝生长发育的需求，妈妈体内的循环血量会比孕前增加三分之一左右。而随着胎儿、胎盘的娩出，子宫胎盘的血循环停止进行，大量的血液参与到体内循环，所以，产后妈妈的循环血量会明显增加，一般在产后2~3周可以恢复至怀孕前的状态。

产褥早期血液一般仍处于高度凝血的状态，有利于胎盘剥离的子宫创面修复，减少产后出血。由于循环血量的增加，产后妈妈可能会出现血红蛋白偏低的轻度贫血情况，但一般在产后1周左右会有所回升，血液中白细胞的总数也会在产后1~2周从较高值恢复至正常水平。

新妈妈应尽早适当活动，以避免或减少静脉栓塞的发生。

❀ 排尿

宝宝出生后的1周时间，产后妈妈会发现自己不但频频出汗，连尿量也明显增多了，请不必担心，这属于正常的生理变化。怀孕期间，孕妈妈身体内储存了大量的水分，这些水分除了以汗液的形式经皮肤排出体外，最主要的还是经过肾脏排出，所以，产后1周的尿量会有所增多，无需特殊处理。

由于麻醉、侧切或是导尿管的原因，有的妈妈在产后24小时内出现了尿潴留的现象，造成排尿困难，这时，应鼓励妈妈下床排尿，可采用温水冲洗外阴及尿道外口、热敷下腹部、按摩膀胱部位等方法来刺激膀胱肌收缩，或者听流水的声音等方法也可以帮助妈妈排尿。

❀ 月经复潮及排卵

产后妈妈的月经恢复及排卵是一个自然的生理现象。但每位妈妈的恢复时间各不相同，有早有晚。

月经复潮跟哺乳有着密切的关系。不采取母乳喂养的妈妈通常在产后6到10周即可恢复月经，在产后10周左右恢复排卵。而母乳喂养的妈妈月经复潮时间会有所延迟，特别是纯母乳喂养（婴儿不喝水或其他饮料，食物全部由母乳提供）的妈妈，她们平均在产后4~6个月才开始排卵。

产后月经复潮较晚的妈妈，排卵可能会发生在首次月经复潮之前，所以哺乳期妈妈虽然月经还没复潮，仍有怀孕的可能。需要提醒的是，在此期间过性生活时，需要男性使用避孕套进行避孕。

❀ 消化系统

产后口渴

由于分娩前进食量较少，分娩过程中又消耗了大量的体力，再加上产后妈妈新陈代谢比较快，还需要分泌乳汁，这些都需要大量的水分；所以，产后妈妈感到口渴的情况会比较常见。

当妈妈经常感到口渴时，在饮食方面她也会偏爱一些流质或者半流质食物，这是身体对水分需要的自然表现。所以，建议产后妈妈多喝汤水，这样不仅可以及时补充机体所需的水分，促进营养吸收，还有利于乳汁分泌，给宝宝提供最佳的营养。

产后进食量下降

产褥期间，有些新妈妈由于活动量减少，胃肠蠕动减弱，再加上精神疲劳、便秘等原因，进食量会有所下降，但一般在产后1~2周会逐渐恢复，新妈妈不必过于担忧，可通过调整饮食口味等方法予以改善。

产褥期妈妈可采取少食多餐的方法来逐步增加进食量，每天可安排5~6餐。每餐的品种可不断变换花样，干稀搭配，粗细搭配、荤素搭配、咸淡适中，以保证足够的营养和水分，促进产后的身体康复。

❀ 皮肤

由于激素水平的变化，许多孕妈妈的下腹部、乳晕等皮肤上都会出现不同程度的色素沉着，这种现象一般会在产后逐渐消退。随着时间的推移，下腹部的妊娠纹也会逐渐由孕期的紫红色逐渐消变成淡淡的银白色，松弛的腹壁皮肤在产后6~8周也基本可以得到恢复。

所谓"养外必先养内"，产后的皮肤护理也是这个道理。产后新妈妈应适当喝水，正确的饮水习惯会有助于提高皮肤弹性，常吃富含维生素C和维生素E的食物，如苹果、橙子、西红柿等，对于淡化黄褐斑，保持皮肤细腻滋润，防止皮肤衰老有着重要的作用。

外部保养方面：产后妈妈每天要注意皮肤清洁，使用保湿类护肤品；还可以做产后康复体操或者经常对自己的腿、脚、手、臂等部位进行轻柔地按摩，这些都是利于产后恢复的。

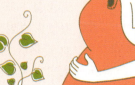

营养与饮食

产褥期的饮食建议

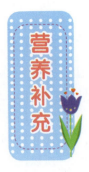

营养补充

❀ 新妈妈的营养需求

刚刚生完孩子的妈妈因为身体虚弱，要特别注意补充营养，一方面是为了促进身体各器官、系统功能的恢复，另一方面要分泌乳汁、哺育宝宝。妈妈的营养关系到乳汁的营养，乳汁的营养进而影响宝宝的生长。哺乳期妈妈的日常膳食应做到：

- 每天应比平时增加总量 100 克～150 克的鱼、禽、蛋、瘦肉，如果增加动物性食品有困难，可用大豆类食品作为替代补充；
- 多吃点动物肝脏、动物血、瘦肉等含铁食物，预防缺铁性贫血；
- 多吃点海产品，增加 DHA、锌、碘的摄入，促进宝宝脑和神经发育；
- 每天喝 500 毫升牛奶；
- 每天吃新鲜蔬菜水果不低于 500 克；
- 忌烟酒，避免喝浓茶和咖啡；
- 食物应保持品种多样，不过量进补，也不盲目节食；
- 进行一定强度的、规律性的身体活动和锻炼，保持健康体重。

❀ 产后钙的补充

怀孕期间，孕妈妈通过脐带从血液中供给胎宝宝发育所需要的钙；哺乳期间，新妈妈要通过乳汁把钙供应给宝宝。如果新妈妈缺钙，会容易出现腰酸腿痛、牙齿松动、肌肉痉挛等症状，如果乳汁中的钙含量下降，会直接影响到宝宝的营养。所以，为了宝宝和自己

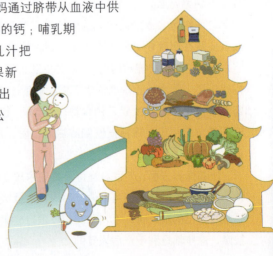

的健康，新妈妈要注意钙的补充，每日补钙 1200 毫克，并补充维生素 D 和多做户外活动，以帮助钙吸收。

牛奶和奶制品中的含钙量较高，其他含钙量丰富的食物还有：大豆（指黄豆、黑豆、青豆）及豆制品、海带等海产品、各种鲜豆类、芝麻及芝麻酱、油菜等深绿色蔬菜、坚果等。有缺钙症状的妈妈，可在医生指导下，适当补充钙剂。

✿ 产后铁的补充

铁是重要的造血原料。孕期和哺乳期，宝宝体内的铁的供应都是来自妈妈的营养。产后发生缺铁性贫血的妈妈更容易出现疲倦、乏力、头晕、心悸等情况，甚至还可能因免疫力低下而受到病毒感染。

产后妈妈补铁，一方面是为了自身营养的需要，一方面也是为了给宝宝提供充足的铁，预防宝宝缺铁性贫血的发生。建议产后妈妈的饮食不要偏食，均衡补充瘦肉、猪肝、蛋黄、鱼虾、贝类、大豆、豆腐、海带等食物的同时，多吃蔬菜和水果等富含维生素 C 的食物，或直接适量补充维生素 C，促进对铁的吸收和利用。

✿ 避开产褥期饮食的误区

误区一：产后只要多喝汤，可以早下奶

产后头几天，很多人建议妈妈多喝汤。岂不知，此时乳腺管尚不通畅，如果过多喝汤，妈妈分泌的乳汁很可能会堵塞乳腺管，而导致乳腺炎，反而不利于哺乳。因此，产后妈妈应该让宝宝多吸吮乳房，待乳腺管受到吸吮刺激逐渐通畅后再多喝汤水。

误区二：产后多吃桂圆、红枣、红豆，多喝红糖水，可以补血

很多人认为桂圆、红枣、赤豆之类食物有很好的补血作用，所以产后只是大量吃这些食物，其实该类食品都是植物性食物，虽然在植物性食物中含铁量相对丰富，但进入人体后植物铁的吸收率却较低。

红糖水具有利尿、活血化瘀、补血养血的作用，还可以促进子宫复旧和恶露排出，是我国民间传统的产后饮品。但是，红糖水的铁含量及其他营养价值也非常有限，单依靠红糖水补血而忽略其他食物的摄入，也不是科学的营养建议。喝红糖过多、过久还会容易影响食欲、引起多汗、恶露不断等不良情况等。建议产后妈妈喝红糖水一般不要超过 10 天，且每天应控制在 30 克以内。

若要补血，建议选用瘦肉、动物肝脏或血，精心烹调后食用，该类食物所含的血红素铁易于被人体吸收，补血的效果更好。

❀ 坐月子期间忌过度滋补

很多人认为生孩子身体消耗大，"坐月子"期间一定要大补，尤其是要补充以鸡、鸭、鱼、肉、蛋为主的动物性食物。而事实上，若产后妈妈摄入过多的动物性食物，会因蛋白质、脂肪过量而加重身体的消化和代谢的负担。肉吃得多了，肚子容易饱胀，自然吃不下粗粮、蔬菜、水果，这样不仅容易引起微量营养素和膳食纤维摄入不足，还容易引发便秘、痔疮等疾病，甚至容易引发体内糖和脂肪代谢失调，导致妈妈发生"生育性肥胖"，对妈妈们的远期健康有不利影响。

妈妈营养过剩，会导致奶水中脂肪含量增加。如果宝宝对这些脂肪有良好的吸收，则有可能造成"婴儿肥"。如果宝宝不能吸收这些脂肪，则可能导致"脂肪泻"，影响肠道健康。因此，产后妈妈应该注意，不要过度滋补。

我国有的地方流传着"月子里每天要吃10个鸡蛋"的说法，那是物质供应匮乏年代的观念，已经不适合于物质供应丰富的现代社会。鸡蛋虽是良好的蛋白质来源，但每天一个即可，吃得过多，会造成蛋白质过剩，反而不利于肠道吸收。"月子"期间的膳食重在营养均衡，品种多样，而不是顿顿大鱼大肉，过多地摄入以鸡、鸭、鱼、肉、蛋为主的动物性食物。

❀ 新妈妈节食害处多

有的新妈妈急于恢复到以前的曼妙身材，产后几天就开始采取节食的方法减肥，这同样是不可取的。产后42天内，新妈妈的身体状况未完全恢复到孕前水平，再加上要有充足的乳汁喂养宝宝，营养补充不可忽视。如果这时盲目节食，不仅新妈妈会因抵抗力下降而容易生病，引起产后并发症，更有引发宝宝发育不良的风险。

新妈妈过早地减肥会使腹肌紧张，增加腹腔的压力，不利于子宫复旧，还有可能带来尿失禁和排便困难等情况。由于新妈妈担负着哺育宝宝的"重任"，如果蛋白质与能量摄入不足或处于边缘缺乏状态，会直接影响乳汁分泌量以及乳汁中的营养素含量。因此，新妈妈的饮食应做到营养全面，种类多样，不挑食、不偏食、不盲目节食，更不可以滥用减肥药物。

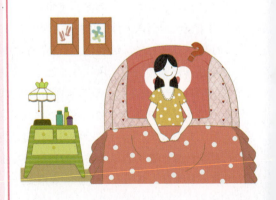

❀ 产后妈妈吃盐要适量

有的地方的习俗有"产后妈妈不能吃盐"的说法，这是没有科学依据的。产后妈妈排汗多，需要及时补充电解质，所以，必须适当地补充盐分。如果饭菜中不加盐，妈妈会因食之无味而影响食欲，心情也会因此而受到影响。

但产后妈妈也不宜吃太咸的食物，如果此时盐分摄入过多，会加重肾脏负担，而造成浮肿，甚至是诱发高血压。

盐是人类生活中最重要的调味品，新妈妈的饮食中不可不放，也不可多放。每人每天吃的盐应不超过6克。

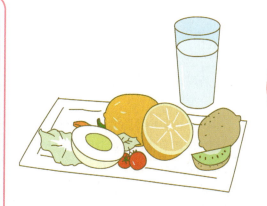

❀ 产后妈妈少吃味精

正在哺乳期的妈妈与孕妈妈一样，都应慎食味精。味精的主要成分是谷氨酸钠，虽可以给食物提鲜，但进入产后妈妈体内的谷氨酸钠会与乳汁中的锌发生结合，生成谷氨酸锌并随尿排出体外，容易导致吃母乳的宝宝身体缺锌。味精中含钠，过多摄入味精就如同增加了盐的摄入，也有导致高血压的风险。

如果感觉饭菜的味道缺少鲜香，可以用鸡骨或猪骨熬点高汤供做菜时使用，效果比味精还要好。

❀ 新妈妈不要过多吃海鲜

伤口局部红肿、发热、疼痛，甚至出现伤口化脓、愈合差等炎症反应，一般都是由于细菌感染引起。如果会阴切口或剖宫产后伤口处不能保持干燥，会容易受到细菌的污染，引起伤口感染。所以，通常情况下，伤口感染与饮食无关，吃海鲜、姜并不会引起伤口发炎。

营养均衡会更有利于伤口的愈合和身体恢复。海鲜中含有丰富的蛋白质、维生素、各种微量元素以及DHA，都是有利于妈妈、宝宝身体健康的营养物质，自然是产后妈妈的饮食佳品。不过，需要注意的是，海鲜产品烹调时，应注意烧熟煮透，不可以生吃，以避免病毒感染；另外，海鲜属于高蛋白食物，过多摄入会增加肾脏的代谢负担，所以也不可多吃。

❀ 避免吃辛辣、油腻、生冷、坚硬的食物

新妈妈要尽量少吃辛辣、油腻、生冷、坚硬的食物。

产后妈妈的胃肠消化功能仍然较弱，辛辣食物容易刺激肠胃，还可能引起便秘、痔疮等症状。产后妈妈吃太油腻的食物，不利于自身的肠胃消化，还有可能会连带吃母乳的孩子出现"脂肪泄"即大便溏稀。生冷食物则容易导致胃肠痉挛，建议妈妈吃的蔬菜最好是炒熟的，水果也可用热水烫洗之后再吃，像冰激凌、奶昔之类的冷饮，产后妈妈还是不要过早食用。产后妈妈的饮食要少食多餐，经过炖、蒸、煮、焖烹调后，较软的食物更能够保护妈妈的肠胃和牙齿。

❀ 产后妈妈远离烟酒

吸烟对人体很多重要器官都有害，对新妈妈的健康很不利，对器官稚嫩的小宝宝危害更大。产后妈妈吸烟不仅会使乳汁减少，还会把烟草的有毒物质随乳汁带到宝宝体内，给宝宝的健康带来不良影响。为了孩子的健康，产后妈妈不仅自己不要吸烟，而且要注意防止二手烟和三手烟的污染。及时提醒有吸烟习惯的丈夫或是家人远离小宝宝，因为小婴儿的器官稚嫩，吸烟时呼出的烟雾、气体，会直接危害小宝宝的健康。

新妈妈喝酒可能会引起出血增多、头痛、头晕等症状，酒精也会随着乳汁带给宝宝，所以，产褥期妈妈还是不喝酒为好。

❀ 剖宫产妈妈饮食注意事项

剖宫产的妈妈要待肠道排气后，才可以进食。通常术后6小时之后，可以喝一点儿利于排气的汤水，以促进肠蠕动，减少腹胀。可以进食时，首选的食物为藕粉、面汤等高热量的流食，至第2~3天可以吃些稀粥、面片、鸡蛋羹等稀软的半流质食物，但不要饮用牛奶、豆浆、糖水等容易造成腹胀的饮品。

随着胃肠功能逐渐恢复，到产后三、四天时，剖宫产妈妈也可以逐步过渡到正常饮食了。但产后的头几天，新妈妈的饮食应以清淡为主，忌生、冷、辛、辣的食物，还需要遵循营养、易消化、少食多餐的原则。

母乳喂养

❁ 母乳喂养对母亲的好处

母乳喂养与产后妈妈身体的恢复以及远期的健康有着密切的关系。当宝宝通过吸吮刺激妈妈的乳房时，妈妈的脑垂体可产生催乳激素和催产素，并促进子宫收缩，减少产后出血的发生；科学研究标明，母乳喂养可以减少母亲患乳腺癌和卵巢癌的危险；另外，母乳喂养的妈妈月经复潮及排卵较不哺乳的妈妈来说会延迟，有利于产后康复和生育间隔。

母乳喂养非常方便，妈妈外出时省去了准备瓶瓶罐罐的麻烦，母乳喂养还非常经济，无需购买奶粉、奶瓶、奶嘴、消毒锅等用品，整个哺乳期间，可以节省下来一笔不小的开支。

❁ 母乳喂养对宝宝的好处

母乳是婴儿最营养、最安全的食物。当妈妈母乳喂养时，宝宝和妈妈的皮肤亲密接触，有利于增进母子感情，对宝宝的心理发育有着重要的作用。

母乳中所含的各种营养物质最适合宝宝的消化吸收，而且母乳的营养可以随宝宝的生长和需要发生相应的改变；母乳中含有来自母体的抗体和免疫物质，可以帮助宝宝免受外界病毒和细菌的干扰，增强新生儿的抵抗疾病能力，降低宝宝患腹泻、呼吸道和皮肤感染等疾病的几率。

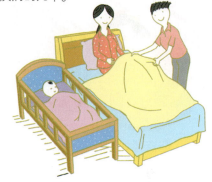

❁ 科学合理的母乳喂养

> 早接触、早吸吮、早开奶

母乳喂养应尽早开始，这是促进成功母乳喂养的关键。通常在爱婴医院的产科里会推行"三早措施"，即早接触、早吸吮、早开奶。宝宝在出生半个小时后就可以开始进行"三早"。早接触可以让宝宝尽早地接触妈妈的皮肤，有利于稳定他/她的呼吸和心跳；早吸吮有利于刺激妈妈的乳汁分泌，促进子宫复旧，减少产后出血。

"三早"措施让宝宝及时获得了初乳的营养补充，还可以避免因在哺乳前使用橡皮奶嘴而给宝宝带来"乳头错觉"。

母婴同室与按需喂哺

产后妈妈住院期间，为了便于母乳喂养，医院产科大都实行了母婴同室。即宝宝随母亲回到病房同处一室，妈妈可以随时照看宝宝，随时给宝宝喂奶。

只要宝宝饿了，妈妈可以随时给他/她喂奶，不需要看着钟表，硬性地规定喂奶间隔时间，切实做到按需喂哺。按需喂哺符合小宝宝的生理需求，如果孩子饥饿、哭闹或是母亲感觉乳房充盈都应该及时给孩子喂奶。如果小宝宝安静地睡了超过3个小时，则要把孩子叫醒来喂奶。

正确的哺乳姿势

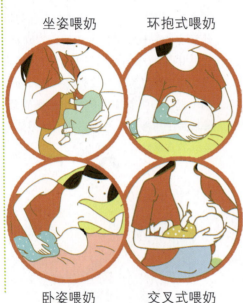

坐姿喂奶　环抱式喂奶
卧姿喂奶　交叉式喂奶

哺乳可以采取坐姿或者卧姿，没有哪一种是普遍认为的最佳姿势。只要妈妈和自己的宝宝都感觉到舒服，宝宝可以安心吃奶，那就是你们的最佳姿势。

● **坐姿喂奶**：妈妈自然坐在床边或者椅子上，脚下可以踩一个矮凳，背部可以加一个垫子支撑。妈妈的一只手臂托住宝宝的头颈肩部位，使宝宝的胸贴近妈妈的胸腹部，妈妈的另一只手呈"C"形托住乳房，将乳头轻轻送到宝宝的口中。

● **卧姿喂奶**：妈妈侧躺在床上，一只手臂托住宝宝的头颈部，宝宝的胸要贴近妈妈的胸，另一只手的姿势与坐姿喂奶相同，也是呈"C"形托住乳房，将乳头轻轻送到宝宝的口中。

● **环抱式喂奶**：妈妈将宝宝夹在与哺乳乳房同侧的胳膊下，并用一个枕头托住宝宝的身体，宝宝的头枕在妈妈的手上。妈妈的另一只手托住乳房，帮助宝宝含接好乳房。一般适合双胎的妈妈，或是乳房比较大、宝宝含接困难的情况。

● **交叉式喂奶**：妈妈用乳房对侧的胳膊抱住宝宝，前臂托住宝宝的身体，手在宝宝耳朵或是更低一点的水平位置，托住宝宝的头。用乳房同侧的手托起乳房。一般适用于较小的宝宝。

正确的含接姿势

- 用乳头或乳晕下方刺激宝宝的嘴唇以刺激觅食反射。
- 等待宝宝张大嘴巴后将乳头靠近宝宝。
- 靠近宝宝下颚的乳晕部分首先进入宝宝的口腔。
- 确认宝宝是否稳固地含接住乳头及大部分乳晕。

刺激

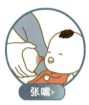
张嘴

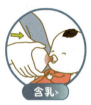
含乳

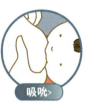
吸吮

离乳

珍贵的初乳

婴儿出生后，妈妈最初几天分泌的乳汁称为初乳。初乳的颜色淡黄，较稠，量较少，但含有丰富的抗体和免疫物质，不仅能满足宝宝生长发育的需要，还可以增强宝宝的抗感染能力。初乳还是缓泻剂，有助于宝宝排除胎粪，减少新生儿黄疸的发生。

陈旧的观念是将初乳丢弃，这是毫无科学道理的。初乳就像是孩子的第一剂疫苗，非常珍贵。丢弃初乳是愚蠢的行为，因丢掉了初乳而错过了天然的免疫保护，对于小宝宝来说，更是可惜。

夜间喂养很重要

因为催乳素在夜间比白天分泌得更加旺盛，所以，妈妈应坚持在夜间喂奶，以便让宝宝获得更多的乳汁，这也是促进母乳喂养成功的一项重要措施。

相比配方奶粉而言，母乳更容易消化吸收，因此，母乳喂养的宝宝通常会在夜间醒来吃奶。夜间喂奶时，妈妈应尽可能像白天一样坐起来抱着宝宝喂奶。如果躺着喂奶，则要注意乳房不要堵住宝宝的鼻孔，以免发生呼吸道堵塞的情况。喂奶之后，妈妈还是要像白天那样，竖着抱起宝宝，轻轻拍他/她的背部，听到打嗝声后再放下宝宝。

剖宫产与母乳喂养

无论是自然分娩还是剖宫产的母亲都可以实现成功的母乳喂养。剖宫产妈妈由于身体恢复所需时间稍长一些，疼痛多一些，所以在母乳喂养方面经常会感觉力不从心。

剖宫产妈妈虽然不像自然分娩的妈妈那样，产后很快就感觉到乳房胀痛，但是如果尽早开始让宝宝吸吮妈妈的乳房，也有助于刺激妈妈泌乳。分娩后的头几天，是妈妈与宝宝建立母乳喂养和谐关系的最佳时间，一旦采用代乳品喂养宝宝，错过了这段母乳喂养的黄金时间，剖宫产妈妈日后的母乳喂养历程可能会因为乳头错觉等问题而增加不少艰辛。

母乳喂养到宝宝多大

哺乳是对宝宝和妈妈的健康都有益处的行为。母乳喂养应从宝宝出生后的第一小时开始，此时，哺乳动物本能的吸吮反射最强，有利于宝宝找到最佳的含接姿势，帮助母子之间建立母乳喂养的默契。

出生的头6个月期间应采取纯母乳喂养，因为，母乳的营养完全可以满足小宝宝的生长发育需要，所以，无需添加代乳品或是辅食，甚至不必要喂水。宝宝的辅食添加应该从6个月开始，这时妈妈仍应继续坚持母乳喂养，直至宝宝两岁或两岁以上。

❀ 母乳喂养时遇到的问题

乳汁不足

母乳不足的妈妈首先要坚定母乳喂养的信心，不要轻易放弃或者添加母乳代用品。如果你的睡眠不够充足、汤水喝得少或者母婴分离，这些都有可能是造成乳汁分泌不足的原因。

因为乳汁的来源依靠的是宝宝频繁的吮吸刺激，所以，乳汁不足的妈妈最需要做的就是增加每天的喂奶次数和每次的喂奶时间。为了乳汁充沛，建议产后妈妈24小时的喂哺次数不应少于8次，每次喂奶不应少于30分钟。因为夜间催乳素分泌旺盛，所以，妈妈还要坚持夜间喂奶。

此外，很多妈妈母乳不足是由于过早添加母乳代用品使得宝宝对妈妈乳房的刺激减少而造成。所以，增加宝宝吸吮母乳的同时，应减少代乳品的使用，这也是解决乳汁不足的关键所在。

催 乳

中药催乳、食补催乳和按摩催乳是我国民间较为常用的催乳方法。通草、王不留行、黑豆、黄豆、花生、鲫鱼、木瓜等都是经常用来制作催乳膳食的药材和食材。

按摩催乳可不仅仅是揉揉乳房那么简单。由于乳房组织细腻，按摩的手法以及力量的掌握对按摩催乳提出了较高的技术要求。错误的按摩手法不但起不到催乳的作用，反而会破坏妈妈的乳腺组织，甚至引发一些乳腺疾病。因此，按摩催乳应谨慎进行。

需要提醒妈妈注意的是，乳汁的产生更多还是来自宝宝给予妈妈的乳头刺激。如果离开了宝宝的吸吮，即使喝再多的汤，按摩再多，通常也无法有效解决母乳不足的问题。

乳头皲裂

哺乳时，如果宝宝的含接姿势不正确，仅仅是含住了妈妈的乳头部分，这种情况下反复的吸吮和摩擦乳头就会造成乳头皮肤损伤，进而形成了乳头皲裂，而妈妈也会因为乳头皲裂在哺乳时疼痛难忍。发生乳头皲裂时，首先要纠正的就是宝宝的含接姿势，即吃奶时需要将大部分的乳晕也含入宝宝的口中。

妈妈在哺乳前可以先用湿热的毛巾热敷乳房和乳晕，试着先让宝宝吃疼痛较轻的一侧乳房，然后再吃皲裂的一侧。宝宝吃饱了之后，妈妈不要强行将乳头从宝宝嘴里拉出，而应轻轻按压宝宝的下颌让他/她吐出奶头。另外，哺乳期间新妈妈最好穿棉质的内衣和胸罩，或者使用乳头保护罩，以保护皲裂的乳头不受衣物摩擦。喂完奶之后，可以将乳汁涂在乳头处，有利于裂口愈合。

如果有细菌由皲裂口侵入，有可能导致感染甚至是形成脓肿。如果乳头皲裂严重时，应及时到医院在医生的指导下进行治疗。

乳头凹陷

凹陷的乳头会给母乳喂养带来一些困难，但这并不意味着乳头凹陷的妈妈就不能母乳喂养。乳头凹陷的妈妈需要对母乳喂养有更大的决心，并且付出更多的辛苦，以下几点建议，对于乳头凹陷的妈妈很有帮助：

第一，产后做到早接触，早开奶，早吸吮，不使用奶瓶和奶嘴。因为一旦宝宝产生乳头错觉，你的困难又会多了一重。

第二，每次喂奶前，先用手指紧压乳头根部，进行乳头牵拉；如果宝宝吸不住乳头，可以借助吸奶器的力量，先让乳头突出，再让宝宝吃奶。

第三，注意宝宝的含接姿势，吃奶时一定要含住整个乳头和大部分的乳晕。

第四，乳房胀大会增加宝宝含接的困难，所以，应及时喂奶并排空乳房，不要等到感觉胀奶了再喂孩子。

乳房肿胀

产后的两三天，很多妈妈的乳房开始胀痛并有沉重感，局部甚至还可以触摸到肿块。这种情况较为常见，正确的处理方法是坚持让宝宝吸吮妈妈的乳房，几天之后，乳房自然会变软，硬块也会消失。

如果产后妈妈的乳房没有得到宝宝充足的吸吮，硬块持续存在并且疼痛的话，通常是因为乳腺管阻塞，造成乳汁淤积无法排出而引起。此外，宝宝的乳头含接方式不正确，妈妈的内衣过紧，或者哺乳间歇时间过长等都有可能是乳房出现肿块的原因。

乳房肿块发生严重时，妈妈的乳房局部皮肤血管扩张，还可能引起发烧。应对乳房肿胀的方法就是增加哺乳次数，坚持夜间哺乳。每次哺乳前，可以适当热敷和按摩。当乳汁畅通时，乳房肿块自然也就消失了。另外，乳房肿块未消时，最好少喝汤水，待乳管畅通之后再添加鸡汤、鱼汤等催乳的食物。

溢 乳

产后妈妈喂奶时，宝宝吃着左侧乳房，右侧乳房也会有乳汁流出，甚至有时乳汁不经宝宝吸吮也会自然流出来，这被称为溢乳，属于自然的生理现象。发生溢乳情况时，只要妈妈轻轻地按压乳晕处和乳头，通常是可以缓解的。

经常发生溢乳的妈妈可以使用护乳器、溢乳垫或者小毛巾，将其放在胸罩内可以吸收溢出的乳汁。如果有大量的乳汁溢出，可以使用干净的容器接收。这些乳汁可以喂给宝宝吃，也可以放在冰箱里储存起来（母乳在零下18摄氏度以下温度，可保存三个月），待妈妈上班后，这些储存的乳汁，可以当作宝宝的"粮食"。

✿ 职场妈妈的母乳喂养

越来越多被曝光的奶粉安全事件之后，更多妈妈领悟了"母乳是婴儿最安全的食物"，母爱的力量让她们即使上班后也不辞辛苦地坚持母乳喂养，想尽办法让宝宝吃到营养、安全、经济的母乳。

职场妈妈上班的背包中除了文件，还有一系列的"背奶"用具，包括吸奶器、奶袋，保温、清洁用品等。上班期间，如果奶胀了，"背奶"妈妈会找一个隐蔽的空间将乳汁挤出来，存放在冰箱或是随身携带的保温容器中。下班后再把这些

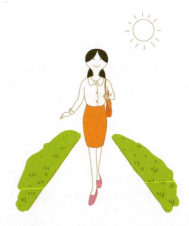

奶带回家，作为第二天妈妈上班期间宝宝的食物。

虽然可以用储存的奶水来喂养宝宝，但职场妈妈在早上出门前、晚上回家后以及夜间还是要尽可能用自己的奶来喂哺小宝宝，尤其是在宝宝夜间醒来时，妈妈的奶对他/她不仅是营养的供给，还是精神上的安慰。

❀ 不适宜母乳喂养的情况

绝大多数的妈妈可以做到成功的母乳喂养。但在极个别的疾病情况下，由于疾病和药物对宝宝会产生影响，不适宜进行母乳喂养。

应暂停喂母乳的情况：急性乳腺炎伴有脓肿；甲肝急性期（至少隔离4~6周）；

不能喂母乳的情况：当妈妈患有严重的慢性肾炎、糖尿病、恶性肿瘤、精神病、癫痫或心功能不全等疾病时应停止哺乳；乙肝病毒DNA阳性和大三阳的妈妈，当肝功能不正常时，不建议母乳喂养。

感染HIV的妈妈，首选纯代乳品喂养；如果经济条件不允许纯代乳品喂养，则纯母乳喂养为其次；因为混合喂养可以增加宝宝感染HIV的风险，所以，感染HIV的妈妈从一开始，就要给宝宝确立一种适合自己的喂养方式并且坚持，不要在中途转换或者进行混合喂养。

❀ 断奶

断奶是一个自然的过程，并没有一个标准的时间，妈妈和宝宝都认为可以接受停止母乳喂养这件事情，才是最基本的断奶原则。如果不顾及孩子的身心接受程度而采取猛然断奶的手段，对于妈妈和孩子来说，有可能成为一段痛苦、可怕的经历。作为成年人必须考虑孩子的感受，因为乳汁不仅仅是他/她的食物，还是他/她的心灵安慰。

有些妈妈在给宝宝断奶时，把乳头涂上辣椒、大蒜、芥末等，或者是涂上特殊的颜色，试图吓着孩子，让他/她不再吃奶，但这对很多宝宝并不奏效，甚至还可能引起他/她对妈妈的不信任，进而产生愤怒和焦虑情绪。

断奶不应过早，待孩子喜欢吃一些辅食之后，断奶也会变得容易一些。断奶时，可在每个白天减少1次喂奶，然后用辅食替代，宝宝慢慢适应之后，再逐步减掉夜间的奶。通过逐渐减少喂奶的次数，而增加辅食的次数让宝宝适应断奶。

需要注意的是，断奶最好选择在春秋季节。当宝宝生病的时候，或是炎热的夏季、寒冷的冬季都不适合断奶。断奶之后要注意辅食营养的添加搭配。

🌸 乳房保健

哺乳期的乳房日常保护

金水，银水，不如妈妈的奶水，母乳对于婴幼儿营养的重要性不言而喻。也可见乳房的功能不仅是令女性身材曼妙，更重要的是还承担着哺育下一代的艰巨任务。要想宝宝得到母乳的营养，产后乳房的日常护理必不可少。

哺乳前：用温开水轻轻洗净乳头和乳晕，保持局部的清洁和干燥。

哺乳时：两侧乳房交替喂奶，宝宝吃奶时应含住大部分乳晕，每次哺乳尽可能排空乳房，不要让宝宝过度拉扯乳头。

哺乳后：佩戴宽松、质地柔软、吸水性好的胸罩，适当进行胸部肌肉锻炼。

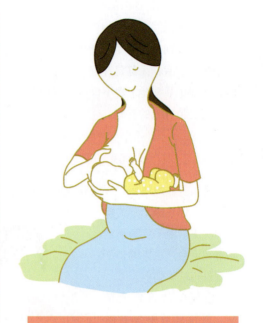

乳房清洗

香皂等清洁物品含有碱性物质，会损坏乳房皮肤表面的保护层，而使乳房皮肤变得过分干燥，所以，产后妈妈清洗乳房不要用香皂。

妈妈可以准备干净的毛巾或纱布，每次哺乳前，用温水擦洗乳房及乳头，动作要轻柔，以免因摩擦而造成乳头酸痛。

减少乳房变形

在保障宝宝"粮食"供应的情况下，每位新妈妈还希望自己的乳房不要因哺乳而变形或是下垂。以下三点是哺乳妈妈需要注意的：

1. 哺乳妈妈要佩戴合适的胸罩，胸罩选择时要考虑罩杯大小和背带松紧适度，恰好地托住乳房。

2. 喂奶时，两侧乳房要轮流喂，"顾此失彼"会使得乳房大小不一致。

3. 擦洗乳房时，不要用力揉搓，洗澡时不要用过热的水冲淋乳房。

尽早开始产后操，扩胸运动和上肢伸展运动可以帮助乳房挺拔丰满。

生活问答

Q：什么是"月子"？

A： 产褥期是指妈妈分娩后，一直到子宫等生殖器官完全恢复的时间。这段时间一般需要6周（42天）。民间俗称的"月子"是指宝宝出生后的30天。从时间上来讲，产褥期比"月子"的时间要长一些，并不完全等同于"月子"。

"月子"是产褥期的一部分，是产后妈妈重要的休息期，需要安心静养。科学的产褥期保健应包括身心修养、合理饮食、适当运动、保持个人卫生、产后42天健康检查等诸多内容。

Q："坐月子"不能出门吗？

A： 传统习俗认为"坐月子"是不能出门的，一个月的时间不能见到"天日"，否则，容易受风而落下"月子病"。其实，"月子"期间，新妈妈虽然需要休养，但也并不是"弱不禁风"，只是体质较普通人稍差而已，只要注意保暖，在阳光明媚的日子适当出去走走，晒晒太阳并不会带来什么害处，反而更利于促进新妈妈体力恢复正常。但是，"月子"里的妈妈最好不要到人多的拥挤场合，还应注意不要长时间走路和站立。

Q："月子"里适宜亲友探视吗？

A： 家里添了小宝宝，亲戚朋友前来祝贺，是件高兴的事儿。但是，月子里，新妈妈和小宝宝要随时喂奶，所以要保障休息时间，如果频繁接待"热情"的亲友，会令妈妈感到疲惫，得不到充分的休息，不利于照顾宝宝，也不利于自身的康复。

"月子"里，新妈妈和宝宝的抵抗力都比较弱，如果探访的人太多，也容易把外面的病菌带到家中，增加被感染的机会。如果家里没有独立的一间卧室给新妈妈和小宝宝的话，更应该婉言谢绝客人的到访。

Q：什么样的居家环境适合"坐月子"呢？

A： 无论是宽敞还是狭小的房子，只要安静卫生、阳光充足、空气流通、住着舒适，就都是适合妈妈和宝宝的居家环境。

因为小宝宝自身体温调节能力较差，所以室内的温度应保持在24℃左右，湿度保持在55%左右，每天最好可以早、晚通风换气1次，保证室内空气清新。另外，妈妈和宝宝居住的房间应经常清洁打扫，被褥经常晾晒，这样的室内环境对妈妈和宝宝的健康都会有好处。

Q：怎样保持产后个人卫生？

A： 良好的个人卫生习惯对于新妈妈的健康来说非常重要，产后妈妈要坚持天天早晚梳头、洗脸、刷牙，还应勤洗澡、勤换衣物，尤其是保持乳房的清洁。

产后妈妈的头发油脂分泌旺盛，如果不及时清洁护理，头发容易有异味也

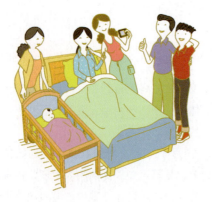

容易脱落,早晚梳头、每周坚持洗头可以促进血液循环,减少脱发。

产后妈妈刷牙时,要选用软毛牙刷,以减少对牙龈的刺激,还可以将纱布套在手指上"刷牙"或是使用漱口液,以保持口腔清洁。

每次喂奶前,妈妈要洗手并用干净的毛巾擦洗乳头;每天应坚持用温开水清洗外阴,勤换卫生垫以保持会阴部的清洁和干燥。

自然分娩的妈妈如果没有侧切伤口,体力恢复后,随时都可以洗澡;剖宫产的妈妈在伤口愈合后也可以洗澡。一般情况下,恶露会在产后 4~6 周内干净,所以,这期间新妈妈最好使用淋浴。洗澡时间不宜过长,每次 5~10 分钟即可。洗完澡之后,新妈妈不要急于走出浴室,应立即擦干身体、包好头巾、穿好衣服,以防感冒。

产后妈妈出汗较多,内衣裤要每天清洗更换。有条件的,最好可以在太阳下暴晒,利用阳光起到消毒效果。

Q:如何缓解产后疲劳?

A:经历了分娩的过程,产后妈妈身体虚弱,白天、夜里还要喂奶和护理宝宝,精神高度紧张,如果得不到充足的休息,很容易搞得疲惫不堪。所以,产后妈妈的作息要根据宝宝的特点来调整,宝宝睡觉时,妈妈也该一同睡觉,这是解决睡眠不足的有效方法。

感到劳累时,妈妈不要事无巨细亲力亲为,虽然男人有时笨手笨脚,但在照顾宝宝方面,他也会努力做到细心。你可以在喂完奶之后把孩子交给丈夫或是家人照料,自己听听音乐或是短时间出门散散步,使精神得到充分地放松,保持一份好心情。

Q:产后妈妈应如何选择卧床姿势?

A:为了保证精力恢复和乳汁充沛,产后妈妈要注意劳逸结合。为了方便母乳喂养,妈妈休息的时间最好与宝宝睡觉的时间保持一致,每天保证 8~9 个小时的充足睡眠。

产后妈妈休息时应经常变换卧床姿势,最好俯卧、侧卧和膝胸卧位交替,以帮助子宫处于前倾位置,利于恶露排出。不建议产后妈妈长时间仰卧,这样会使子宫后倾,不利于恶露排出。每天早晚可采取俯卧位,每次时间为 20 分钟左右为宜。

自然分娩的妈妈,如果会阴侧切口在左侧时,应当向右侧卧位;如果会阴切口在右侧时,则应向左侧卧位,这样可以防止切口受到压迫,以免恶露浸及伤口,影响愈合。

Q:产后运动有哪些好处?

A:大量的实践证明,产后妈妈如果

合理营养、均衡膳食，进行适量、适时、循序渐进的运动以及规律适当的作息，想恢复到孕前的曼妙身姿并不是遥不可及的梦想。

产后运动不仅可以帮助新妈妈促进腹壁及盆底肌肉张力，帮助子宫复旧，促进肠蠕动，防止便秘或尿潴留的发生；还有利于控制体重，增强肌肉力量，促进形体恢复。此外，产后运动能够让妈妈心情舒畅，有利于释放不良情绪，帮助睡眠，从而减少产后抑郁症的发生。

一般情况下，自然分娩的妈妈在没有任何并发症的情况下，分娩后6~12小时即可进行轻微的活动，产后第二天可以开始产褥操的练习。如果是剖宫产妈妈，待尿管拔出后也可以起床活动了。适宜的运动包括：双足运动、腹式呼吸、头颈部运动、提肛抬臀运动、腿部运动等。产后妈妈的运动可以从这些运动幅度不大的简单动作开始，循序渐进，逐步适应和增加运动量。

Q：产后运动有什么注意事项？

A：产后运动时，需要注意以下事项：
- 运动前排尿，做热身运动；
- 运动前后注意及时补充水分；
- 运动时应穿着宽松或弹性好的衣裤；
- 运动时间不宜过长，每次15分钟左右即可；
- 运动量循序渐进，持之以恒，避免过度劳累；
- 运动时，如有恶露增多或其他不适，应立即停止。

Q：产后束腰有什么危害？

A：产后妈妈的抵抗力下降，过早的束腰会使盆腔血液运行不畅，容易引起诸如附件炎、盆腔炎、尿路感染等妇科炎症。束腰过紧时，容易影响新妈妈正常的呼吸，导致头晕、胸闷等症状，还可能使腹压升高而导致子宫下垂，或是影响胃肠道功能，引发便秘和痔疮。

产后妈妈应充分认识到过早束腰对身体的危害，积极采取母乳喂养、科学饮食，用加强锻炼的方式促进产后康复和体形恢复。

Q：产后如何正确使用空调、风扇？

A：炎热的夏天，如果室内空气流通不畅，很容易中暑。开窗通风时，妈妈和宝宝应避免穿堂风；使用电风扇或者空调时，可选用摇摆、微风、间断、定时等功能，风向不要直接对着妈妈和宝宝，以免着凉感冒。

空调房要经常开窗通风，保持空气清新。当室内外温差较大时，不要马上走出空调房间，应提前调整温度，待身体逐渐适应后再外出。

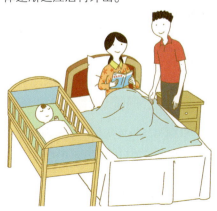

快乐孕育 产后康复

重要医学常识

❋ 产后42天的检查项目

产后妈妈及小宝宝应在产后42天到分娩所在的医院进行母婴健康检查。

产后妈妈的检查项目
- 了解产后妈妈产褥期身体恢复的基本情况。
- 测量体重、血压,进行妇科及盆腔检查,了解子宫复旧及伤口愈合情况。
- 对孕产期有合并症和并发症者,如贫血、妊娠期糖尿病、妊娠高血压疾病等进行相关检查,提出诊疗意见。
- 指导产后妈妈喂养、营养、心理、卫生及避孕方法。

小宝宝的检查项目
- 了解宝宝的喂养及生长发育基本情况。
- 测量体重和身长,进行全面体格检查,及时发现异常情况。
- 对早产、低出生体重等高危因素的婴儿进行相应的检查和处理。
- 进行儿童早期发展及口腔保健等方面的指导。

❋ 产后白细胞偏高

白细胞是机体防御系统的重要组成部分。血液中的白细胞包括中性粒细胞、淋巴细胞、嗜酸性粒细胞、嗜碱性粒细胞和单核细胞等。白细胞计数就是测定在单位体积中白细胞的数量。成人白细胞数参考值为 $4.0\sim10.0\times10^9/L$。

怀孕8周以后,胎儿血循环出现粒细胞。怀孕12周,胸腺、脾产生淋巴细胞,为体内抗体的主要来源。孕足月时白细胞计数可高达 $(15\sim20)\times10^9/L$。一般情况下,新妈妈通过合理休息,在产后2周左右白细胞会逐渐趋于正常。但如果新妈妈在产后42天复查或其他检查中,发现白细胞依然增高,并出现发烧等炎症表现时,需高度重视,并应及时向妇产科医生如实反映情况,积极寻求医生的帮助,避免意外发生。

❋ 妇科检查

出院时医生叮嘱的产后42天到医院复查,新妈妈没有忘记吧。有很多新妈妈自认身体恢复良好,而忽略了这项检查,这是非常不可取的。

一般产后妇科检查的内容包括:子宫复原、子宫颈口恢复情况、骨盆底肌肉托力、会阴伤口愈合、产后恶露等。新妈妈在准备去进行产后42天检查之前,应注意一些事项,如:进行妇科检查前只是每天清洗外阴即可,而不要进行阴道冲洗,也不要使用阴道药物,否则会影响检查的结果。在进行妇科检查前必须排空膀胱,对于大便干燥或排便困难的新妈妈应提前一天用开塞露促进排便,以防子宫后方的直肠干扰检查结果。

产后检查对新妈妈今后的身体健康有着重要的作用，有利于尽早地发现问题，尽早诊治。

❋ 伤口检查

对于剖宫产的新妈妈而言，大部分的伤口问题会在分娩后的10天内出现。如果出院后伤口出现红肿、疼痛，或者有不正常的液体流出等情况，要及时到医院进行检查。伤口无异常的情况下，产后第6周应进行复查即可。剖宫产后，伤口在逐渐愈合的过程中，会出现明显的瘙痒症状，这与皮肤结构以及组织的再生能力有关，也是伤口愈合良好的表现。平时妈妈尽量不要隔着衣服去磨蹭伤口，减少抓挠伤口，以免破损发炎。

对于自然分娩的新妈妈而言，仅有会阴伤口，并发症少，复原速度比剖宫产较快。但若伤口出现持续疼痛，或出现肿胀、分泌物异常，则要怀疑是否有感染发炎的可能，应及时到医院检查。

❋ 血压 & 血糖

产后血压和血糖的检查往往被新妈妈所忽视，其实血压和血糖的升高对身体各方面机能影响很大。

孕期血压增高的新妈妈产后需要自测血压，定期检查。产后12周内每天都应观察血压的变化，并尽量保证在同一时间、相同部位、固定同一侧手臂，以便监测产后血压的波动范围。如果不能自测血压，可到社区门诊或附近卫生站去检查。

对于大部分妊娠期糖尿病的新妈妈来说，产后42天血糖均已恢复正常。但在进行产后检查时，医生往往还会对新妈妈再次进行葡萄糖耐量试验（OGTT），以确诊是否为单纯的妊娠期糖尿病，进而排除患有糖尿病的可能。

无论孕期血压高还是血糖高的新妈妈，在产后均应注意低盐、少糖饮食，应以清淡为主，平衡膳食。在复查时还要清楚地告知医生产褥期间自测的血压或血糖情况，在医生指导下合理饮食，调整血压或血糖的异常。

❋ 产后性生活需要注意的事项

不要过早进行性生活

子宫内的创面及子宫复旧至少需6~8周的时间，过早性生活容易引起生殖器官感染及切口瘢痕撕裂。通常情况下，经过产后42天检查，待产后妈妈生殖系统恢复正常后，方可与丈夫"亲密接触"。如果产后42天检查发现恶露未净、会阴伤口有触痛或子宫偏大、复旧欠佳时，仍应暂缓性生活，待再次体检正常后方可恢复。

做好避孕措施

由于哺乳期的子宫质地非常的软，一旦怀孕进行人工流产，子宫破裂或穿孔的危险性会增加。尤其是对于剖宫产的妈妈，这种风险更大。此外，产后很快怀孕还会影响乳汁的分泌，不利于宝宝的喂养。所以，产后无论是否母乳喂养，一旦恢复性生活，就需要做好充分的避孕措施。

有的人认为哺乳期属于安全期，此时性生活可以不采取避孕措施，这是一个误区。哺乳期虽然月经没有恢复，但卵巢有可能已经恢复排卵。有的妈妈刚过产褥期就可能排卵，完全有受孕的可能，民间常称为"暗胎"。哺乳期避孕方法推荐以宫内节育器以及男用避孕套为主。

❀ 自然分娩 & 性生活

很多妈妈都知道自然分娩对母婴都有很大的好处，但是也有的人会认为自然分娩后阴道会松弛，有可能影响到今后的性生活质量，所以选择剖宫产。其实，自然分娩是人类繁衍后代的一种自然生理过程，它也是对母婴损伤最小、最利于产后恢复、也是最理想的分娩方式。阴道很有弹性，具有很强的扩张能力，只要产后多做阴道括约肌锻炼，一般在6~8周就可以恢复原样，不会对性生活产生太多的影响，妈妈们不必过于担心。

❀ 会阴侧切 & 性生活

分娩过程中进行了会阴侧切手术的妈妈，不必担忧会阴侧切术后对性生活质量的影响。

会阴侧切术是在阴道外口做了1个4~5厘米长的切口，切口一般5天左右就会长好并拆线，很快会愈合，通常在产后性生活时不会有不良感受。如果需要做会阴侧切术的孕妈妈拒绝侧切，可能会导致阴道不同程度的撕裂。会阴撕裂后，伤口的边缘很不整齐，伤口愈合的时间会延长，伤口留下的疤痕也较会阴侧切更为明显，产后性生活时反而容易有不适的感觉。

女性的阴道具有良好的弹性和极强的扩张能力，分娩之后，阴道内的弹力纤维会收缩，并逐渐恢复到产前状态。所以，会阴侧切并不妨碍产后妈妈享受完美的性爱生活。

❀ 剖宫产术后应严格避孕

剖宫产术后必须严格避孕。由于剖宫产手术之后，子宫肌壁留有疤痕，或是切口在短期内没有完全愈合，短时间内再次怀孕时，会增加宫外孕、前置胎盘、胎盘植入以及产后出血的风险，胎儿的发育会使子宫不断增大，子宫壁变薄，孕晚期或分娩期就会存在疤痕破裂的可能，严重危及母婴二人的生命安全。因此，医生在出院时会格外叮嘱剖宫产妈妈严格避孕。

剖宫产妈妈，一旦恢复性生活就应该开始避孕。安全起见，剖宫产妈妈应至少间隔两年以上才可以再次怀孕。

❀ 纯母乳喂养 & 避孕

纯母乳喂养时，母亲将提供婴儿所需的全部营养。催乳素制造乳汁，同时也会抑制生殖激素的释放，只要频繁地哺乳，就能维持较高的催乳素水平，从而达到抑制排卵的效果。但是，采用纯母乳喂养避孕法需要满足三个条件：一是月经还未恢复；二是宝宝没有超过6个月；三是纯母乳喂养的过程中，没有添加水或是其他食物。

虽然纯母乳喂养可起到自然避孕的效果，但时间只有6个月左右，非常有限。一旦母乳喂养的过程中添加了配方奶粉或是其他食物，则有可能导致妈妈乳量减少，怀孕几率增加。所以，专家建议，产后性生活一定要采取避孕措施。

快乐孕育小课堂

❀ 产后妈妈常见的心理反应

不知所措

虽然有心理准备，但一个新生命的到来，还是令产后妈妈的生活秩序发生了很大的变化，从为人妻到为人母，家庭角色的转化会让妈妈有点儿不知所措。

禁忌

由于传统文化习俗的影响，很多妈妈纠结于各种禁忌当中。那些产褥期只吃小米稀饭和鸡蛋，不吃蔬菜和水果，不刷牙、不洗澡的做法都是应该摒弃的旧观念。

依赖

分娩期间体力消耗较大，产后妈妈常感到身体疲乏、虚弱，不愿下地活动，甚至新出生的小宝宝也过度地依赖护士或家人帮助照顾，这样做并不利于产后康复。

失望

有些新妈妈在孕期一直被"重点保护"，而分娩后全家的重心大多转移到了宝宝身上，新妈妈会感到失宠、冷落，这也是产后妈妈经常出现的心理反应。

❀ 爸爸的新任务：不要冷落妻子

经历了怀胎十月和分娩的辛苦，产后妈妈的身体和精神都很脆弱。由于激素水平的原因，产后妈妈的情绪非常敏感，也容易有一些波动低落抑郁。所以，不要把全家人的关注重心全部放在小宝宝身上，而忽视了对妈妈的关心和爱护，更不能让妻子有受冷落和失望的感觉。

可爱的小生命诞生，给初为人父的你带来了无比的自豪和喜悦。当然，做爸爸的任务更是不轻松。产后的一段日子里，你最好经常陪着爱人聊聊天，听她唠唠叨叨孩子的事，在关心孩子的同时也关心着爱人，让她感受到你对她的爱并没有因为怀孕的结束而降温。

❀ 预防产后抑郁

产后抑郁是产后常见的一种悲伤和忧郁的情绪障碍，这与妈妈体内激素水平的剧烈波动密切相关，这种悲伤和忧郁的情绪状态持续存在至少两周。这期间，需要丈夫及家人给予产后妈妈更多的照料和安慰，以预防和减少产后抑郁的发生。

初为人母的产后妈妈，角色发生改变，育儿的辛苦、生活秩序的改变、做母亲的压力、家庭关系的应对等原因都可能引起她心情烦躁、情绪低落、焦虑或者抑郁。

出院后回家的一段时间内，产后妈妈的情绪状态处于心理转换期，丈夫一定要格外给予呵护和关心，多体谅、爱抚产妇，主动分担家务，夫妻之间要理解和充分交流，多与她沟通，聊一些开心幽默的话题，及时发现和疏导她的不良情绪，帮助产后妈妈保持良好的心态，警惕产后抑郁情况的发生。

❀ 产后家庭生活变化

有人说：坐月子是家庭关系的一次大考验。产后妈妈应调整心态，与丈夫之间要沟通和交流，对待公婆要理解和体谅，努力适应自己的家庭和社会新角色，避免"功臣"心理，积极主动地营造和睦幸福的家庭生活氛围，只有这样做才会对自己和孩子的健康更有好处。

如果你的长辈愿意伺候"月子"，那你应该心存感激；如果他们帮不上忙，你也需要理解。因为生孩子本身就是你和丈夫两个人的事情，可以不必劳烦上一代的老人家。如果你的妈妈和婆婆之前没有长时间相处过，最好还是不要把两家的老人同时请来为你帮忙。因为不同的家庭背景，不同的职业、文化以及孩子的养育观念、复杂的亲情关系也许会让你烦恼不堪，"忙上加忙"。幸福和谐的家庭是需要慢慢经营的，夫妻、婆媳之间的和睦关系也是在谦让和理解中逐步建立起来的。所以，在家庭关系处理当中，产后妈妈一定要注意言语的口气和分寸，不要逞一时口舌之快，而不顾忌丈夫或是家人的感受。

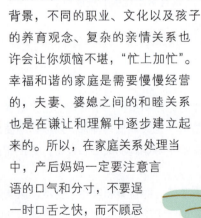

附 录

孕期体重记录表

记录方法：

◎ 计算孕前 BMI，看看自己属于哪种类型的孕妈妈。低体重、正常、肥胖、超重体重分别在合适的表格中做记录；

◎ 记录每周体重增重数值：目前体重 – 孕前体重，作为纵坐标；

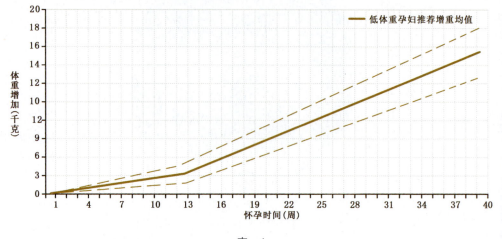

表 -1

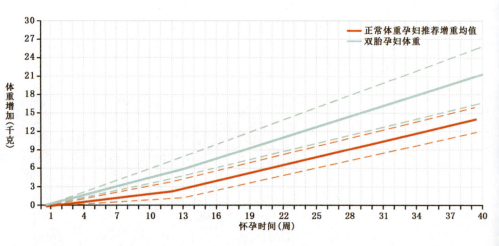

表 -2

- 怀孕周数作为横坐标；
- 尽量在每周的固定时间测量体重；
- 两条虚线之间的范围表示根据不同孕前 BMI 推荐的孕期体重增长范围，实线为孕期推荐增重平均值；
- BMI= 体重（千克）/[身高（米）]²
  BMI<18.5，属低体重者，在表 1 填写；
  BMI 在 18.5~24.9，属正常体重者，在表 2 填写；
  BMI 在 25.0~29.9，属超重体重者，在表 3 填写；
  BMI ≥ 30.0 时，属肥胖体重者，在表 4 填写。

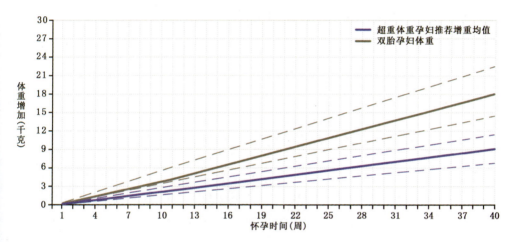

表 –3

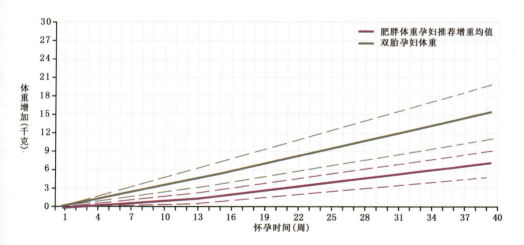

表 –4

胎动记录表

怀孕周数	28周								29周							30周						
天数	1	2	3	4	5	6	7		1	2	3	4	5	6	7	1	2	3	4	5	6	7
早																						
中																						
晚																						
12小时胎动次数																						

怀孕周数	31周							32周							33周						
天数	1	2	3	4	5	6	7	1	2	3	4	5	6	7	1	2	3	4	5	6	7
早																					
中																					
晚																					
12小时胎动次数																					

怀孕周数	34周							35周							36周						
天数	1	2	3	4	5	6	7	1	2	3	4	5	6	7	1	2	3	4	5	6	7
早																					
中																					
晚																					
12小时胎动次数																					

怀孕周数	37周							38周							39周						
天数	1	2	3	4	5	6	7	1	2	3	4	5	6	7	1	2	3	4	5	6	7
早																					
中																					
晚																					
12小时胎动次数																					

怀孕周数	40周						
天数	1	2	3	4	5	6	7
早							
中							
晚							
12小时胎动次数							

记录方法

- 每天早中晚三个时间段内各数1小时胎动，并且每次时间尽量固定；
- 计算12小时胎动：（早＋中＋晚）×4；
- 一般每小时胎动不少于3～5次，每12小时胎动在30～40次以上，反映胎宝宝情况良好。

注：有异常胎动，请及时咨询医生

孕妇学校课堂笔记

快乐孕育 附录

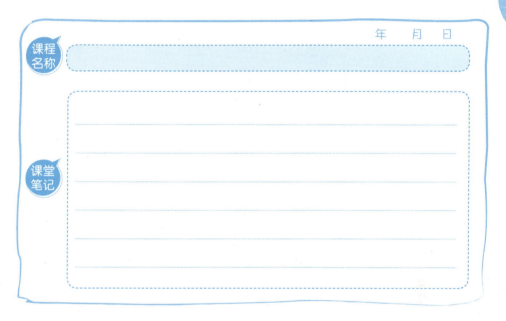

课程名称		年　月　日

课堂笔记

课程名称		年　月　日

课堂笔记

孕妇学校·教材·网络孕校·移动应用 全方位服务

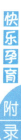
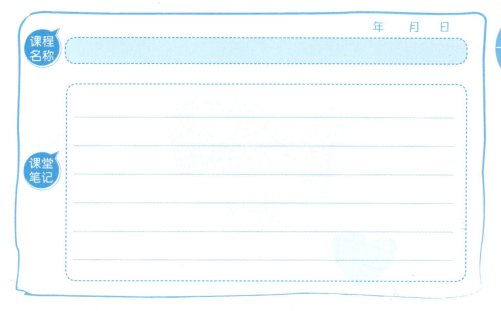
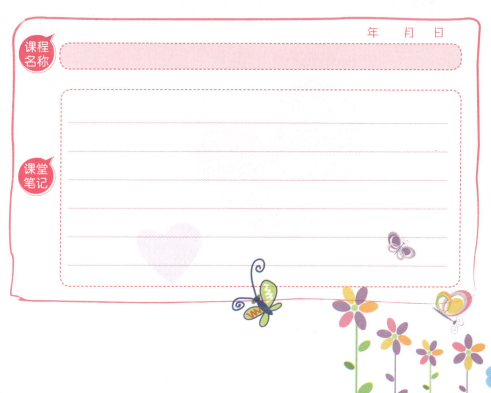

妊娠周数与子宫高度

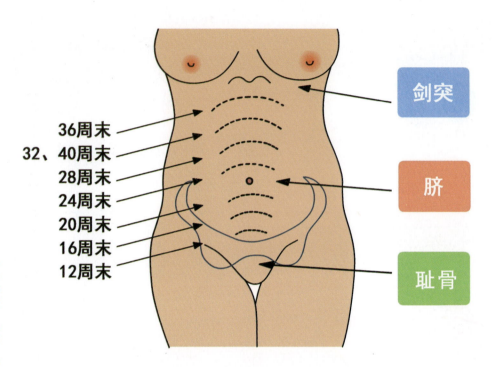

妊娠周数	手测宫底高度
12 周末	耻骨联合上 2~3 横指
20 周末	脐下 1 横指
28 周末	脐上 3 横指
36 周末	剑突下 2 横指
40 周末	脐与剑突之间或略高

人胚器官发育敏感期

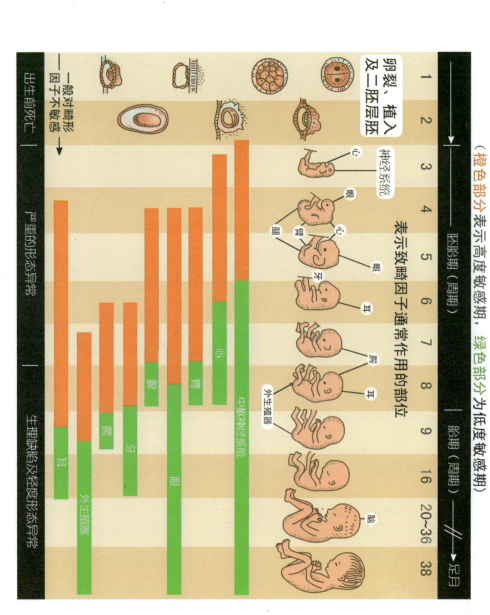

有用的电话号码

○姓名：

○电话：

○姓名：

○电话：

○姓名：

○电话：

○姓名：

○电话：

○姓名：

○电话：

○姓名：

○电话：

○姓名：

○电话：

○姓名：

○电话：

○姓名：

○电话：

○姓名：

○电话：

○姓名：

○电话：

○姓名：

○电话：